Alles über Beauty, Style und Fitness

looking great

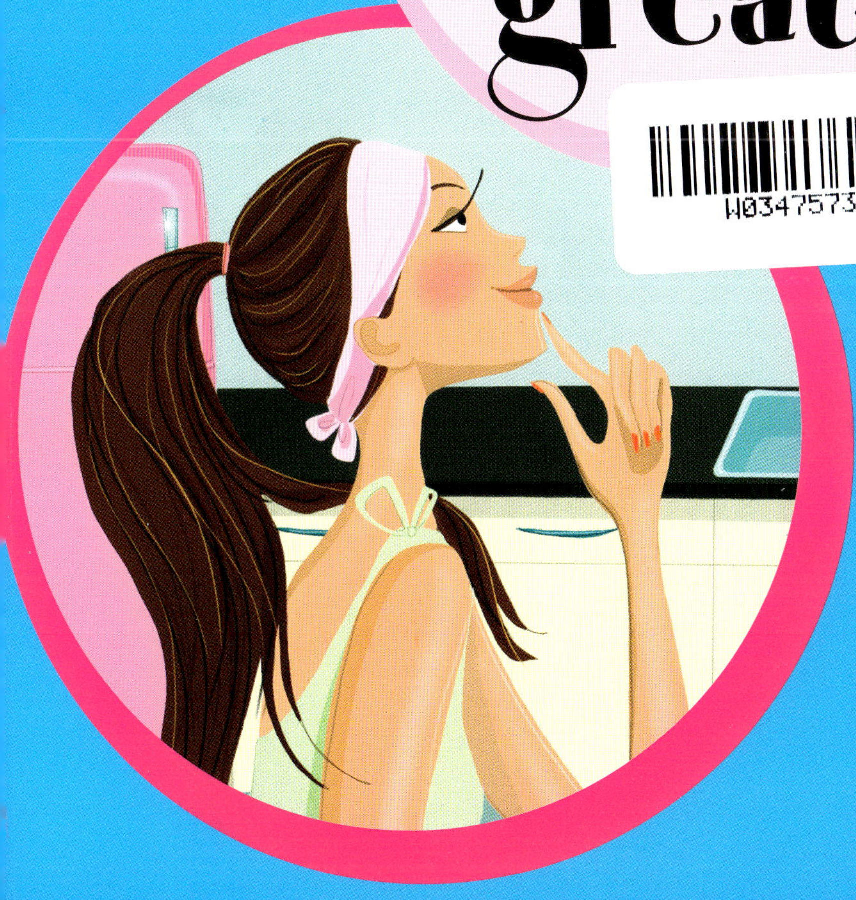

Erschienen im Krüger Verlag,
einem Unternehmen der S. Fischer Verlag GmbH,
Frankfurt am Main

Illustratorin: Lucy Truman

Satz: Pinkuin Satz und Datentechnik, Berlin
Gedruckt und gebunden in China
ISBN 3-8105-1071-8

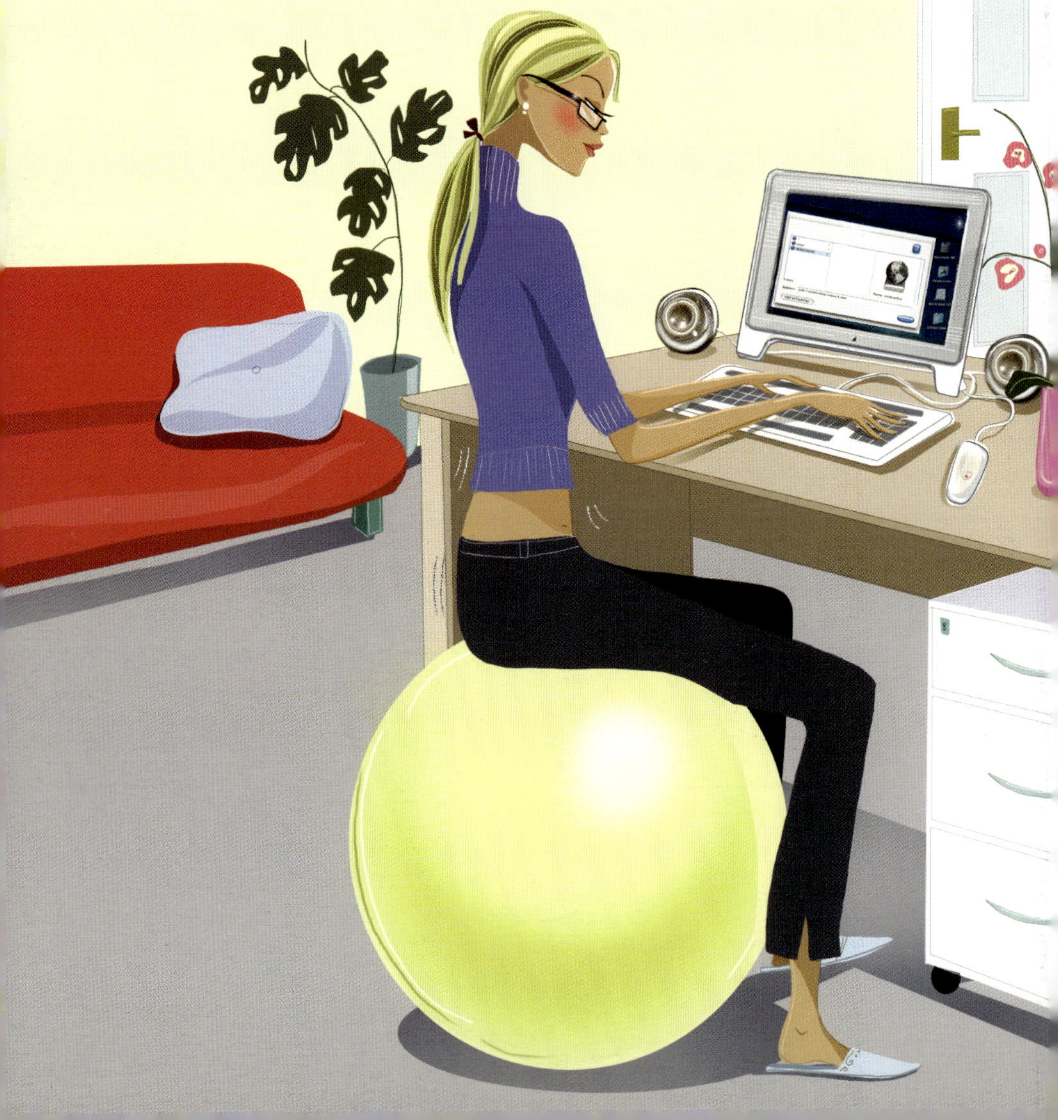

Alles über Beauty, Style und Fitness

looking great

Caroline Jones

Aus dem Englischen von Sandra Dryer

Krüger Verlag

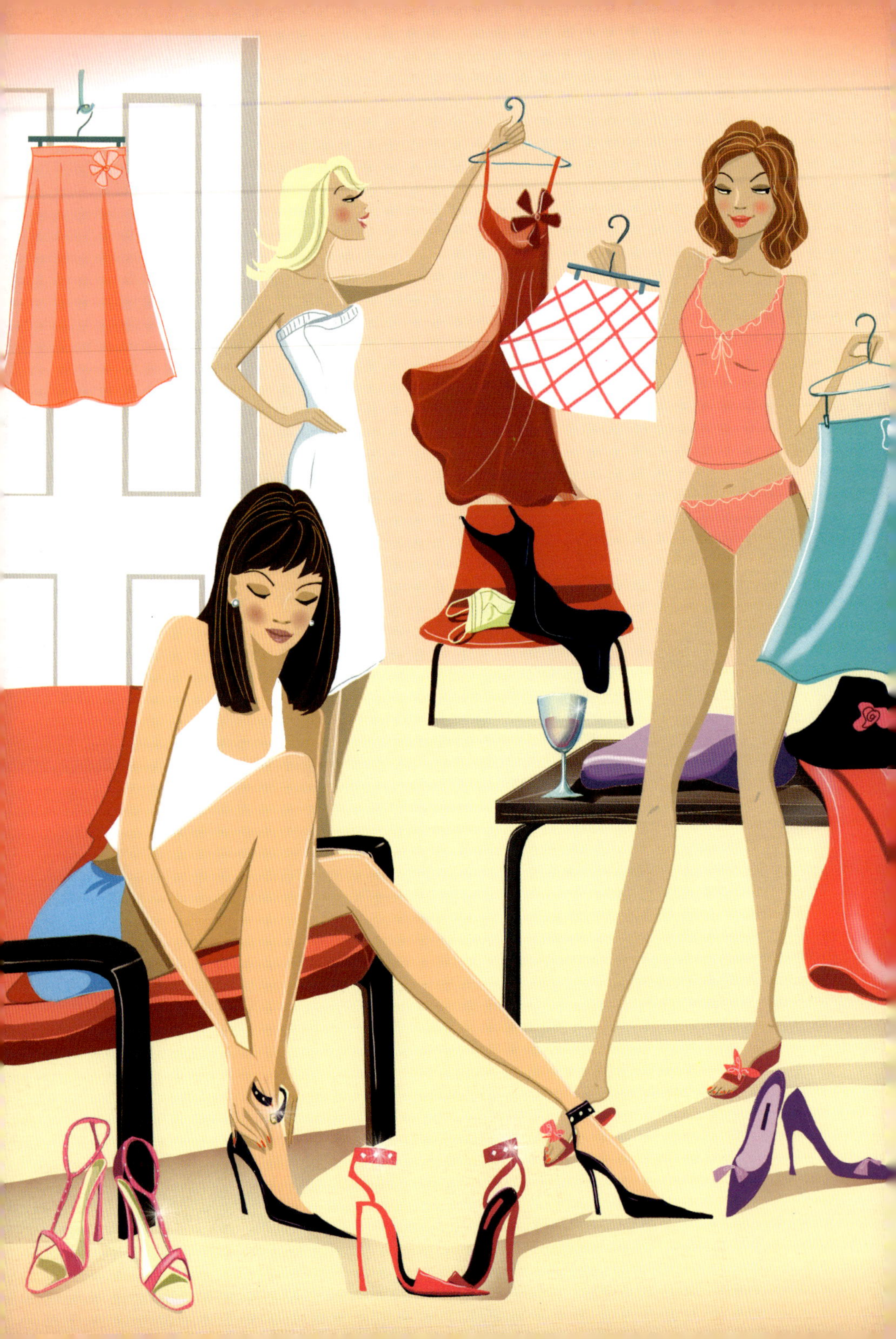

INHALT

EINLEITUNG

Mal hergehört, Busy Girls dieser Welt – hier ist endlich der Leitfaden, der dafür sorgt, dass ihr alles haben könnt.

Traurig, sehr traurig: Wenn es eng wird, opfern die meisten Frauen häufig all jenen kleinen Luxus, der dafür sorgt, dass wir uns gut fühlen – wir verzichten zum Beispiel auf die Kosmetikerin, Yogakurse, Schuhshopping oder gesunde Küche. Und das Ergebnis? Wir fühlen uns erschlagen, unattraktiv und ausgesprochen ungesund.

Es ist wunderbar, berühmt zu sein, mit eigenem Ernährungsberater, Personal Trainer, Make-up-Spezialisten und Stylisten, mit all der Zeit, daran zu arbeiten, phantastisch auszusehen. Aber wie sollen wir Busy Girls im wirklichen Leben damit konkurrieren, wenn wir arbeiten gehen, ein hektisches gesellschaftliches Leben führen und Beziehung und Familie unter einen Hut bringen müssen? Nun, die gute Nachricht ist, dass du nicht länger kämpfen musst. Dieses Buch wurde geschrieben, um dir zu helfen, all deine Gesundheits- und Beauty-Wünsche zu erfüllen – ohne deinen Wahnsinnsterminplan in Unordnung zu bringen.

HAST DU **JEMALS** DAS **FOLGENDE** GETAN?

- Make-up während der Fahrt zur Arbeit aufgelegt?
- Im Fitness-Studio abgesagt, weil du noch arbeiten musstest?
- Drei Abende hintereinander Fastfood gegessen, weil du keine Zeit zum Kochen hattest?
- Ein unvorteilhaftes, unmodernes Kleid getragen, weil es das einzige saubere war?

FALLS JA, DANN IST **DIESES BUCH** FÜR DICH GEMACHT.

Egal, ob du Single oder allein erziehende Mutter bist, dieser lustige, informative Ratgeber wird dir Wege aufzeigen, wie du dein Training in deinen Alltag einbeziehen kannst, eine gesunde Ernährung beibehalten kannst, und dabei stylisch und gepflegt aussiehst – alles ohne große Anstrengungen und mit minimalem zeitlichem Aufwand.

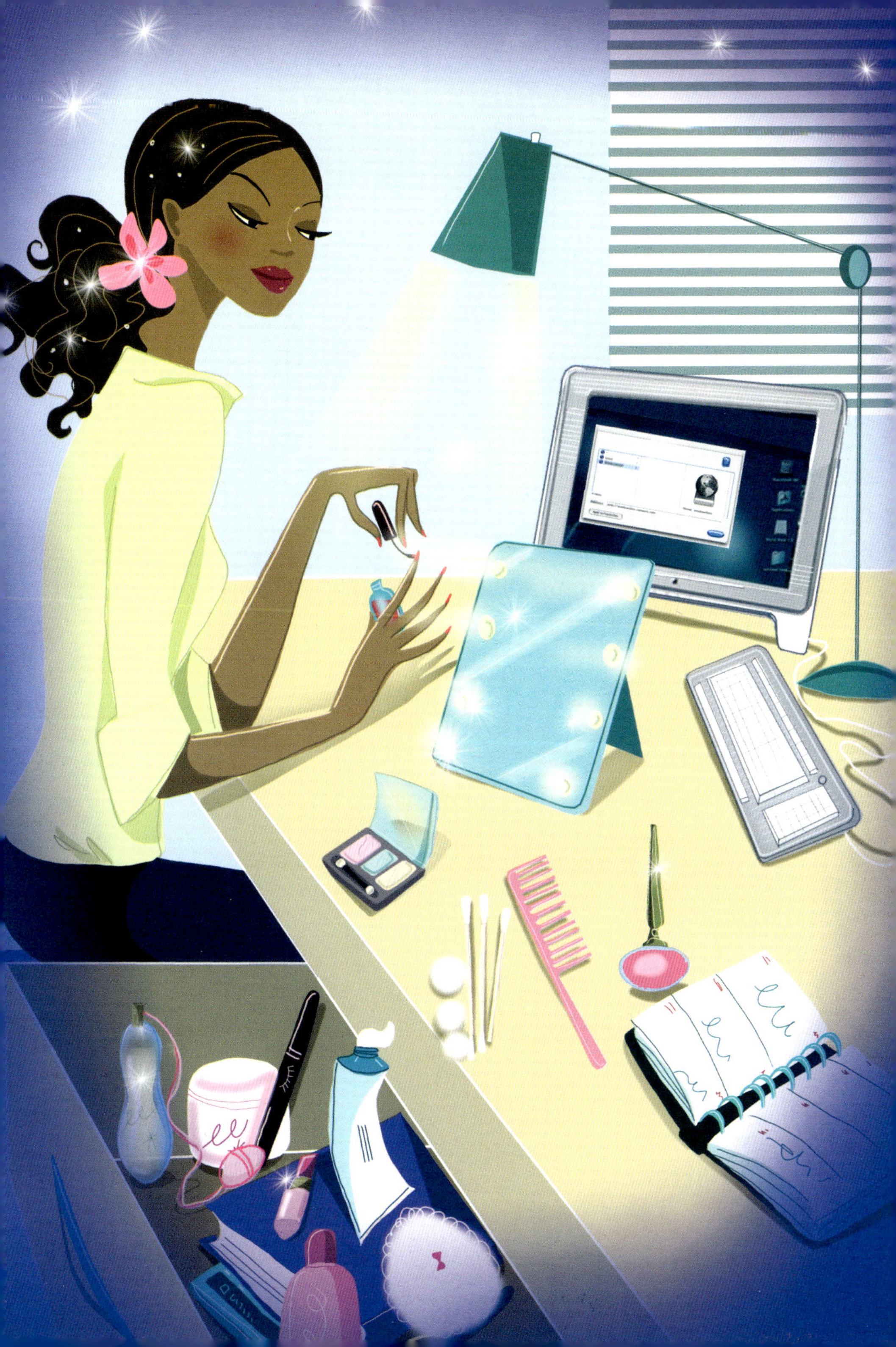

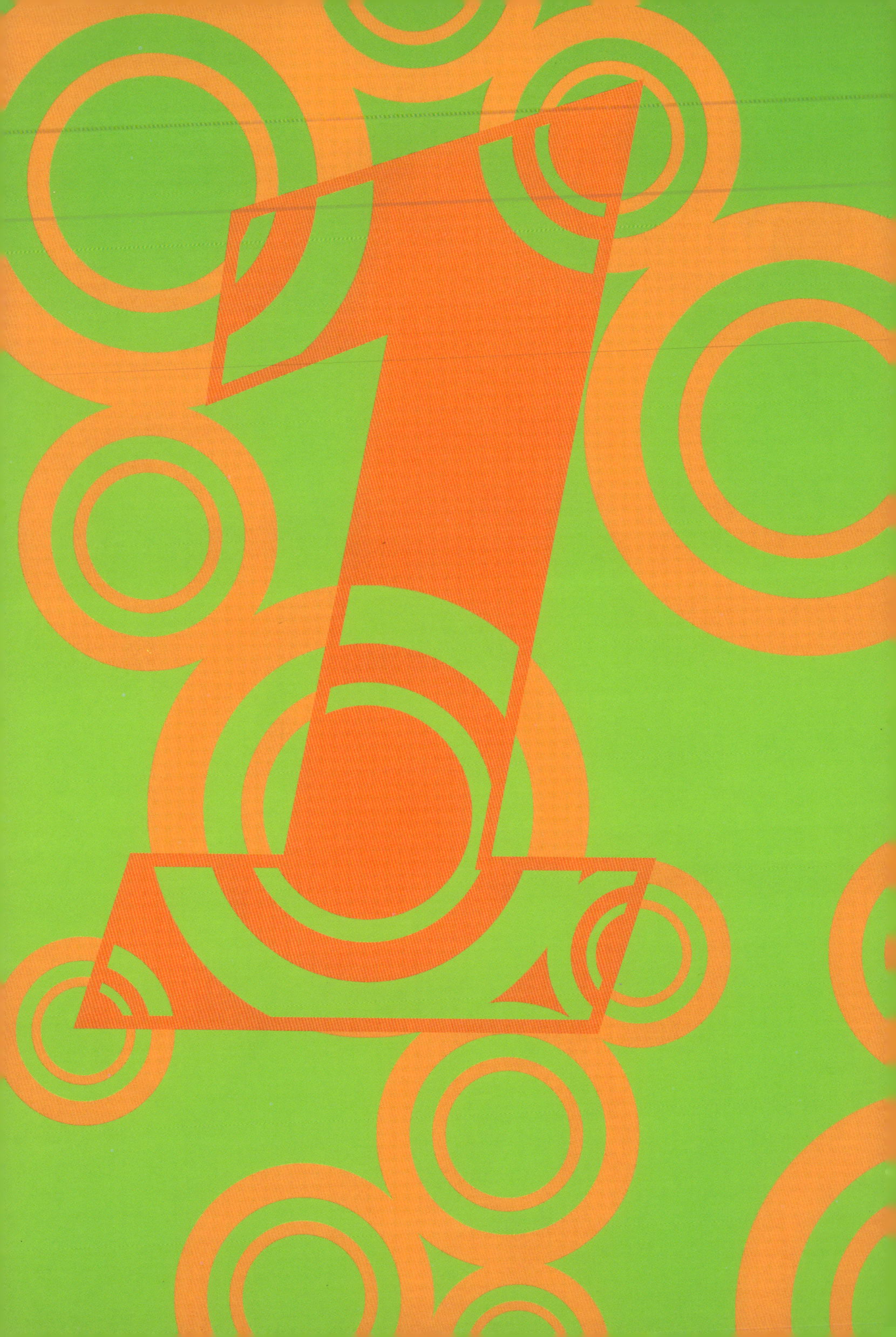
1

KAPITEL 1
FITNESS

ENTSCHEIDUNG GEFÄLLT –LOS GEHTS

Hier steht, wie du dich **motivierst** und in die **Gänge kommst.** Dein narrensicheres Konzept, um den **Körper** zu bekommen, von dem du schon immer **geträumt** hast – ohne Stunden im **Fitness-Studio** zu verbringen.

Fitnesstraining ist der **leichteste** Weg, um deine Gesundheit und deine Figur zu verbessern: Es hilft dir länger zu leben, stärkt dein Selbstwertgefühl und sorgt ganz allgemein dafür, dass du dich **glücklich** und voller **Energie** fühlst. Aber obwohl du weißt, wie wichtig das Training ist, und obwohl du wirklich **fit werden** möchtest, scheint dein Terminkalender bereits aus allen Nähten zu platzen, sodass du denkst, keine Zeit für auch nur eine weitere **Aktivität** zu haben! Klingt das nicht vertraut? Hand aufs Herz – der schwierigste Teil beim regelmäßigen Besuch eines Fitness-Studios ist der Anfang, die ersten paar Wochen sind immer die schwierigsten. Du bist noch nicht in **Form**, und du musst dich erst an neue Routinen gewöhnen. Unglücklicherweise geben viele von denen, die ein **Trainingsprogramm** beginnen, innerhalb der ersten Wochen auf, ohne ihre Ziele zu erreichen. Hier findest du die **Tipps**, die du brauchst, um dabeizubleiben und schnell Ergebnisse zu sehen. Studien belegen, dass du das **Training** vermutlich lange durchhalten wirst, wenn du es über die ersten beiden Monate schaffst. Außerdem besteht eine große Chance, dass du herausfindest, dass du regelmäßigen Workout **liebst** und nicht mehr ohne sein kannst. Egal, wie geschäftig dein Lifestyle ist, für etwas, das du genießen kannst, wirst du immer Zeit finden.

Zunächst musst du dich **entscheiden**, was bei deinem Training herauskommen soll. Setz dir realistische **Ziele**. Einen persönlichen Fitnessplan zu haben macht es einfacher, das Training zu organisieren. Denk dran, vor dem Beginn jedes **Fitness**programms deinen Arzt zu konsultieren, vor allem, wenn du schwanger bist oder gesundheitliche Beeinträchtigungen oder Verletzungen hast.

JETZT GEHTS LOS

Hör auf deine innere Stimme, die dir sagt, dass du damit loslegen solltest, dir ein Programm zu erarbeiten.

MACH DIR EINEN PLAN AUF PAPIER

Sobald du deine persönlichen Fitnessziele festgelegt hast, zeichnest du dir einen Stufenplan. Führst du dir deine Ziele auf diese Weise vor Augen, hast du eine ständige **Gedächtnisstütze**, die dir hilft, konzentriert, organisiert und kontrolliert zu bleiben. Wenn du es aufschreibst, wird das deinen Plan formeller wirken lassen und dich ermutigen, ihn ernst zu nehmen.

SETZ DIR REALISTISCHE ZIELE

Auch eine Session pro Woche ist ein Erfolg, weil es bedeutet, dass du dich dazu entschlossen hast, **regelmäßig zu trainieren**. Du kannst die Häufigkeit der Besuche steigern. Nicht jede hat Zeit für die »erstrebenswerten« dreimal pro Woche, also mach dich nicht fertig, falls du es nicht schaffst. Sag dir einfach, dass zweimal pro Woche gut ist und dreimal einfach phantastisch.

★ TIPP Such dir einen besonderen Anlass in etwa zwei Monaten aus, plane das Outfit, das du tragen möchtest, und die Größe, in der du hoffst, es kaufen zu können. Die Vorstellung, wie großartig du aussehen wirst, wird eine starke Motivation sein, an deinem Trainingsplan festzuhalten.

SETZ EINEN TERMIN ZUM **BILANZZIEHEN**

Schreib den exakten Zeitpunkt auf, an dem du deine Ziele **erreicht haben** willst. Falls du es nicht tust, bleibt der Termin völlig in der Zukunft, und du wirst ihn immer weiter hinausschieben und möglicherweise nie erreichen.

ERZÄHLE ES JEMANDEM

Wenn du eine Freundin oder deinen Partner in deine Pläne einweihst, wirst du vermutlich eher **erfolgreich** sein – du wirst das Gefühl haben, dabeibleiben zu müssen, weil du nicht dein Gesicht verlieren möchtest, indem du aufgibst.

TRAG **DICH** EIN

Zweifellos wirst du geschäftige Tage haben, an denen du nicht **spontan** zum Trainieren kommst. Du musst also vorausplanen. Bleib entschlossen und trage die Studiotermine so in deinen Terminplaner ein, als seien es wichtige Meetings, die du nicht verpassen darfst.

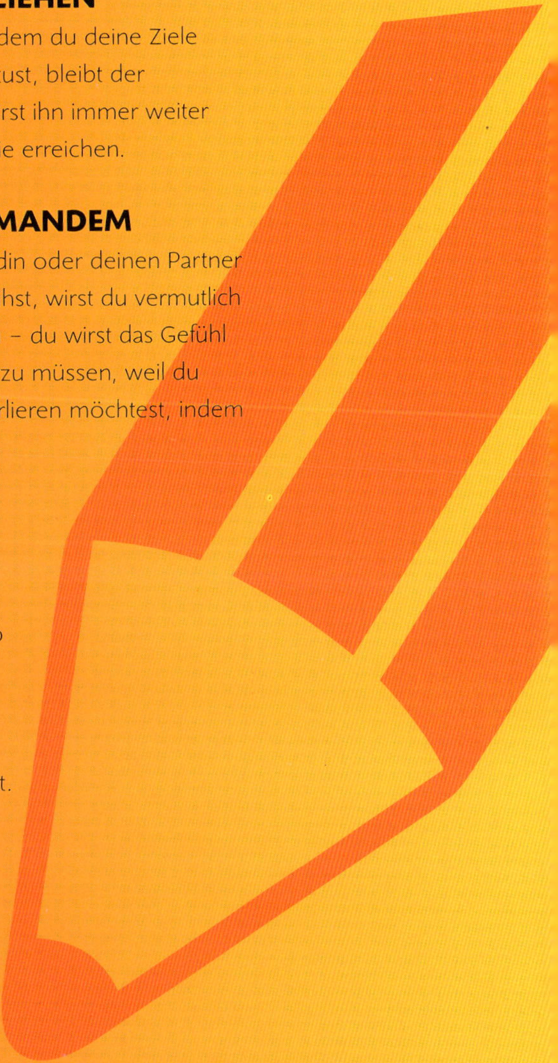

WIE ES **WEITER**GEHT

Wenn du jeden Tag einen Grund findest, dir das Training leicht zu machen, wird dich das für lange Zeit **motivieren** und bei der Stange halten.

TEILE ES DIR EIN

Du musst nicht deinen ganzen Workout am Stück absolvieren. Falls du zu beschäftigt bist, eine ganze Stunde am Tag freizuhalten, kannst du die gleichen Resultate erreichen, indem du verteilt über den Tag trainierst. Versuch es mit **15 Minuten** nach dem Aufstehen, 15 Minuten mittags und 15 Minuten vor dem Schlafengehen. Ohne es zu merken, wirst du an diesem Tag geschlagene 45 Minuten trainiert haben.

LOCKER BLEIBEN

Fang langsam an mit deinem Trainingsplan, sonst könntest du dir wehtun – und möglicherweise überforderst du dich zu schnell. Falls du nicht schon regelmäßig im Fitness-Studio bist, fängst du am besten mit etwas Einfachem an, zum Beispiel Walking. Selbst ein **kurzer Walk** wird Herz, Lunge und (Bein-)Muskulatur gut trainieren. Fang an, fünf bis zehn Minuten täglich zu walken, und steigere das schrittweise, indem du jeweils zwei bis drei Minuten draufpackst.

ERWARTE KEINE SOFORTIGEN **RESULTATE**

Das Training wird deinen Körper nicht über Nacht verändern, also sei nicht enttäuscht, falls du nach den ersten beiden Wochen noch keinen **Unterschied feststellen** kannst – und gib nicht auf. Im Allgemeinen dauert es einen Monat, bis deine Figur sich verändert, und zwischen drei und sechs Monate, bis du optimale Ergebnisse erzielst.

Du wirst noch weitere positive Veränderungen spüren. In Verbindung mit der gesteigerten Energie wirst du dich weniger gestresst und insgesamt **glücklicher** fühlen. Führe dir diese Fortschritte deutlich vor Augen, wenn du sie bemerkst. An diese positiven Zeichen zu denken wird dafür sorgen, dass du motiviert bleibst.

Motivations-Checkliste

- ★ **Finde ein Training, das sowohl angenehm als auch angemessen ist. Falls du also Laufen hasst, fang nicht mit einem Laufprogramm an; versuch es stattdessen mit Walking. Umgekehrt gilt, dass zum Beispiel Schwimmen keine gute Wahl ist, falls du kein Schwimmbad in der Nähe hast.**
- ★ **Wenn du deine Trainingssachen selbst dann anziehst, wenn dir nicht nach Trainieren ist, wirst du auch loslegen – weil du doch nun schon fix und fertig umgezogen bist!**
- ★ **Stell dir vor, wie gut du dich nach dem Workout fühlen wirst – und dann zieh los und setz es in die Tat um.**
- ★ **Wähle deine wohlgesinntesten Freunde als »Motivatoren«. Nenne ihnen deine Fitnessziele und bitte sie, dich aufzubauen, wenn du durchhängst. Eine kurze Erinnerung von dritter Seite kann Wunder wirken.**
- ★ **Ändere die Abfolge oder den Schwerpunkt in deinem Workout, um ihn interessanter zu gestalten.**

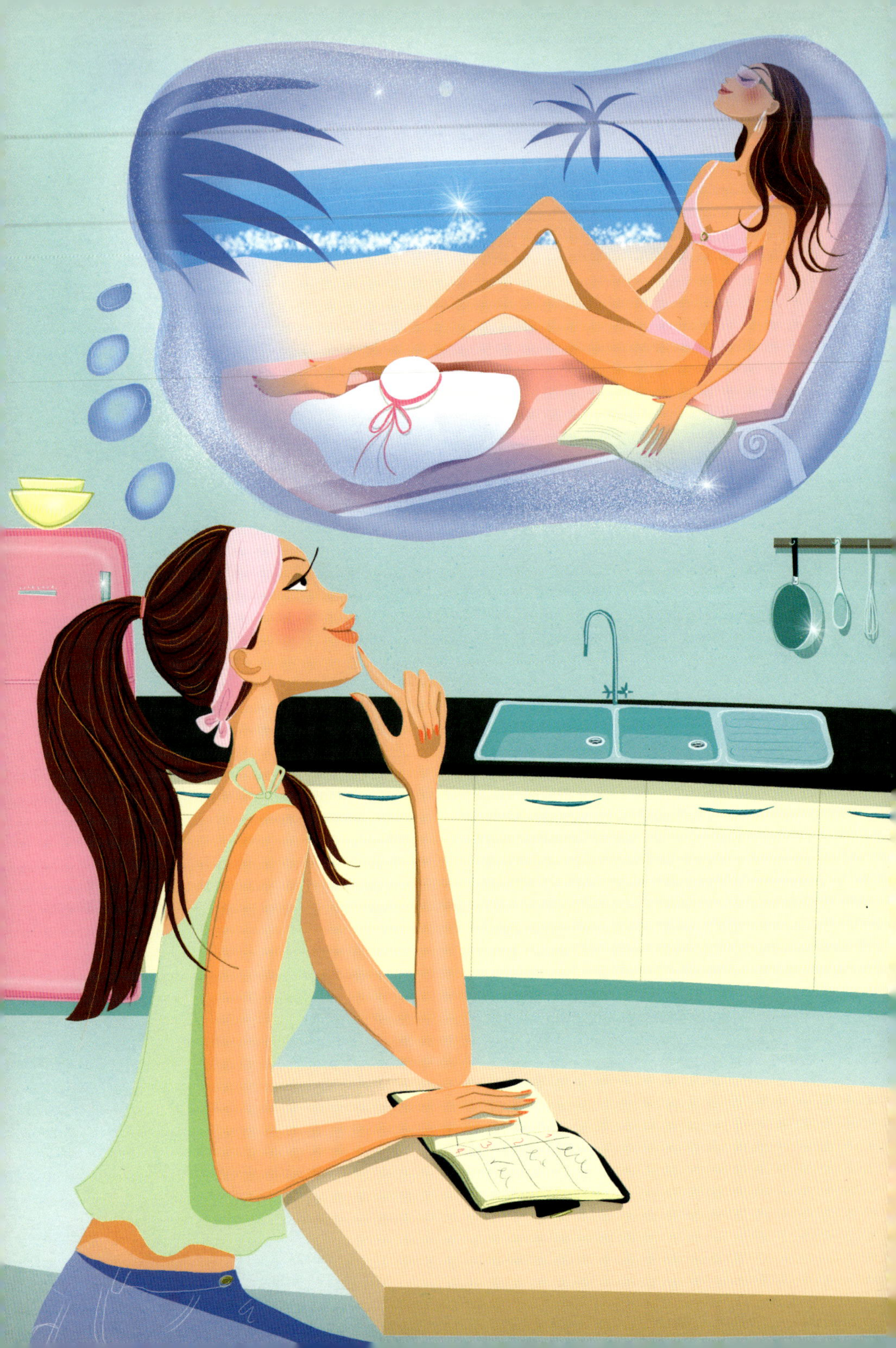

BELOHNE DICH

Es gibt nichts Besseres als eine kleine Belohnung für das, was du erreicht hast, und um dich weiter zu motivieren. Für jede erklommene Stufe solltest du **dir eine besondere Freude** gönnen – dieses neue Top vielleicht, das du gesehen hast, oder ein Buch, das du schon ewig lesen wolltest. Überlege dir eine ganz besondere Belohnung, wenn du dein selbst gestecktes Ziel erreicht hast – vielleicht eine **exotische Reise** oder ein Paar Manolo Blahniks.

Wie viel Training ist genug

Ein Bericht *des Journal of the American Medical Association* und Untersuchungen der Duke University in North Carolina zeigen, dass 30 Minuten moderaten Trainings jeden Tag ausreichen, um dich in Form zu halten. Aber keine Panik, das heißt nicht, dass du nun jeden Tag im Fitness-Studio verbringen musst. Laufen, Treppensteigen, Putzen – und andere Alltagsaktivitäten, die etwas Anstrengung erfordern – zählen mit. Trotzdem haben unglaubliche sieben von zehn Frauen (70 Prozent) nicht genug körperliche Betätigung, um gesund zu bleiben oder ihr Gewicht zu halten.

Die zehn besten Gründe, fit zu sein

1. **Mehr Selbstvertrauen in deinen Körper und deine Figur.**
2. **Herz und Lunge sind gesünder.**
3. **Knochen und Gelenke sind stärker, was das Risiko reduziert, später an Osteoporose zu erkranken.**
4. **Dein Stressniveau ist drastisch niedriger.**
5. **Du schläfst besser.**
6. **Du fühlst dich glücklicher und wirst eher von Depressionen verschont bleiben.**
7. **Dein Energiepegel steigt an.**
8. **Dein Verstand wird schärfer.**
9. **Das Risiko, an vielen Krebsarten zu erkranken, reduziert sich – einschließlich Brustkrebs.**
10. **Du hast ein geringeres Risiko, mit zunehmendem Alter unter Rückenproblemen zu leiden.**

FITNESSMYTHEN ENTLARVT

Es gibt eine Menge Mythen über das Fitwerden, die dich abschrecken könnten, noch bevor du begonnen hast. Zum Glück sind die meisten schlicht nicht wahr. Zum Beispiel denken viele, dass es erst wirklich wehtun muss, bevor das Training etwas nutzt, oder dass du all deine Freizeit investieren musst, um in Form zu kommen. Beides ist nicht richtig. Hüte dich auch vor folgenden Mythen:

MYTHOS 1: FALLS DU TRAINIERST, KANNST DU SO VIEL ESSEN, WIE DU MAGST

Falsch. Du kannst dich nicht mit fetten und süßen Sachen voll stopfen, nur weil du trainierst. Falls du abnehmen und dein Gewicht dann halten willst, musst du eine gesunde, **ausgewogene Ernährung** mit deinem Workout kombinieren. Das heißt, weniger Fett und Zucker, mehr Obst und Gemüse.

MYTHOS 2: UM FIT ZU WERDEN, MUSST DU DEN GANZEN TAG INS STUDIO

Falsch. Schlappe 30 Minuten am Tag genügen, um dich topfit zu halten.

MYTHOS 3: FRAUEN, DIE GEWICHTE STEMMEN, BEKOMMEN BULLIGE MUSKELN

Falsch. Frauen haben schlicht zu wenig Testosteron, um große, **wuchtige Muskeln** aufzubauen. Krafttraining mit leichten Gewichten bringt den weiblichen Körper nicht dazu, sich eine ausgeprägte Muskulatur zuzulegen, das schafft nur die Einnahme von Steroiden.

MYTHOS 4: PUNKTGENAUES ABNEHMEN IST MÖGLICH

Falsch. Bedauerlicherweise kannst du Fett nicht dadurch an einer speziellen Stelle deines Körpers »verbrennen«, indem du diesen Bereich trainierst. Selbst wenn **Übungen** deine Muskeln gefestigt haben, kann nur die Kombination aus regelmäßigen Aerobic-Übungen und einer fettarmen Ernährung tatsächlich Körperfett abbauen.

MYTHOS 5: OHNE SCHMERZHAFTEN FLEISS KEIN PREIS

Falsch. Trainieren bis zur Schmerzgrenze hilft dir nicht, kann dir im Gegenteil ernsthafte körperliche Schäden zufügen. Es ist wichtig, dass du **dich** etwas **antreibst**, um dein Herz, deine Lungen und Muskeln zu kräftigen, aber wenn du den Bogen überspannst, könntest du dich verletzen. Die Übungen sollten nie körperliche Schmerzen verursachen.

MYTHOS 6: MUSKELN WIEGEN MEHR ALS FETT, JE FITTER DU ALSO BIST, DESTO SCHWERER WIRST DU

Falsch. Muskeln wiegen nicht wirklich mehr als Körperfett, sie sind nur **dichter**. Also braucht ein Pfund Muskeln viel weniger Volumen in deinem Körper als ein Pfund Fett. Außerdem sorgen Muskeln für eine bessere Blutversorgung und verbrennen so mehr Kalorien – selbst im Ruhezustand.

WELCHE FITNESS-PERSÖNLICHKEIT BIST DU?

Wie die meisten Menschen hast du sicherlich schon mal in deinem Leben ein Fitness-Studio besucht, gehst aber – aus welchen Gründen auch immer – nicht mehr hin. Vielleicht hast du dich gelangweilt oder die Zeit hat dir gefehlt. Eines der Probleme mit dem Training ist, dass der allgemeine »Was-für-den-einen-gut-ist-ist-für-alle-gut«-Glaube nicht berücksichtigt, wie anstrengend dein Job ist oder welcher Persönlichkeitstyp du bist. Folgerichtig kannst du eine Menge Zeit und Energie damit verschwenden, dass du versuchst, die falsche Art des Workouts, für dich zum Laufen zu bringen. Um den für dich passenden Trainingsplan zu finden – der dir Spaß macht und bei dem du bleiben wirst –, musst du dich etwas eingehender damit befassen, auf was du anspringst.

Dieser Test wird dir helfen, den optimalen Trainingsplan für dich zu erstellen, einen, der dich motiviert bleiben und in Form kommen lässt.

F1 WAS IST DER HAUPTGRUND, DER DICH INS FITNESS-STUDIO TREIBT?

A Ein hohes Fitnessniveau beibehalten.
B Kalorien verbrennen und abnehmen.
C Entspannen und dem Stress entfliehen.
D Neue Leute kennen lernen.

F2 WIE STELLST DU DIR DEN PERFEKTEN URLAUB VOR

A Ein Aktivurlaub mit jeder Menge Wassersport und Segeln.
B Eine ruhige Kreuzfahrt mit viel Zeit zum Faulenzen am Pool.
C Irgendwo, wo man Training mit dem Erkunden der lokalen Kultur kombinieren kann.
D Ein Ferienclub mit jeder Menge Nightlife.

F3 WONACH IST DIR AM EHESTEN NACH EINER STRESSIGEN ARBEITSWOCHE?

A Nach einer schnellen Grundreinigung, um alle (Ver-)Spannungen aus dem Körper herauszuschwitzen.

B Am Samstag bis in die Puppen im Bett bleiben.

C Nach einem langen Spaziergang im Grünen.

D Nach einer langen Nacht auf der Piste zusammen mit Freunden.

F4 WAS IST FÜR DICH EIN GELUNGENER WORKOUT?

A Einer, bei dem ich hinterher fix und fertig bin.

B Wenn ich es bis zum Studio schaffe, ist das schon eine Leistung für mich!

C Einer, bei dem ich ruhig und entspannt bleibe.

D Einer, bei dem ich eine Menge neuer Leute kennen lerne.

F5 WIE ERNÄHRST DU DICH?

A Ich kaufe jede Menge kalorienreduzierter, fettarmer Produkte.

B Ich bin sehr beschäftigt, mache mir also häufig was in der Mikrowelle.

C Sehr gesund, mit viel Obst, Gemüse und Vollkorn.

D Tagsüber esse ich normal, lasse aber manchmal das Abendessen ausfallen, wenn ich ausgehe.

F6 WELCHE BESCHREIBUNG TRIFFT AM EHESTEN AUF DICH ZU?

A Ehrgeizig, aber gerecht.

B Fleißig und oft im Stress.

C Einfühlsam und entspannt.

D Extrovertiert und vergnügungssüchtig.

ÜBERWIEGEND »A« – DER **TRAINAHOLIC**

Der Rest deines Lebens passt in die zeitlichen Lücken zwischen deinen Besuchen im Fitness-Studio oder den Trainingseinheiten für deinen nächsten Sport-Event, egal ob Marathon oder Wohltätigkeitsschwimmen. Du genießt das Laufen, Spinning, Zirkeltraining – wirklich alles, solange es bedeutet, dass du deinen Körper ans Limit bringst. Du bist immer auf der Suche, um den neuesten Fitnesshype auszuprobieren, und fühlst dich unruhig und reizbar, wenn du eine **Trainingseinheit verpasst**. Das Training ist etwas, was du am liebsten alleine machst, und du nimmst es sehr ernst.

Mögliche **Probleme**

Mach so weiter, und das Burnout ist vorprogrammiert, und/oder du riskierst Verletzungen. Außerdem kann sich **Langeweile** einstellen. Du bekommst das Gefühl, dass dir die Besuche im Fitness-Studio nicht mehr so viel bringen.

Pass es **deinem Typ** an

Nimm es lockerer! Hol den Spaß zurück in deine Studiostunden, indem du etwas **weniger Intensives**, aber genauso Forderndes versuchst, etwa einen Salsa- oder einen Bauchtanzkurs. Wenn du Zeit in Kursen verbringst, statt nur alleine deine Trainingseinheiten herunterzuspulen, wird dir das die gesellige Seite des Trainierens offenbaren. Du würdest ebenfalls Nutzen daraus ziehen und leichter abschalten, wenn du deine hochenergetischen Workouts mit etwas Sanfterem und Entspannenderem mischst. Versuche also, ein wenig Stretching oder Pilates-Kurse in dein wöchentliches Programm einzubauen. Das wird dir helfen, deine Muskeln zu dehnen, deine Beweglichkeit zu verbessern und dein Stressniveau zu reduzieren.

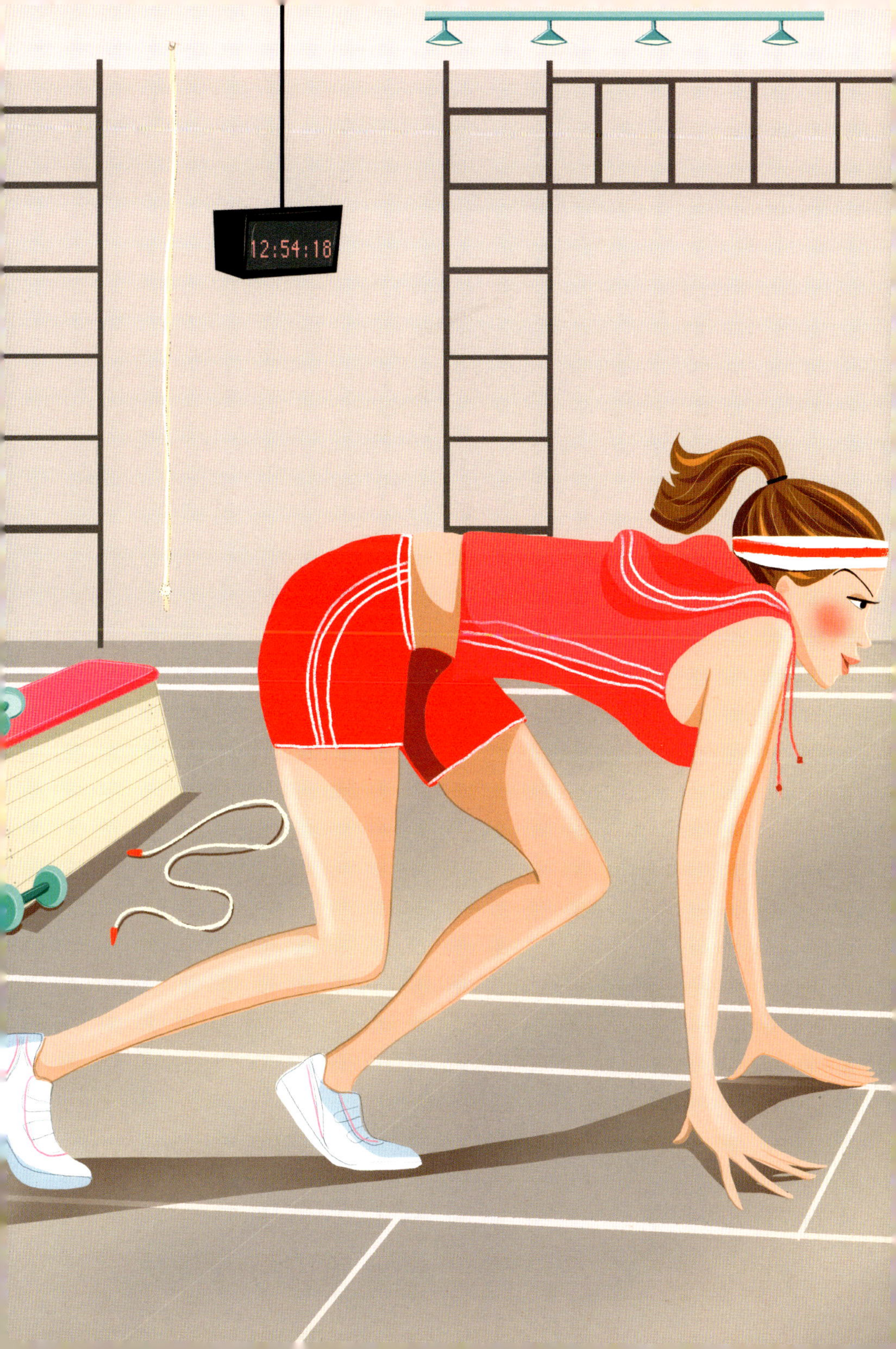
12:54:18

ÜBERWIEGEND »B« – DAS GESTRESSTE HUHN

Ins Fitness-Studio zu gehen, schien damals eine großartige Idee zu sein, aber die Anforderungen eines hektischen Lebens – einschließlich **Arbeit, Familie und Freunde** – bedeuten, dass es beinahe unmöglich ist, auch noch einen regelmäßigen Fitnessplan einzuführen. Deine Absichten sind klasse, aber es grenzt an ein Wunder, wenn du es wirklich schaffst, **ins Studio zu kommen**, oder dir nur ein Fitnessvideo anzuschauen.

Mögliche Probleme

Du läufst Gefahr, das Fitwerden auf einen Termin in ferner Zukunft zu verschieben, der nie kommen wird. Wenn du dich in einem Studio anmeldest und nicht mit dem Training beginnst, weil du **zu beschäftigt** bist, oder dir ein Fitnessvideo kaufst und es dir nicht binnen einer Woche anschaust, ist die Wahrscheinlichkeit groß, dass du nie damit anfängst. Du hast dann dein Geld verplempert und wirst nichts erreichen.

Pass es deinem Typ an

Du musst lernen, deinem Training Priorität zu geben. Ultrabeschäftigte Leute betrachten den Studiobesuch – oder sogar den Workout zu Hause – als einen Luxus, für den sie keine Zeit verschwenden sollten. Das stimmt einfach nicht. Fit zu sein wird dich gesund halten, wird dir helfen gut auszusehen, dich gut zu fühlen und auch in den anderen Bereichen deines Lebens leistungsfähiger zu sein. Betrachte das Training als Notwendigkeit. Falls es dir wirklich an Zeit mangelt, kann ein **Personal Trainer** dir helfen, dich auf deine Ziele zu konzentrieren und deinen Tag besser zu organisieren. Zusätzliche Kurse in Yoga oder Tai-Chi **reduzieren** ebenfalls **dein Stresslevel**.

★ TIPP Logg dich bei ebay ein und such nach einem gebrauchten Multitrainer, auf den du morgens vor dem Duschen für zehn Minuten klettern kannst. Sie sind besser als Heimtrainer, weil sie den ganzen Körper trainieren.

ÜBERWIEGEND »C« – DIE ZEN-GÖTTIN

Training ist für dich nur ein Bestandteil deiner ganzheitlichen Lebensweise. Du liebst gesunde Ernährung, also versuche, bei biodynamischen, natürlichen Lebensmitteln zu bleiben, und genieße den Kontakt zu deiner **spirituellen Seite**. Tatsächlich ist es wichtiger für dich, deinen inneren Frieden in Form zu bringen, als deine Schenkelinnenseiten zu kräftigen. Das heißt, dass du niemals bei irgendwelchen Aerobic-Übungen richtig ins Schwitzen kommst, weil du lieber deinen geliebten langen Spaziergängen im Grünen und deinen regelmäßigen Yoga-Übungen nachgehst.

Mögliche Probleme

Obwohl Yoga auf vielfache Weise vorteilhaft für deine Gesundheit ist und dir einen kräftigen, geschmeidigen Körper geben wird, stärkt es nicht dein Herz und deine Lunge. Falls du also nur diese Art Training hast, wird dein tatsächlicher Fitnesslevel eher niedrig sein, und du wirst nicht von einem reduzierten Risiko für Herzerkrankungen oder andere ernste Erkrankungen profitieren, wie es bei **kardiovaskulären Übungen** der Fall ist. Auch wenn stramme Spaziergänge helfen, deine kardiovaskuläre Fitness zu steigern, müssten sie ein regelmäßiger Bestandteil deiner Wochenplanung sein, um etwas zu bewirken. Und denk dran, wenn du abnehmen möchtest, Yoga und Pilates sind keine Fett verbrennenden Formen des Trainierens. Deine Figur wird zwar gekräftigt, aber Gewicht nicht wirklich abgebaut.

Bleib motiviert

Wenn du Yoga mit intensiveren Herz-Kreislauf-Kursen abwechselst, wird dies deine Ausdauer und Belastbarkeit verbessern, was andererseits wieder deine Möglichkeiten beim Yoga steigert. Falls du versuchst, überflüssige Pfunde loszuwerden, musst du das **Tempo** deines Workouts **erhöhen**. Versuch es mit Kickboxen oder Jazztanz, was auch deine kreative Seite zum Schwingen bringt. Radfahren oder Jogging am Wochenende sind ebenfalls ideal, weil sie dir erlauben, deiner Liebe zur Natur nachzugehen, während du gleichzeitig deinem Herzen ein prima Training verpasst.

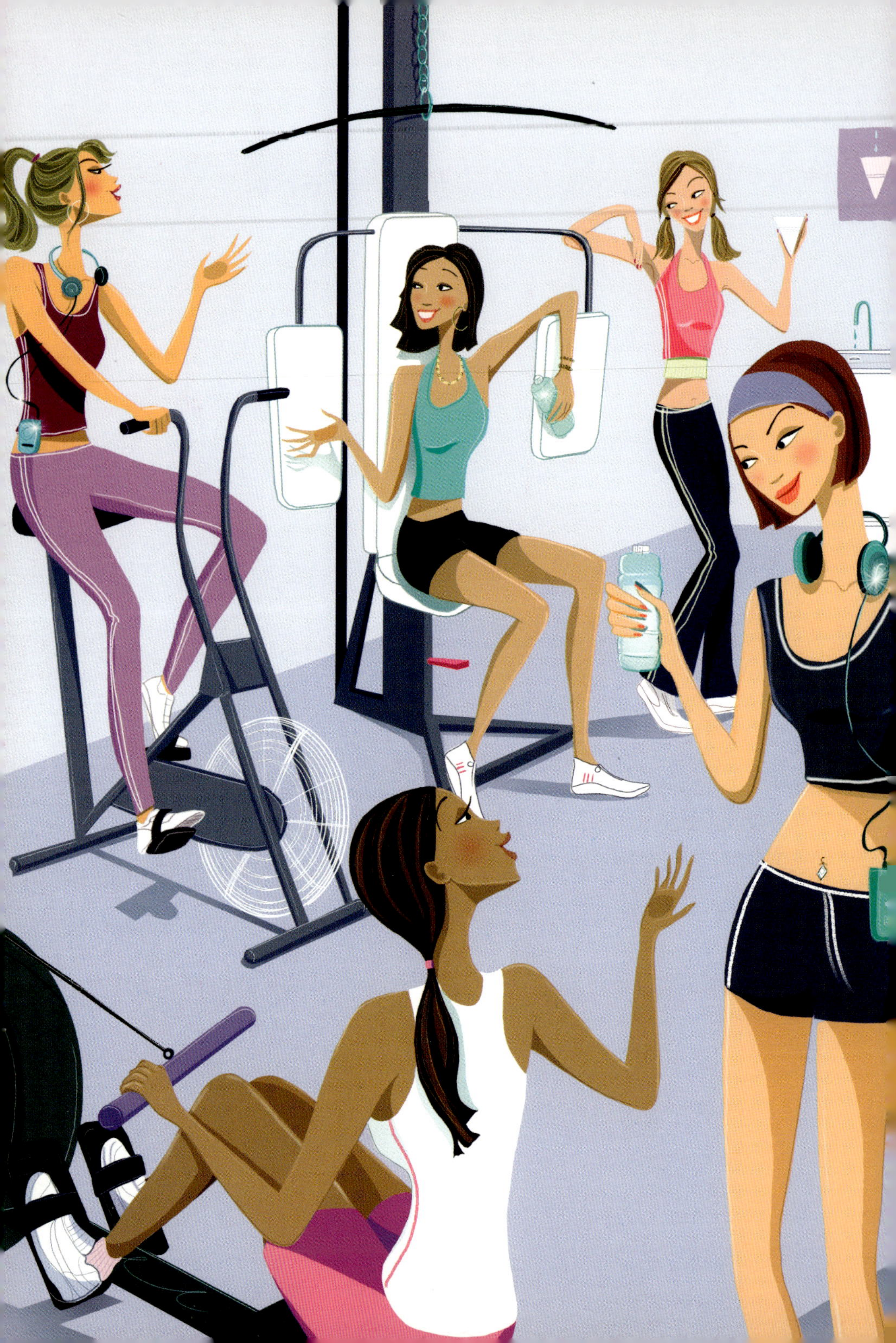

ÜBERWIEGEND »D« – DER GESELLSCHAFTLICHE SCHMETTERLING

Für dich ist das Beste am Besuch im Fitness-Studio oder Sportverein, dass du dort unter Leuten bist und neue Kontakte knüpfen kannst. Das kann auf der anderen Seite natürlich bedeuten, dass trotz deiner regelmäßigen Besuche das eigentliche Training ziemlich zu kurz kommt, weil du die meiste Zeit damit verbringst, zu plaudern und dich zu amüsieren.

Mögliche Probleme

Obwohl das Fitwerden Spaß machen soll, bedeutet das vorrangige Trainieren deiner Stimmbänder eben, dass du weder dein Fitnessniveau wirklich verbesserst noch deinen Körper in Form bringst! Ein gutes Trainingsprogramm sollte Einheiten, in denen du allein arbeitest – Gewichte heben oder Stretching zum Beispiel – mit **Teamübungen** oder Kursen gemeinsam mit anderen Leuten kombinieren. Zu starke Betonung des einen oder anderen kann zu einem unausgewogenen Workout und damit zu Langeweile und/oder unbefriedigenden Resultaten führen.

Bleib motiviert

Vielleicht organisiert dein Arbeitgeber Teamsport wie etwa Volleyball, was ein prima soziales Umfeld schafft, bei dem du neue Leute kennen lernst – die Geselligkeit beim Sport reicht normalerweise weit über das Spielfeld hinaus. Alternativ kannst du dir ein Fitness-Studio suchen, das solche Aktivitäten anbietet. Als **Extrovertierte** kannst du auch aus fröhlichen, aber dennoch fordernden Kursen in deinem Studio Nutzen ziehen, weil dich die Gruppenstimmung zu größeren Anstrengungen ermuntert.

Verabrede dich nach dem Workout mit Freunden aus deinem Studio auf einen Drink. Dann hast du etwas, worauf du dich freuen kannst, und verlierst nicht so viel Zeit mit Quatschen, wenn du trainieren solltest!

Wie du das Training für dich anpasst

1. Suche ein Studio in der Nähe deiner Wohnung oder deines Büros. Sonst findest du zu leicht Ausreden.
2. Überrede eine Freundin, mitzumachen. Das ist nicht nur lustiger, ihr könnt euch auch gegenseitig ermuntern, und du wirst ein schlechtes Gewissen haben, wenn du sie hängen lässt.
3. Überleg dir, wann du am aktivsten bist. Sei ehrlich zu dir. Falls du kein Morgenmensch bist, hat es gar keinen Zweck, dir ein Programm zu erstellen, bei dem du noch vor der Arbeit trainieren müsstest, weil du eh nicht dranbleiben würdest. Entsprechend gilt, dass du als Morgenmensch deine Sessions vor Mittag terminieren und dich nicht zum Training nach der Arbeit zwingen solltest.
4. »Ich bin zu erschöpft«, taugt nicht als Ausrede. Training gibt dir mehr Energie, du wirst dich langfristig weniger ausgelaugt fühlen. Darüber hinaus werden im Gehirn »Wohlfühl«-Endorphine freigesetzt, du wirst dich nach dem Training glücklicher und entspannter fühlen.
5. Belohne dich danach mit einem Saunabesuch oder einer Kleinigkeit wie etwa einer neuen Bodylotion.

FIT IN FITNESS,
WIE AUCH IMMER DEIN **LIFESTYLE** AUSSIEHT

DU ARBEITEST **TEILZEIT**

Falls deine Arbeitszeiten einigermaßen **flexibel** sind, sollte es dir leicht fallen, deine regelmäßigen Workouts mit gelegentlichen spontanen Sessions zu kombinieren.

Versuche Folgendes:

- Geh in ein Fitness-Studio. Dein Lebensstil erlaubt es dir, es richtig auszunutzen, es ist also sein Geld wert. Falls du das Studio außerhalb der bestbesuchten Zeiten nutzen kannst, solltest du eines suchen, das einen Preisnachlass für die Nebenzeiten anbietet.
- Falls du merkst, dass du unerwartet eine Stunde zur freien Verfügung hast, nutze sie klug und geh laufen oder schwimmen.
- Falls du nachmittags arbeitest, hole das Beste aus den Morgenterminen im Studio oder Schwimmbad heraus. Training am Morgen bringt auch deinen Stoffwechsel für den Rest des Tages auf Touren.

DU BIST EINE VIEL BESCHÄFTIGTE **MUTTER**

Wenn du ständig herumhetzen musst und dein Tagesablauf keine klaren Strukturen aufweist, ist es schwierig, regelmäßig zu trainieren. Du bist vielleicht schon allein dadurch erschöpft, **alles am Laufen zu halten**, sodass dir der bloße Gedanke an einen Workout schon wie eine Last vorkommt – und ein Vollzeitjob gelegentlich sehr verlockend erscheint!

Versuche Folgendes

- Füge die Übungen in deine täglichen Routinen ein. Laufe die Treppen hoch und runter, mache ein paar Sit-ups, während das Essen für die Kinder kocht, oder lauf auf der Stelle.
- Geh in einen Kurs, bei dem du notfalls auch zu Hause allein üben kannst.
- Falls du auch noch arbeiten gehst, versuche in deiner Mittagspause schwimmen zu gehen oder jogge eine halbe Stunde. So kannst du die Zeit nutzen, in der du dich nicht um die Kinder kümmern musst.

DU HAST **REGELMÄSSIGE** ARBEITSZEITEN

Falls du feste Arbeitszeiten hast, sollte es dir ein Leichtes sein, das Training in deinen Tagesablauf zu integrieren. Die Vorhersehbarkeit könnte andererseits zu einem Mangel an Motivation führen, was es schwierig für dich macht, länger bei der Sache zu bleiben.

Versuche Folgendes:

- Wenn du jeden zweiten Tag zur Arbeit läufst oder radelst, hebt das dein Fitnessniveau enorm und spart Geld.
- Bezahle einen Kurs für Yoga während der Mittagspause oder nach Feierabend im Voraus. Wenn du schon dafür bezahlt hast, wirst du ohne einen guten Grund nicht so leicht eine Session ausfallen lassen.
- Mach das Trainieren zu einem geselligen Erlebnis, indem du etwa eine Radtour mit Freunden am Wochenende organisierst.

DU HAST LANGE, **UNREGELMÄSSIGE** ARBEITSZEITEN

Du fängst früh an und hörst erst auf, wenn die Studios bereits zu sind. Manchmal musst du auch am Wochenende arbeiten, das Training geht also komplett den Bach runter. Einen regelmäßigen Workout in dein **hektisches** Leben zu integrieren, kann zum terminlichen Albtraum werden.

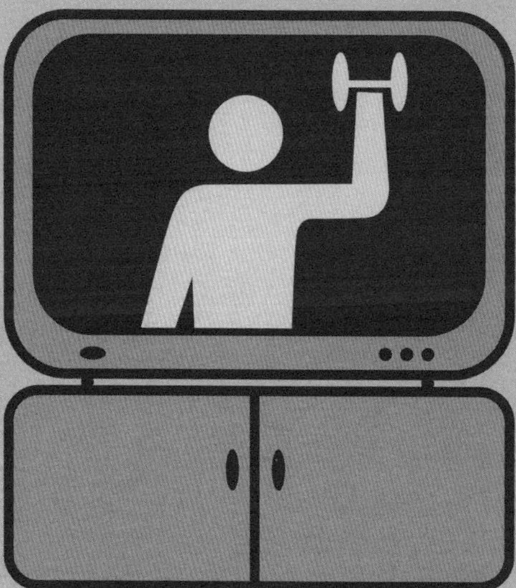

Versuche Folgendes

- Mach so oft wie möglich stramme Spaziergänge. Viele kleine Einheiten sind so gut wie lange, sie addieren sich auf.
- Kauf dir ein Fitnessvideo oder -buch und verpflichte dich, damit mindestens einmal in der Woche zu arbeiten.
- Falls du den ganzen Tag vor deinem Computer sitzt, steh auf und streck dich.

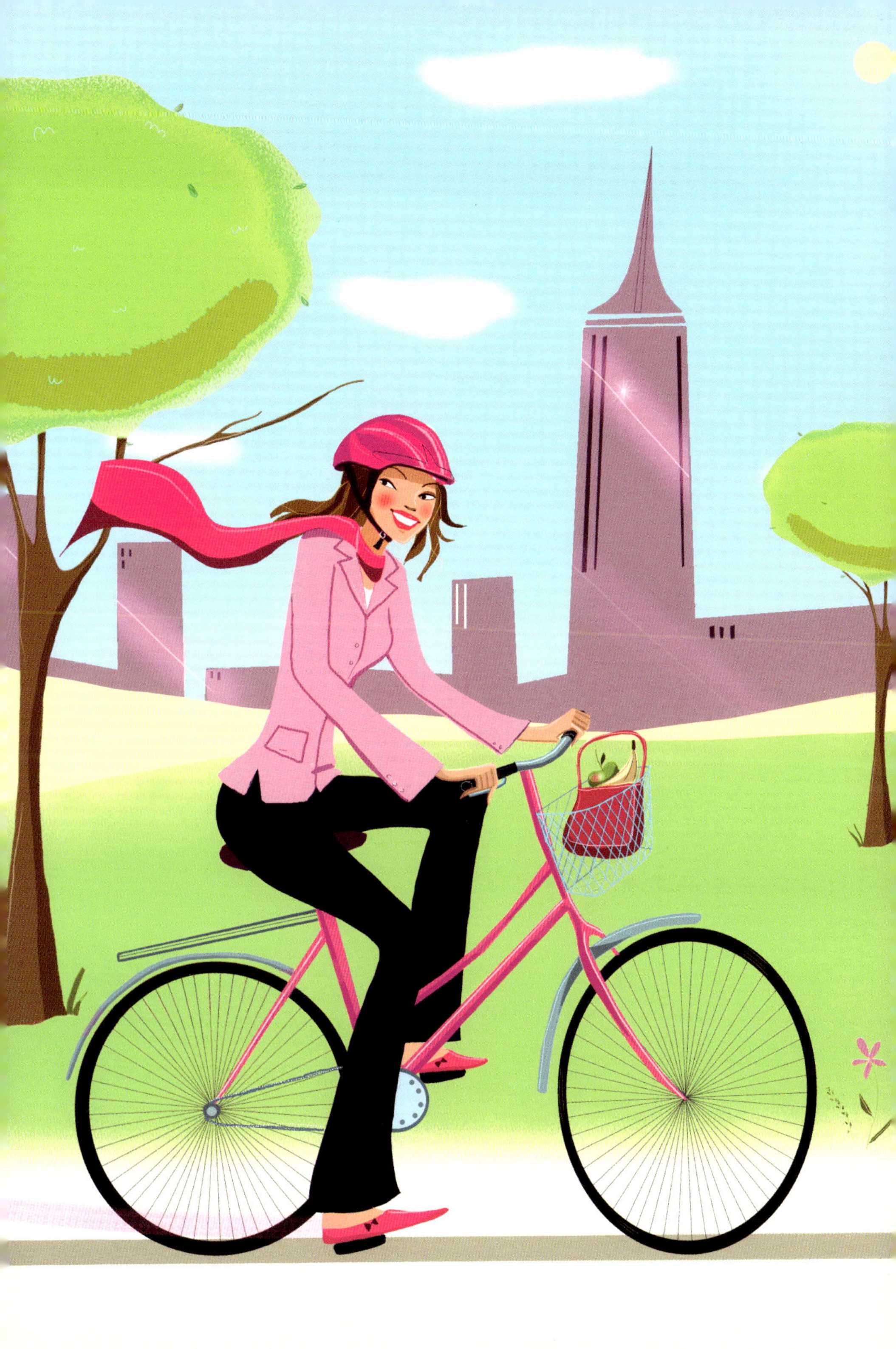

MITTAGSPAUSEN-FITNESS

Ob du nun ein geselliges Leben führst, kleine Kinder oder lange Arbeitszeiten hast – oder eine Kombination aus allem –, deine Mittagspause ist meist die geeignetste Zeit zum Trainieren. Aber Hinkommen, Umziehen, der Workout, Duschen und zurück ins Büro muss alles in dieser einen Stunde über die Bühne gehen. Eine überstrapazierte Stunde. Was kannst du dafür tun, dass es dir trotzdem etwas bringt?

Falls du in deiner Mittagspause trainieren möchtest, ist es empfehlenswert, Aktivitäten zu wählen, bei denen du **wenig schwitzen** musst, damit du keine wertvolle Zeit in den Umkleidekabinen verlierst. Tatsächlich findest du mit ein wenig Vorausplanung eine Menge passender Möglichkeiten, etwas Bewegung in diese Stunde zu packen.

SCHWIMMEN

Gute Idee

Schwimmen ist großartig, falls du eine Wasserratte bist, die es liebt, ein paar Bahnen im Becken zu ziehen. Es ist ideal, falls du Knie-, Knöchel- oder Schulterprobleme hast, weil durch den Wasserwiderstand deine Gelenke **nicht belastet** werden.

Keine gute Idee

Geh besser nicht schwimmen, wenn du ewig zum Umziehen und **Haaretrocknen** brauchst. Du wirst nicht nur die Hälfte der Zeit in den Umkleideräumen verbringen, du wirst dich auch gehetzt und unter Druck fühlen, weil du ja wieder zurückmusst.

POWER WALKING

Gute Idee

Walking auf dem Stepper ist großartig, um deine Waden, Schenkel und Pomuskeln zu **formen**, und du wirst nicht so schwitzen wie beim Laufen.

Keine gute Idee

Falls dich Fitnessmaschinen wie der Stepper eher langweilen, wirst du nicht übermäßig motiviert sein, wirklich ins Studio zu gehen.

GEWICHTHEBEN

Gute Idee

Das Stemmen einiger leichter Gewichte in der Mittagspause wird nicht nur deine Muskelmasse steigern und deinen Kreislauf auf Touren bringen (was dir hilft, **mehr Fett** und Kalorien **zu verbrennen**), sondern dir auch zu austrainierten Armen und Beinen verhelfen – beides ohne zu viel Schweiß.

Keine gute Idee

Falls du irgendwelche Verletzungen hast oder gestern bereits Gewichte gestemmt hast und deine Muskeln einen Tag Erholung brauchen.

YOGA UND **PILATES**

Gute Idee

Beides wird deine Kraft, Beweglichkeit und deinen Muskeltonus steigern. Sie können das, ohne dich zu sehr anzustrengen, du wirst hinterher also nicht duschen müssen. Außerdem werden sie **dein Stressniveau deutlich senken**, falls du einen schlechten Tag hast.

Keine gute Idee

Falls du trainierst, um dein Gewicht zu reduzieren, solltest du besser deinen 45-Minuten-Yoga-Kurs gegen einen 30-Minuten-Herz-Kreislauf-Kurs tauschen und die gewonnenen 15 Minuten zum Duschen und Zurechtmachen verwenden für das, was du nun vorhast.

SPAZIERENGEHEN

Gute Idee

Falls das Wetter gut ist, und du geeignete Schuhe trägst (und keine unmöglich hohen Absätze!), wird ein **strammer Spaziergang** ein paar schöne Kalorien verbrennen. Du verpasst dir außerdem eine stimulierende Dosis Vitamin D, das gebildet wird, wenn du dich der **Sonne** aussetzt (eine zu geringe Vitamin-D-Versorgung wird mit Depressionen in Verbindung gebracht)

Keine gute Idee

Falls es regnet oder wirklich kalt draußen ist, wirst du schnell eine Ausrede gefunden haben, nicht zu gehen. Oder nicht lange genug, um daraus Nutzen zu ziehen.

★ TIPP **Falls du die Mittagspause durcharbeiten musst, solltest du später am Nachmittag eine 20-minütige Kaffeepause machen, wenn sich die Situation etwas beruhigt hat – lass aber die Koffeindosis ausfallen und gehe stattdessen stramm spazieren.**

Fünf Möglichkeiten, das Mittagspausen-training mit links zu erledigen

1. Vereinbare mit deinem Boss, dass du deine Mittagspause entweder früher oder später als üblich machen kannst, damit du den Ansturm im Fitness-Studio zwischen 12 und 14 Uhr vermeiden kannst.
2. Such dir ein Studio in der Nähe, damit du mehr Zeit für den Workout hast.
3. Nutze das Angebot mancher Studios, Handtücher gratis zur Verfügung zu stellen, du musst nicht daran denken, dein eigenes mitzunehmen.
4. Du kannst nicht gehen, weil dein Schreibtisch zu voll ist? Denk dran, dass trainieren dir hilft, dein Stressniveau zu senken und dich mit Energie voll zu pumpen. Untersuchungen haben ergeben, dass Angestellte nachmittags produktiver arbeiten, wenn sie in der Mittagspause trainierten.
5. Erinnere dich daran, dass du dich durch das Training am Mittag – statt nach Feierabend – großartig fühlen wirst, wenn du nach Hause gehst – oder direkt auf die Piste!

DOPPEL-PFLICHT-TRAINING

Du hast eine Mitgliedschaft im Fitness-Studio, gehst aber nie hin? Hast dir ein paar Fitnessgeräte für zu Hause gekauft, die nun in einer Ecke verstauben? Hast **jeden Vorsatz** gebrochen, etwas für deine Fitness zu tun, weil du anscheinend keine Zeit dafür finden kannst? Keine Panik. Du kannst deine Fitnessziele noch immer erreichen – alles, was es dazu braucht, ist eine überarbeitete Terminierung und kluge Planung. Fang damit an, dass du eine Liste führst, wie du deine freie Zeit verbracht hast. Nach einer Woche **setzt** du dich **hin und analysierst** sie. Du merkst vielleicht, dass du eine halbe Stunde zusätzlich in deinen Tagesablauf einbauen oder den Zeitaufwand für deine täglichen Aufgaben und Pflichten klüger einteilen kannst. Musst du abends zum Beispiel wirklich so viel fernsehen? Kannst du dir die Haare nicht schon abends waschen, damit du morgens Zeit gewinnst?

Eine der besten Möglichkeiten, mehr Sport in dein Leben zu integrieren, ist, die von dir gewählte Aktivität als Multitasking-Aufgabe zu begreifen. Es gibt unterschiedliche Wege, wie du das Training doppelt verbindlich für dein Leben machen kannst.

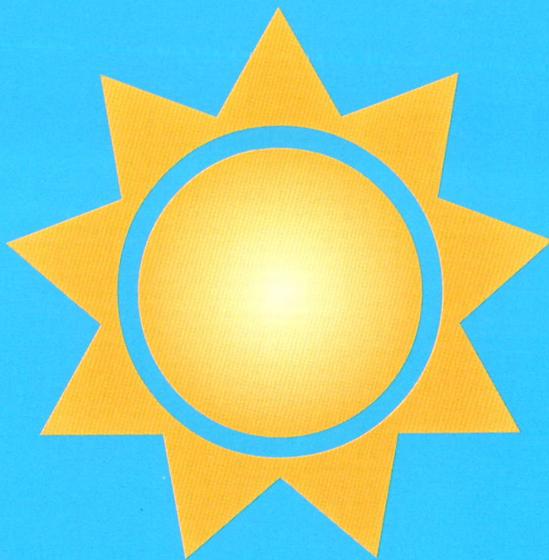

SCHWIMME FÜR **EINEN WOHLTÄTIGEN ZWECK**

Falls deine Hilfsbereitschaft und Verpflichtungen gegenüber verschiedenen Organisationen viel Zeit in Anspruch nehmen und du jemand bist, der bei keiner freiwilligen Arbeit »nein« sagen kann, solltest du versuchen, Möglichkeiten zu finden, diese Tätigkeiten im Sinne deiner Fitness zu nutzen. **Schwimmen** oder Läufe für einen guten Zweck erfordern zuvor monatelanges Training. Gibt es einen besseren Weg (oder Grund), fit zu bleiben?

SEI EIN **TEAM**-PLAYER

Die Teilnahme in den Betriebssportmannschaften – egal ob Volleyball oder Badminton – liefert eine großartige Kombination von Networking, Spaß und Training. Sie kann dafür sorgen, dass die Kollegen einen besseren Draht zu dir bekommen, sie stärkt dein Selbstvertrauen und verbessert gleichzeitig deine **Teamfähigkeit**.

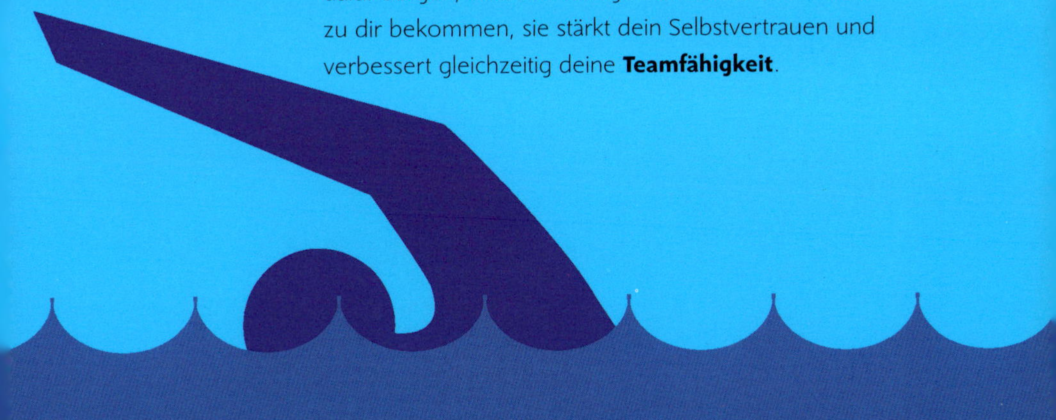

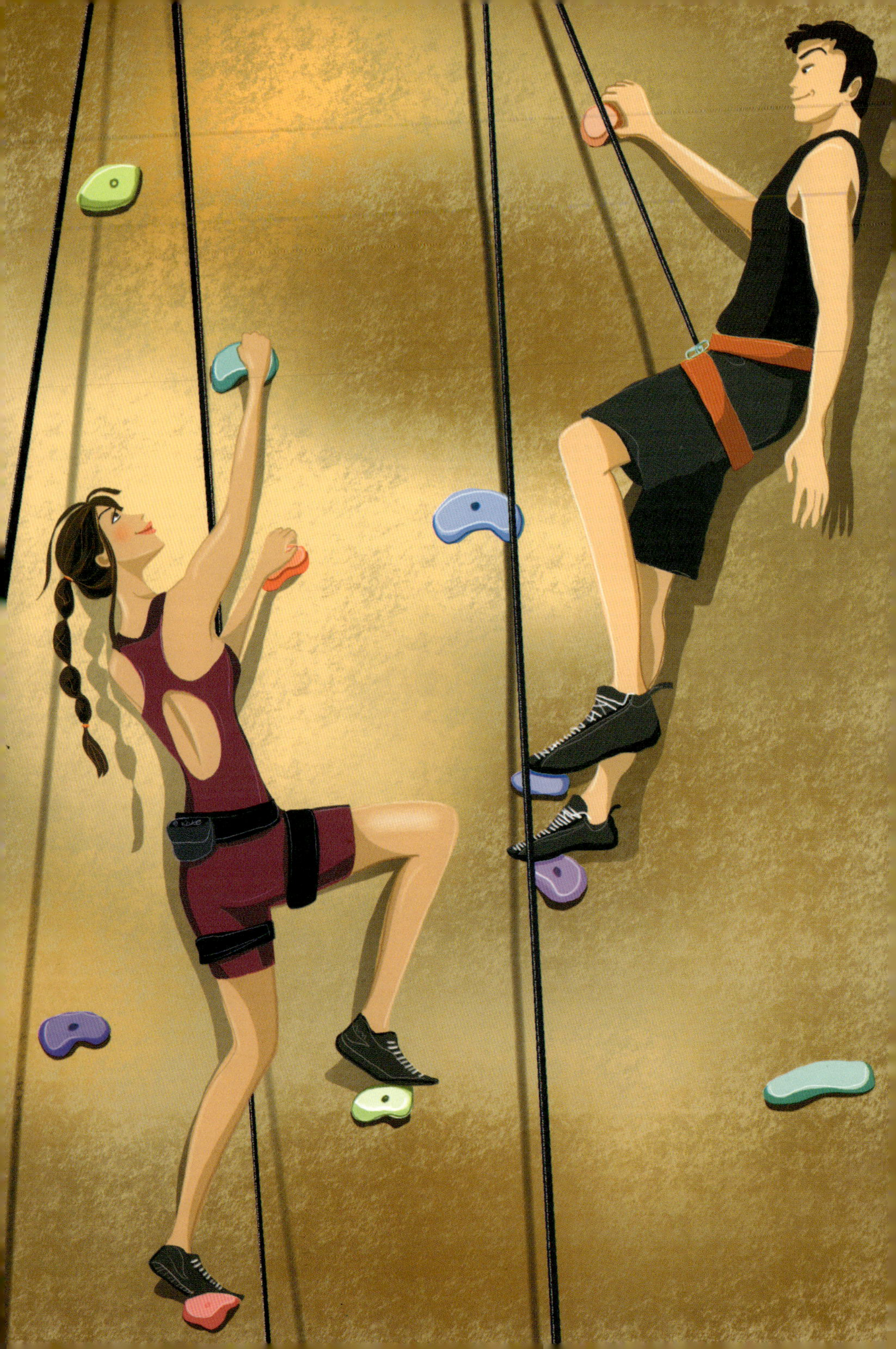

MACH DEINE **BESORGUNGEN**

Du kannst eine Menge Kalorien verbrennen, wenn du während deiner Mittagspause herumdüst und versuchst Bankgeschäfte zu erledigen, etwas zu essen zu kaufen, eine Glückwunschkarte auszusuchen und etwas in die Reinigung zu bringen. Und – großer Extravorteil! – es hilft dir, den Rest deines Lebens unter Kontrolle zu bekommen, damit du dich entspannen und am Abend abschalten kannst. Oder die Zeit hast, **um die Häuser zu ziehen**.

★ **TIPP** **Nutzt du die Mittagspause zu einer Runde durch den Supermarkt? Mach es etwas anstrengender für dich, indem du einen Laden aussuchst, der gute zehn Minuten Fußmarsch von deinem Schreibtisch entfernt ist.**

TRIFF EINEN **FREUND**

Egal, ob ihr in einer festeren Beziehung steckt, nur Freunde oder auf der Suche seid, sportliche Aktivitäten, die das Gesellige mit dem Physischen kombinieren, sind eine großartige Gelegenheit zum Anbandeln. Wenn du einem Lauf-, Kletter- oder Tennisclub beitrittst, wirst du außerdem neue Leute mit den gleichen Interessen kennen lernen: mögliche Freunde und Motivatoren. Beim nachmittäglichen Schlittschuhlaufen ein gemeinsames Tennismatch als erstes Date vorzuschlagen, ist eine hervorragende und lustige Möglichkeit, die Verlegenheit aus der Situation herauszunehmen. Außerdem haben die Energieströme eine **aphrodisierende Wirkung**. Du wirst an der Art, wie er das Spiel spielt, schnell herausfinden, wie er wirklich ist!

SEI **HILFSBEREIT**

Hast du eine Freundin, die bald umzieht, oder eine, die Hilfe beim Streichen ihres Wohnzimmers braucht? Sehnt sich jemand in deiner Familie danach, seinen verwilderten Garten auf Vordermann zu bringen, ist aber nicht in der Lage, diese Aufgabe allein zu stemmen? Falls ja: Biete deine Hilfe an – Kisten und Möbel schleppen kann so gut sein wie eine Session an den Kraftmaschinen. Vergiss nicht, vorher und nachher ein **leichtes Stretching** zu machen, und pass auf, dass du deinen Rücken nicht überlastest. Du wirst dabei nicht nur **Fett verbrennen** und all deine großen Muskelgruppen beanspruchen, du wirst auch Punkte sammeln bei deinen Freunden und deiner Familie. Und dein Ansehen wächst, weil du jemandem aus der Patsche geholfen hast.

BESORG DIR VIERBEINIGE **AUFMUNTERUNG**

Falls du nach einer Belohnung für dein Training suchst: Du könntest einen abgeschobenen Hund aus dem Tierheim retten. Du wirst dich prima fühlen, weil du ein dringend gesuchtes Zuhause zur Verfügung stellst und – weil Hunde regelmäßig Gassi geführt werden müssen – du **kannst gar nicht anders**, als fit zu werden.

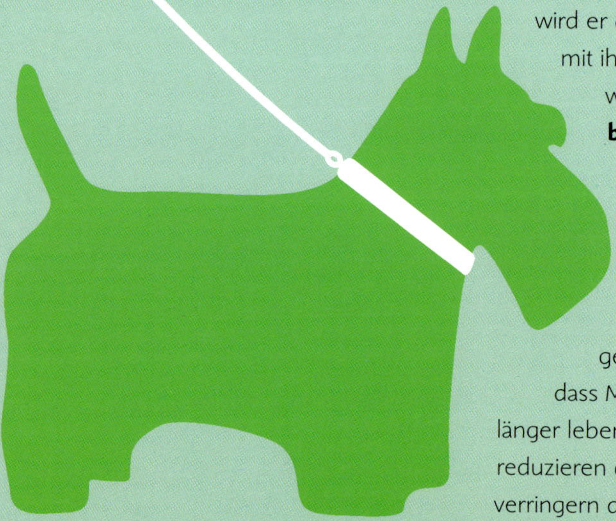

Fang mit einem regelmäßigen 30-minütigen Spaziergang an. Wenn der Hund erst daran gewöhnt ist, mit dir rauszugehen, wird er dich anbetteln, diese Zeit mit ihm zu verbringen – und wenn du in seine **großen braunen Augen** schaust, kannst du unmöglich nein sagen. Außerdem muss es noch weitere verborgene Vorteile für die Gesundheit geben, denn Studien zeigen, dass Menschen mit Haustieren länger leben als die ohne: Haustiere reduzieren das **Stressniveau** und verringern den Blutdruck.

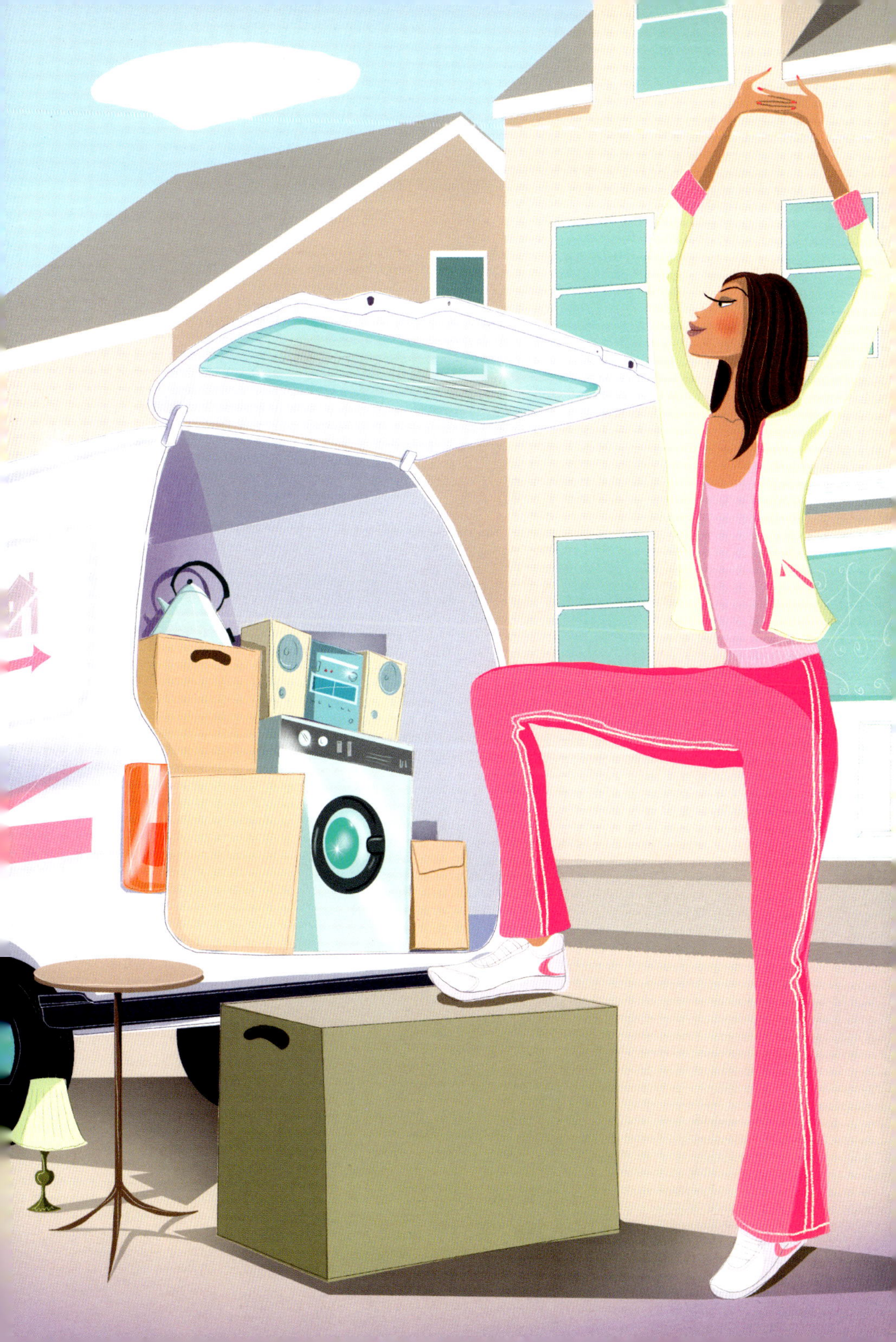

SIEH STRAFFER AUS BIS
HEUTE ABEND

Es ist 19 Uhr, in einer Stunde gehst du aus und möchtest dich von deiner besten Seite zeigen, du fühlst dich aber etwas dicklich – und für eine Diät ist es jetzt zu spät. Keine Panik! Es gibt eine Alternative. Versuche als Notfallhilfe folgenden schnellen Workout. Er wird vorübergehend deine Muskeln aufbauen und festigen, sodass du straffer aussiehst, wenn dein heißes Date aufkreuzt. Und das Beste daran ist, dass du alle Übungen zu Hause machen kannst.

WAS ES BEWIRKT UND WIE ES DAS TUT

Diese fünf Übungen straffen deinen Körper punktuell und schnell. Sie versehen deine Muskeln mit Fülle und Form und geben so deinem Körper einen festeren, stromlinienförmigeren Look in deinem Party-Outfit.

Die Methode arbeitet nach dem **»Pump-Prinzip«** Sie pumpt Blut in deine Muskeln, wodurch sie fester und straffer aussehen. Obwohl du diese Übungen erst kurz bevor du ausgehst absolvierst, verhelfen sie dir an diesem Abend ein paar Stunden lang zu einem großartigen Aussehen. Machst du sie regelmäßig, erhältst du länger anhaltende Resultate.

DEIN 15-MINUTEN-WORKOUT

Vergiss die kniffligen Workout-Anleitungen und die schicken Fitnessmaschinen, du kannst diese einfachen Übungen überall machen – selbst vor dem Fernseher.

Für Waden WIE IN STEIN GEHAUEN

Stelle dich hin, die Füße etwas breiter als hüftweit auseinander, beide Füße leicht nach außen gedreht. Verschränke deine Arme vor der Brust. Schau geradeaus und **atme ein**, während du in die Knie gehst, bis sie einen rechten Winkel bilden. Dabei bleibt dein Rücken aufrecht und gerade. Dann strecke abwechselnd deine Beine, und atme aus. Wiederhole das 25-mal.

Für feste **POBACKEN**

Leg dich mit leicht gespreizten Beinen und angewinkelten Knien auf den Rücken. Deine Füße stehen dabei flach auf dem Boden, deine Arme liegen an den Seiten, deine Hüften sind leicht angehoben. Lass deinen **Bauch eingezogen**. Atme aus, wobei du deine Hüften langsam weiter anhebst und die Pobacken fest zusammenkneifst. Atme ein und senke deine Hüften wieder in die Startposition. Wiederhole das 25-mal.

Für straffere **ARME**

Such dir einen stabilen Stuhl und lege deine Hände auf die Lehne, etwa hüftbreit auseinander. Dann beweg dich langsam rückwärts, bis dein Gewicht gleichmäßig auf Armen und Beinen verteilt liegt. Lass deine Hüften unten, deine Knie gebeugt und schau nach vorn. Atme ein und winkle dabei die Ellbogen an, bis sie einen **rechten Winkel** bilden. Um die Übung zu vervollständigen, streckst du die Arme beim Ausatmen bis in eine halb gestreckte Stellung. Wiederhole das 25-mal.

Für einen flacheren **BAUCH**

Leg dich auf den Rücken und winkele beide Beine in Hüfthöhe so weit an, dass sie einen rechten Winkel zum Boden bilden, die Zehen zeigen dabei zur Decke. **Stütze deinen Kopf** mit den Händen in Höhe der Ohren. Hebe Kopf und Schultern vom Boden und halte sie während der Übung angehoben. Drehe jetzt den Oberkörper so, dass dein rechter Ellbogen dein linkes Knie berührt. Kehre zurück zur Mitte. Dann drehst du dich nach der anderen Seite, hebst deinen linken Ellbogen, bis er dein rechtes Knie berührt. Wiederhole das 25-mal mit jeder Seite.

Für schlankere **OBERSCHENKEL**

Leg dich auf den Boden, mit den Händen zur Unterstützung unter deinen Pobacken, lass den Kopf unten, deine Füße locker, und deine Knie leicht gebeugt. Öffne langsam deine Beine so weit zur Seite, wie es für dich bequem ist, wobei du ausatmest. Dann führe beim Einatmen deine Beine ganz langsam wieder zusammen. Achte darauf, dass deine **Bauchmuskeln** während der ganzen Übung angespannt sind. Wiederhole das 25-mal.

TRAINING FÜR FITNESS-FEINDE

Falls die Qualen auf dem Laufband oder das Eisenpumpen im Fitness-Studio das ist, was du dir unter Folter vorstellst, oder falls du einfach zu viel um die Ohren hast, um hinzugehen: Verlier nicht den Mut, denn viele Tätigkeiten des Alltags können Kalorien verbrennen und dir helfen, deinen Körper zu **straffen**. Wenn du also genügend kurze Ausbrüche an Aktivität im Laufe eines normalen Tages zusammenbekommst, wirst du dich nicht einmal zum Studio schleppen müssen.

Der Schlüssel zum Erfolg ist das kleine bisschen Extra-Anstrengung. Mit anderen Worten, sorg dafür, dass du dich dynamisch bewegst und etwa 30 Minuten täglich Schweiß auf der Stirn hast.

Du glaubst es immer noch nicht? Lies weiter, und du wirst herausfinden, wie **alltägliche Dinge** wie Shopping, Sex oder Hausarbeit dazu beitragen können, dich in Form zu bringen.

HAUSARBEIT

Laut einer Studie des Medical College of Wisconsin in Milwaukee kann Saubermachen und Staubsaugen so gut sein im **Kampf gegen den Speck** wie ein Workout im Studio. Wenn du also nur selten zum Trainieren kommst, solltest du einfach die Hausarbeit als perfekte Gelegenheit betrachten, um Kalorien zu verbrennen und dein Herz und deine Lunge auf Vordermann zu bringen. Investiere etwas Zeit und viel Energie in die Aufgaben deines Haushaltes, und du profitierst zweifach: mit einem fitteren Body und einem hübscheren Zuhause.

Kalorienverbrauch in 60 Minuten:

- Autowaschen 330
- Fenster putzen 170
- Bett machen 120
- Bügeln 105

★ TIPP Die meisten Arbeiten sind prima, um deine Arme zu straffen, aber deinen Bauch bekommst du nur flacher, wenn du ihn bei allen Tätigkeiten anspannst.

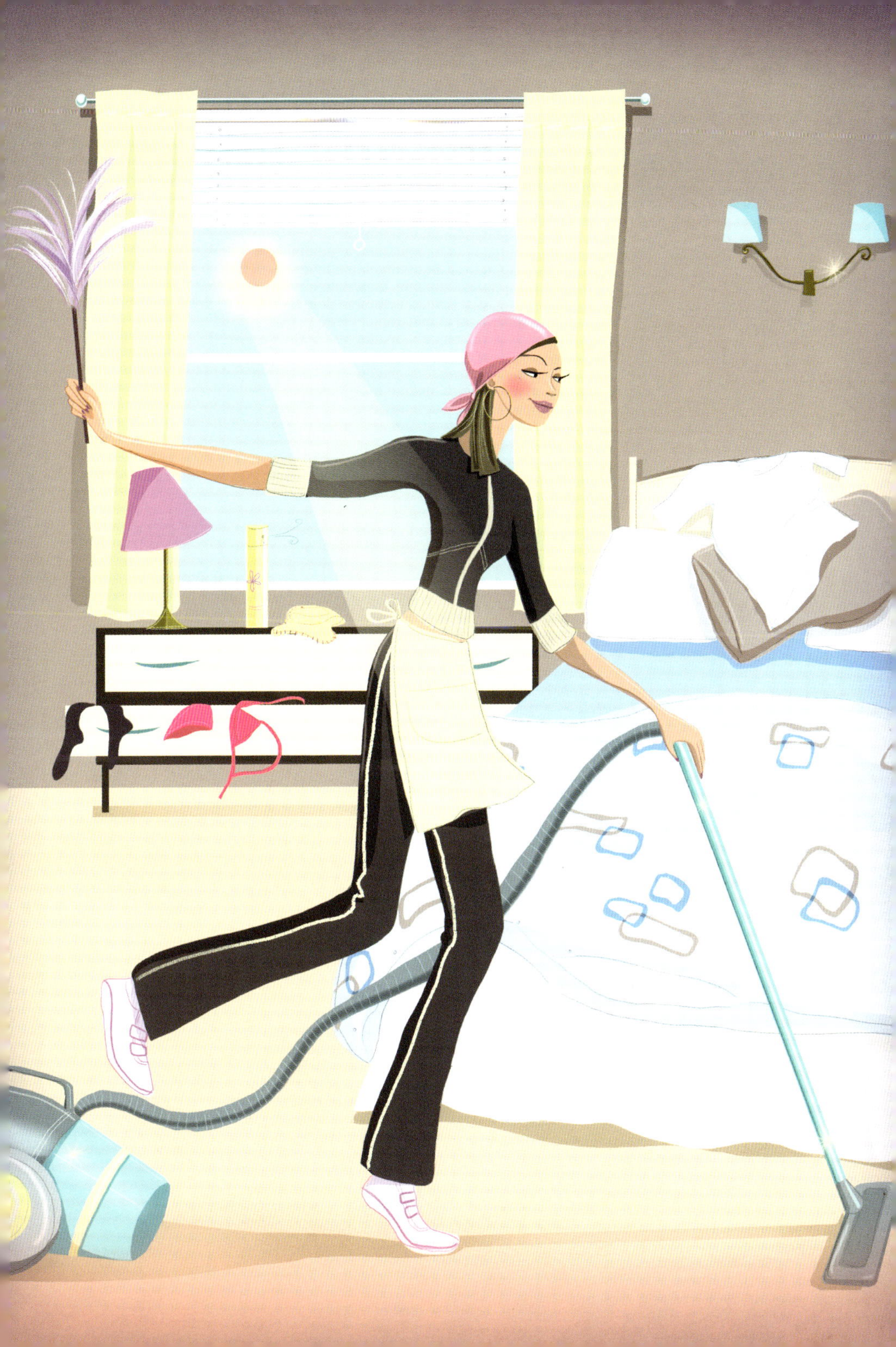

SHOPPING

Das ist das neue Aerobic! Zügig gehen und dabei Taschen voller Einkäufe tragen, kann ein effektiver Kalorienverbraucher und Muskelstraffer sein. Um diese Wirkung zu maximieren, solltest du zu Fuß in die Geschäfte gehen, statt das Auto oder den Bus zu nehmen. Das Tragen schwerer Taschen wird auch **deine Armmuskulatur ausformen**, aber sorge dafür, dass du im Gleichgewicht bleibst, um Rückenprobleme zu vermeiden.

Wie du das Beste aus deinem Shopping-Workout herausholst:

- Benutze in allen Kaufhäusern die Treppen statt der Rolltreppen.
- Iss, bevor du losziehst – dann wirst du unterwegs nicht in Versuchung nach Süßem oder Schokolade kommen.
- Falls du mit einer Freundin »etwas essen« gehst, während ihr einkauft, solltest du damit nicht warten, bis du am Verhungern bist, sonst wirst du dich am Ende nur überfressen. Nehmt euch auch vor, irgendwohin zu gehen, wo es gesunde, fettarme Kost gibt.

GARTENARBEIT

Tolle Neuigkeiten für dich, falls du einen Grünen Daumen hast, aber keinen Bock auf Fitness-Studios: Gartenarbeit kann deiner Fitness ebenso zugute kommen, wie eine Session auf dem Laufband. Laub rechen und Rasen mähen sind zwei hervorragende Übungen. Und solange du dich genug **selbst antreibst**, um deinen Puls und deine Atemfrequenz in die Höhe zu treiben, tust du deinem Körper viel Gutes. Zusätzlich genießt du den Nutzen gestreckter und gestärkter Muskeln. Bei dieser Art des Workouts kommst du auch noch in den Genuss von reichlich frischer Luft, baust eine Menge Stress ab, und deine Pflanzen werden ganz nebenbei mit dir um die Wette gedeihen!

Kalorienverbrauch in 60 Minuten:

- (Um-)Graben 300
- Laub rechen 200
- Unkraut jäten 200
- Rasen mähen 150

SEX

Regelmäßiges Liebemachen ist eine der besten – und genussreichsten – Möglichkeiten, ein paar Pfunde zu verlieren: 30 Minuten in den Laken verbrennen rund 150 Kalorien. Es treibt deinen Kreislauf mächtig an, **hebt deine Stimmung** und dein Stress ist wie weggeblasen. Und vergiss nicht, je länger es dauert, umso mehr fördert es deine Gesundheit.

Selbst einfaches Küssen ist ein gutes Training, weil dabei eine Menge Gesichtsmuskeln eingesetzt werden. Das hält sie straff und hilft, Falten fern zu halten!!

★ TIPP **Wähle eine Stellung, bei der du aktiv sein musst, um so eine möglichst große Menge Kalorien zu verbrennen – zum Beispiel du oben.**

Sechs weitere Möglichkeiten, dich in Form zu bringen, ohne dass du es merkst

1. Wirf die Fernbedienung weg – du verbrennst 100 bis 150 Kalorien, wenn du zum Kanalwechsel aufstehst.
2. Schicke im Büro keine Mails – geh zu deinen Kollegen und sprich mit ihnen.
3. Benutze nie den Fahrstuhl und laufe auch Rolltreppen hoch.
4. Benutze im Büro die Toilette auf einer andern Etage und gehe über die Treppe dorthin.
5. Kauf dir irgendein Fitnessgerät und spring drauf, wann immer du ein paar Minuten übrig hast. Selbst die fünf Minuten hin und wieder werden sich bald aufsummieren und dich anspornen.
6. Trage immer nur eine Tüte auf einmal, wenn du deine Einkäufe aus dem Auto ins Haus bringst oder den Abfall wegbringst.

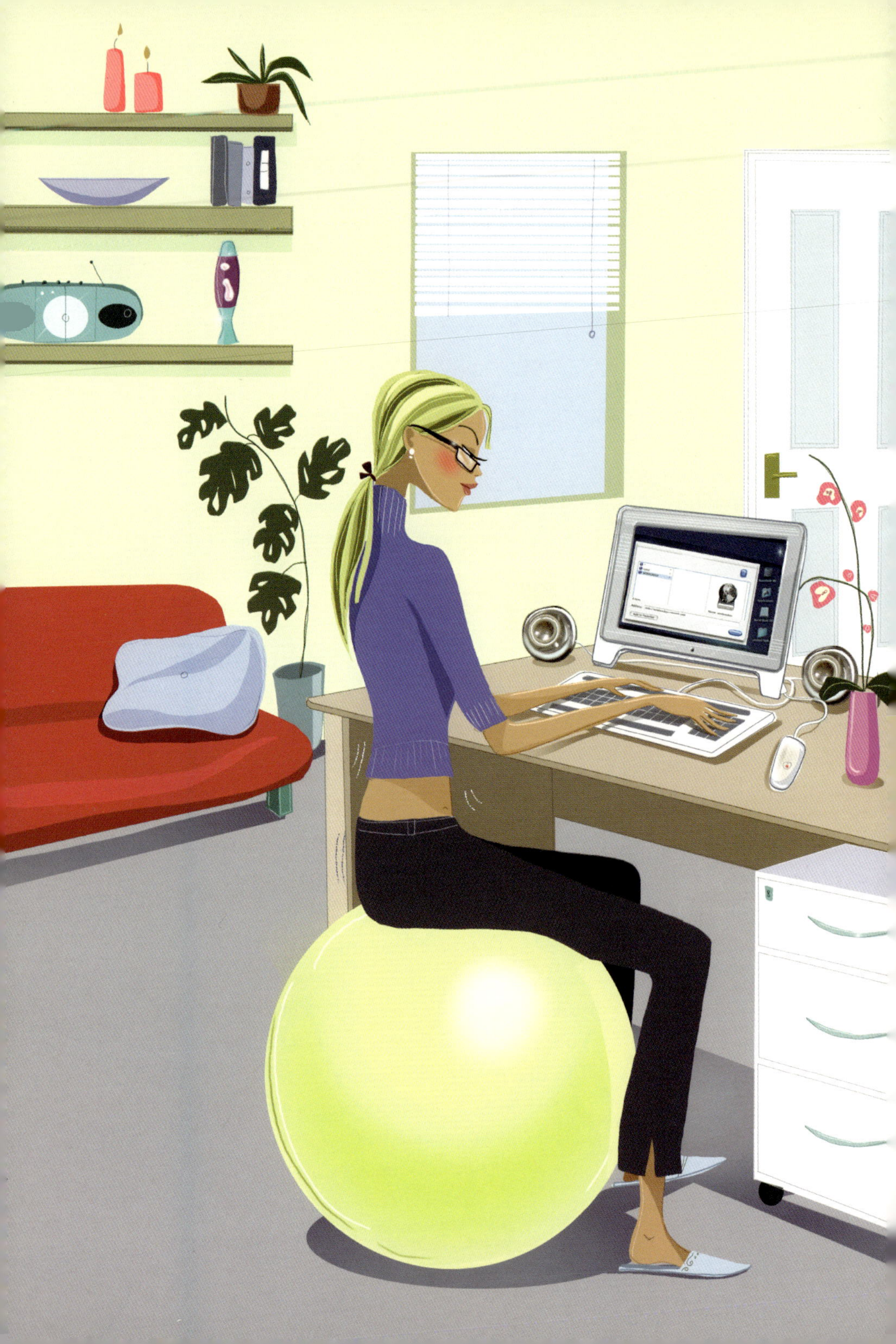

WORKOUT IM **BÜRO**

Die Abgabetermine häufen sich, Telefonate müssen erledigt und E-Mails geschrieben werden, du bist schon froh, wenn du zu Mittag ein Sandwich in dich reinstopfen kannst – klingt das nicht vertraut? Es gibt immer Zeiten, in denen du trotz der besten Vorsätze wirklich **zu sehr eingespannt** bist, um ins Fitness-Studio zu gehen. Muss das bedeuten, dass du deinen ganzen Fitnessplan nun in die Tonne kicken kannst, dass du den Pfunden nun erlaubst zu wuchern? Nicht, wenn du ein wenig nachdenkst.

Es gibt eine Menge möglicher Trainingsgelegenheiten im Büro und sogar einige Übungen, die du machen kannst, während du am Computer sitzt – ohne dass dein Chef es überhaupt mitbekommt.

BESORG DIR EINEN BALL

Kauf dir einen Sitzball und benutze ihn statt des Stuhls. Das Sitzen darauf zwingt dich, **deine Rumpfmuskeln** zu benutzen, stärkt deine Bauch- und unteren Rückenmuskeln und verbessert deine gesamte Haltung – ohne dass du überhaupt etwas machst.

STEH AUF

Stell dir einen Wecker oder Telefonalarm, sodass er **stündlich piepst** (stell ihn aber leise, damit du deine Kollegen nicht störst!). Das soll dich daran erinnern, den ganzen Tag immer wieder aufzustehen und herumzugehen. Selbst der Gang zur Toilette oder zur Kaffeemaschine verbraucht ein paar Kalorien, dehnt deine Muskeln und vermindert deinen Stress.

TRITT FESTE AUF

Kauf dir ein Pedometer (erhältlich in den meisten Sportgeschäften), ein kleines, unauffälliges Gerät, das du an deinem Hosenbund festklipsen kannst. Es wird dich genau darüber auf dem Laufenden halten, wie viele Schritte du täglich machst. Dies wird dich anspornen, bei jeder Gelegenheit zu laufen, um die Gesamtleistung zu steigern – und später deine eigene Bestleistung zu übertreffen. Um dein Fitnessniveau zu steigern und **soviel Kalorien wie möglich zu verbrennen**, solltest du versuchen, jeden Tag 6000 bis 10 000 Schritte zu machen.

MACH ES DIR NICHT ZU LEICHT

Auch wenn die Versuchung groß ist, wenn du viel um die Ohren hast – du musst von der Einstellung weg, es dir immer möglichst bequem zu machen. Nimm die Treppe bis hoch zu der Abteilung, der du dieses Memo schicken wolltest, statt es in die Hauspost zu geben. Die Bewegung wird dich auch wieder aufwecken, falls du unter einem nachmittäglichen Energiemangel leidest.

MACH'S WIE MADONNA

Besorg dir ein Headset für dein Bürotelefon, damit du beim Telefonieren herumgehen kannst. Wenn das nicht möglich ist, solltest du daran denken, zwischen den Telefonaten aufzustehen und ein **Päuschen zu machen**, um deine Arme zu dehnen und deinen Nacken zu entlasten. Und das Aufstehen selber verbraucht wieder ein paar Kalorien.

MACH EINEN SPAZIERGANG

Statt eine Kaffeepause zu nehmen, solltest du einen **»Walk-Break«** vor der Türe machen. Auch in der Mittagspause kannst du einen Teil deiner Zeit mit einem Spaziergang verbringen, statt die ganze Zeit beim Essen zu sitzen.

MACH DEIN BÜRO FITNESSTAUGLICH

Untersuchungen haben ergeben, dass körperliche Bewegung sowohl Stress verringert als auch die Produktivität steigert. Falls man also, wie in manchem Büro, in deiner Firma stillschweigend erwartet, dass ihre Angestellten die Mittagspause durcharbeiten, solltest du das ändern. Man darf nicht von dir erwarten, während der Pause zu arbeiten, setz dich also mit deinen Kolleginnen und Kollegen zusammen und fangt an, eure Mittagspause zu nehmen. Auch wenn deine Zeit tatsächlich knapp ist, solltest du zumindest versuchen, einen 15-minütigen Spaziergang vor der Tür zu machen. Noch besser ist es, wenn ihr euren Chef überzeugen könnt, eine Vereinbarung mit einem nahe gelegenen Fitness-Studio hinsichtlich vergünstigter Mitgliedschaften für Firmenangehörige zu treffen, damit du die ganze Mittagspause dort verbringen kannst.

Fünf Schreibtisch-Übungen

1 Der Bauchstraffer

Festige deine Bauchmuskeln, während du am Schreibtisch sitzt. Beim Ausatmen ziehst du deinen Bauch schnell und fest ein und stößt dabei die Luft aus. Dann entspannst du deinen Bauch und atmest dabei normal ein. Wiederhole das 10-mal.

2 Der Rückenstärker

Setz dich aufrecht auf deinen Stuhl, stelle beide Füße flach auf den Boden. Entspanne deinen ganzen Körper. Nun ziehe den Bauch fest ein und atme aus. Schiebe dein Becken nach vorn und lasse deinen unteren Rücken nach unten sacken. Halte diese Anspannung für fünf Sekunden, dann entspanne deine Unterleibsmuskulatur.Wiederhole das 10-mal.

3 Der Nackendehner

Setze dich auf deinen Stuhl, beuge den Oberkörper nach vorne und drehe deinen Kopf nach rechts. Atme ein und aus. Bleibe vorgebeugt und drehe deinen Kopf nach links. Atme wieder ein und aus. Dann drehst du deinen Kopf wieder zur Mitte. Wiederhole das 10-mal.

4 Der Armspanner

Stell dich etwa einen halben Meter vor deinen Schreibtisch. Lege deine Hände gerade auf die Platte. Beuge dann deine Arme, bis dein Kinn knapp über der Schreibtischplatte ist. Strecke deine Arme wieder und richte dabei deinen Oberkörper auf. Beuge dich dann wieder nach vorn. Vergiss das Atmen nicht, wenn du die ganze Übung 10-mal wiederholst.

5 Der Beinstraffer

Diese Übung kannst du machen, während du an deinem Schreibtisch sitzt. Strecke ein Bein, hebe es etwa zehn Zentimeter vom Boden an, und halte es dort für etwa 20 bis 30 Sekunden (du kannst es früher absenken, falls es zu zittern anfängt). Wiederhole dann das Ganze mit dem anderen Bein. Wenn deine Beine kräftiger sind, kannst du deine Beinmuskulatur weiter trainieren, indem du Knöchelgewichte verwendest. Wiederhole 10-mal.

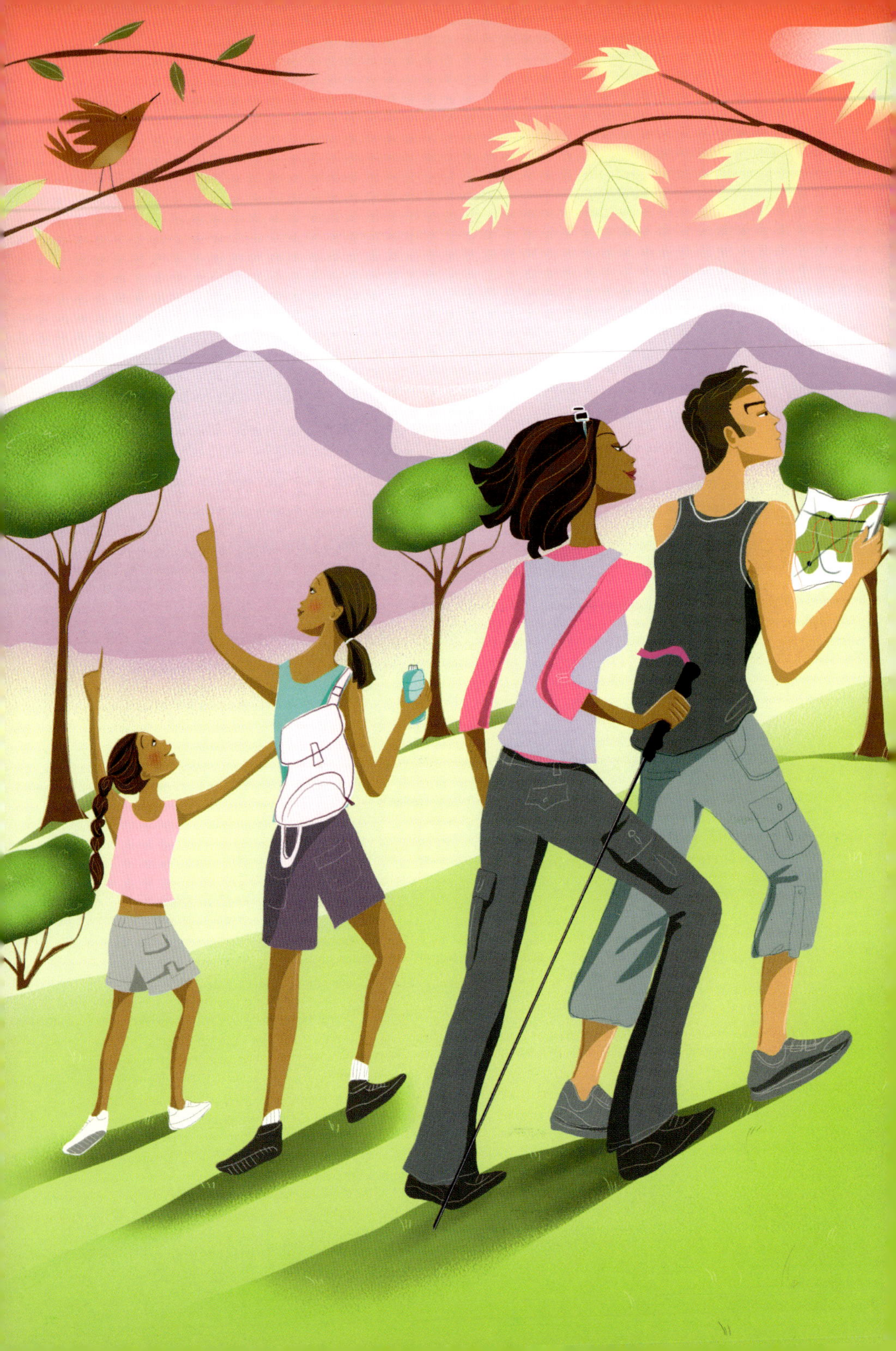

FAMILIEN-FITNESS

Falls du eine Mutter bist, die Kinder, Beruf und soziales Leben unter einen Hut bringen muss, kann das Training auf deiner Prioritätenliste weit abrutschen, wodurch das In-Form-Kommen besonders schwierig wird.

Die Lösung des Problems ist, Familienspaziergänge, Schwimmen, Spiele usw. auf eine Weise in deinen Lebensrhythmus einzubauen, dass sie weder viel Zeit beanspruchen noch sich wie eine lästige Pflicht anfühlen. Sie werden trotzdem das **Fitnessniveau** von dir und deinen Kindern steigern.

WIE ES LOSGEHT

Plane Zeiten für dein Training in den Terminplan der kommenden Woche ein. Dann suche die Aktivitäten aus, die deine Familie jede Woche gemeinsam unternimmt. Das könnten gemeinsame Spaziergänge, Schwimmbadbesuche, Radtouren, **Spiele** usw. sein. Anfangs kann es schwierig erscheinen, Zeit für die Familienfitness zu finden, aber es wird nicht lange dauern, bis der Samstag-Morgen-Schwimm-Trip oder der Dienstag-Abend-Park-Spaziergang zu einer festen Gewohnheit werden. Und nach Aussage von Fitnessexperten ziehst du dann den größten Nutzen aus deinen Übungen, wenn sie zur Gewohnheit werden.

MACH EINE WANDERUNG

Trommele die ganze Familie für einen langen Spaziergang **im Park**, im Wald oder im Wildpark zusammen. Nehmt ein gesundes Picknick mit, um euch damit auf halber Strecke zu belohnen.

★ TIPP Geschwister, Cousinen/Cousins oder andere Familienmitglieder können die idealen Personal Trainer sein. Du verbringst nicht nur wertvolle Zeit mit jemandem, der dir am Herzen liegt, weil sie dich kennen, können sie dich nämlich genau dann puschen, wenn du es brauchst.

AB IN DEN **PARK**

Spielt Fangen oder mit dem Frisbee – solange du dich nur **dynamisch genug** bewegst, um dein Herz auf Touren zu bringen, ist es ein guter Workout.

LOS, TAUCH EIN

Such dir ein Schwimmbad mit Wellen und Wasserrutsche. Deine Kinder bleiben länger im Wasser, wenn sie Spaß haben, dein Partner und du auch.

WERDE EIN **SKATER**

Bring deine Kurzen zum Schlittschuhlaufen oder Rollerbladen; das macht Erwachsenen übrigens genauso viel **Spaß** wie Kindern. Und es ist auch hervorragend zum Straffen schwer formbarer Zonen – dein Hintern und die Außenseiten der Oberschenkel zum Beispiel.

★ **TIPP** **Du hast noch nie geskatet? Trag dich für ein paar Stunden bei einem anerkannten Lehrer ein, um die Basics zu lernen.**

RAUF AUF **DIE RÄDER**

Fahrt zusammen Fahrrad. Falls deine Kinder gerade Rad fahren lernen, kannst du neben ihnen herjoggen, während sie üben.

Fitness einplanen

Falls deine Kinder zu klein sind, um mit dir zusammen zu trainieren, solltest du die Zeit zum Training nutzen, wenn du kinderfrei hast. Und falls du nicht alleine trainieren möchtest, kannst du dich mit anderen Müttern zum Laufen oder für einen Yogakurs zusammentun, während die Kleinen in der Spielgruppe sind.

FERIEN-FITNESS

WIE DU DEN URLAUB ZUM FITWERDEN NUTZT, ABER TROTZDEM SPASS HAST

Die Idee vom Workout im Urlaub mag dich kälter lassen, als das Eis in deinem Erdbeer-Daiquiri. Andererseits: Zwar sonnengebräunt, aber mit fünf Pfund extra auf der Hüfte nach Hause zu kommen ist sicherlich das Letzte, was du willst. Das lässt sich vermeiden, wenn du Übungsmöglichkeiten findest, die so **wenig Anstrengung** erfordern, dass es sich nicht nach Workout anfühlt. Aktivitäten, die so viel Spaß machen, dass du gar nicht merkst, wenn du trainierst! Gerade Schwimmen im Meer und einige Strandspiele lassen dich mehr Kalorien verbrennen, als es zu Hause möglich wäre.

POWER-WALKING

Mache flotte Strandspaziergänge bei Sonnenauf- oder -untergang, oder nutze den Kultur-Kampf, um stramm von Sehenswürdigkeit zu Sehenswürdigkeit zu marschieren, und du wirst deinen Hintern und deine Beine straffen. Und kannst das Eis hinterher dann ohne Schuldgefühle genießen.

Kalorienverbrauch in 60 Minuten: 350

SCHWIMMEN

So groß die Versuchung auch ist, auf deinem Liegestuhl zu liegen und von früh bis spät Cocktails zu schlürfen: In den Pool oder das Meer zu springen, um kurz ein paar Bahnen zu schwimmen, ist eine großartige Möglichkeit, deine Arme und Beine gleichzeitig zu straffen.

Kalorienverbrauch in 60 Minuten: 400

WASSERSPORT

Falls du abenteuerlustiger bist, kannst du es mit Wasserski oder **Windsurfen** versuchen. Beides trainiert hervorragend deine Arme. Mach dir nichts draus, falls dir das Aufstehen auf dem Brett anfangs schwer fällt – das Aufstehen und in Stellung bringen des Segels kostet eine ganze Menge Kalorien.

Kalorienverbrauch in 60 Minuten: 300

STRANDSPIELE

Einfaches Frisbeespielen oder Ballwerfen mit dem Partner bzw. der Freundin am Strand verschafft deinen Oberarmen und Schultern einen prima Workout.

Kalorienverbrauch in 60 Minuten: 200

VOLLEYBALL

Dieses Spiel macht so viel Spaß! Obwohl es sehr dynamisch ist, ist es ein richtiger Wettkampf, du wirst also keine Zeit haben, dich erschöpft zu fühlen! Außerdem ist dieses ganze Rennen und **Springen** hervorragend geeignet, die untere Hälfte deines Körpers zu festigen.

Kalorienverbrauch in 60 Minuten: 350

REITEN

Beginne den Tag mit einem berauschenden Ritt entlang des Strandes, und du verbrauchst genug Kalorien, um dich danach mit einem großen Frühstück zu verwöhnen.

Kalorienverbrauch in 60 Minuten: 270

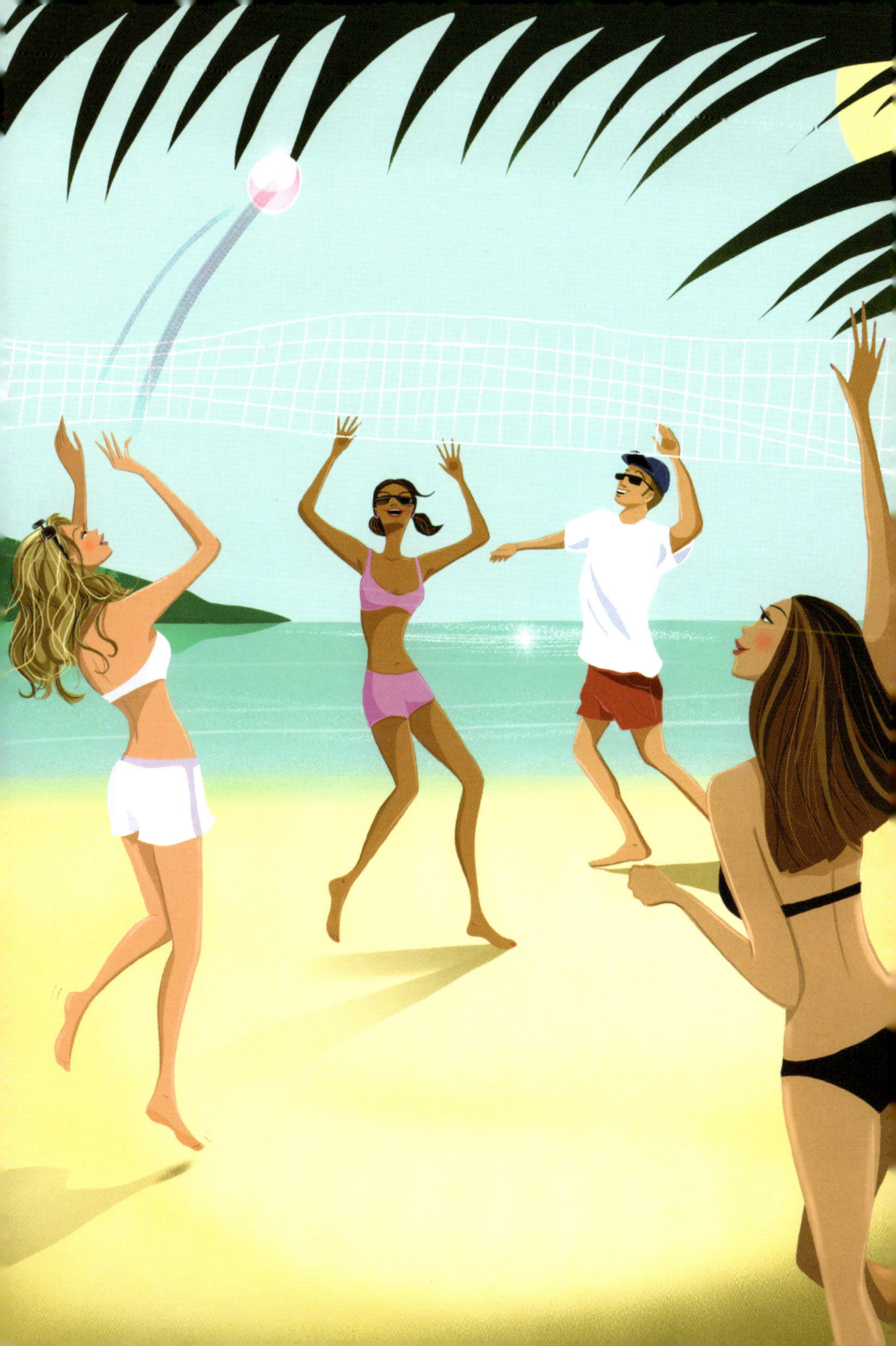

FÜNF PFIFFIGE ÜBUNGEN, DIE DU ÜBERALL MACHEN KANNST

Falls das alles immer noch etwas zu dynamisch für dich ist, versuch es mit Folgendem. Du benötigst praktisch keine Zeit, und das Schönste ist, du musst nicht einmal dein Sonnenbad unterbrechen!

Der Bauch-Plätter – hilft, aus einem runden ein flaches Bäuchlein zu machen

Leg dich auf den Bauch, das Gesicht nach unten, den Kopf dabei auf deinen Handrücken – selbst wenn du gerade auf deiner Luftmatratze faulenzt. Nun spannst du ganz langsam deine **Bauchmuskeln** fest an und hebst dadurch deinen Bauch von der Unterlage ab. Lass deinen Po locker, halte den unteren Rücken gerade, und bewege den Rest deines Körpers nicht. Halte deine Bauchmuskeln so lange angespannt, wie du kannst, atme dabei aber normal weiter. Wiederhole das 20-mal.

Der Hintern-Heber – hebt und festigt hängende Pos

Leicht zu machen, während du an der Bar wartest! Beginne damit, mit eingezogenen Bauchmuskeln gerade zu stehen. Dann spannst du beim Einatmen deine Po- und Beckenbodenmuskulatur so fest du kannst an und zählst dabei bis 20. **Atme** währenddessen **normal** weiter, halte nur deine Muskeln fest angespannt. Beim Ausatmen lockerst du die Muskeln dann wieder sachte. Wiederhole das 20-mal.

Der Arm-Former – hilft schlaffe Armmuskeln zu festigen

Eine gute Übung, wenn du aus dem Liegestuhl aufstehst, um dir einen neuen Drink zu holen. Steh aufrecht, deine Füße etwas weiter als schulterbreit auseinander und deine Knie leicht gebeugt. Streck deine Arme zur Seite, parallel zum Boden, wobei die Handflächen nach außen zeigen. **Dreh** jetzt **deine Hände** und Arme, sodass die Handflächen nach hinten weisen, lass dabei die Schultern unten. Dehne nun deine Arme so weit nach hinten wie möglich. Du solltest die Dehnung in deinen Bizepse und quer über deiner Brust spüren.

Der Taillen-Schnitzer – wenn du am Strand liegst

Jetzt eine Übung, um deine Taille und Hüften in Form zu bringen. Leg dich auf den Rücken, die Knie angewinkelt, die Füße flach auf den Boden gestellt, deine Bauchmuskeln leicht angespannt. Lege deine Hände an deine Ohren und hebe beim Ausatmen langsam deinen Kopf und die Schultern vom Boden ab. Zähle bis drei, und zieh deine linke Schulter zu deinem rechten Knie. **Halte diese Stellung**, versuche dabei aber, dein Kinn hochzuhalten, statt es auf die Brust zu pressen. Zähle bis drei, dann atmest du ein und senkst dich wieder in die Ausgangsposition zurück. Wiederhole das 20-mal für jede Seite.

Der Schenkel-Festiger – Formt deine Oberschenkelaußenseiten so, dass sie im Bikini schlanker wirken

Eine einfache Übung, die du auf deiner Sonnenliege machen kannst. Fange auf der rechten Seite liegend an, strecke die Beine und lege deinen Kopf auf deinen rechten Oberarm. Stütze dich mit der linken Hand vor deiner Brust auf der Liege ab. Jetzt hebst du dein linkes Bein einige Zentimeter an und zeigst mit den **Zehen himmelwärts**, indem du das Bein in der Hüfte drehst. Hebe dein rechtes Bein und ziehe es zum linken hoch, bis sich deine Fersen berühren, halte, zähle bis drei, dann senke beide Beine langsam ab. Wiederhole das 20-mal für jedes Bein – oder jedes Mal, wenn du dich auf die andere Seite drehst!

Wie du dir alles das Gute bewahrst, wenn du wieder nach Hause kommst

- ★ Falls du in den Ferien täglich schwimmen warst, dann gehe auch zu Hause öfter ins Schwimmbad.
- ★ Trinke weiterhin viel Mineralwasser. Das verhindert nicht nur Dehydrieren, sondern hält dich auch vom übermäßigen Essen ab, weil der Körper häufig Durst mit Hunger verwechselt.
- ★ Falls dich das warme Klima im Urlaub tagsüber weniger hat essen lassen, dann solltest du versuchen, bei diesen kleineren Portionen zu bleiben, wenn du in unser Klima zurückkehrst.
- ★ Wenn du das Sightseeing zu Fuß absolviert hast, hattest du vermutlich eine Menge zusätzliche Bewegung. Lass nun im Alltag das Auto so oft wie möglich stehen.
- ★ Mach aus deinen Urlaubssportarten ein neues Hobby. Suche dir den nächstgelegenen Club, damit du gleich weitermachen kannst, sobald du zurück bist.

VERBRENNE DOPPELT SO VIEL FETT IN DER HÄLFTE DER ZEIT – INTERVALLTRAINING

Falls es dir schwer fällt, Zeit fürs Fitness-Studio abzuzweigen, könntest du es mit einem verkürzten Training versuchen. Es ist möglich, den Workout in der halben Zeit zu absolvieren und dennoch den gleichen Nutzen zu erzielen, soweit es **Fettreduktion** und Körperstraffung angeht. Der Trick besteht darin, die Intensität deines Trainings zu steigern, um die fehlende Zeit zu kompensieren. Diese Methode hat die Power, deinen Körper in kürzester Zeit von schlaff nach straff zu verwandeln.

WAS IST INTERVALLTRAINING?

Intervalltraining ist eine Methode, bei der du im Training abwechselst zwischen kurzen Spitzenbelastungen, bei denen du dich so intensiv wie möglich belastest, und ruhigeren Phasen, die deinem Körper die Gelegenheit zur Erholung bieten und dir erlauben, wieder zu Atem zu kommen.

So, wie die Menge der verbrannten Kalorien während des eigentlichen Trainings zunimmt, so wird dir diese Trainingsmethode auch helfen, während des restlichen Tages **mehr Kalorien zu verbrennen**. Tatsächlich haben Studien ergeben, dass der Stoffwechsel, verglichen mit drei Stunden nach einem normalen Training, nach einem Intervalltraining für bis zu 15 Stunden erhöht bleibt.

Die Tatsache, dass diese Trainingsweise den Körper geradezu in eine effiziente, Fett verbrennende Maschine verwandelt, hat zur Folge, dass dies eine immer populärere Trainingsvariante wird.

HÄPPCHENTHEORIE – WIE ES GEHT

Dein Körper verbraucht bei unterschiedlicher Belastung jeweils verschiedene »Treibstoffe«. Während eines gleichmäßigen Workouts verbrennst du eher Fett, aber sobald du damit aufhörst, geht dein Körper wieder zur Glukoseverbrennung über. Wenn du dagegen Intervalltraining machst, wird dein Körper **intensiver belastet**, was bedeutet, dass dein Glukosevorrat schneller aufgebraucht ist. Das wiederum zwingt deinen Körper, seine Energie für den Rest des Tages aus deinen Fettvorräten zu beziehen. Da dein Körper die Glukosevorräte nicht unmittelbar auffüllen kann, führt das dazu, dass dein Körper nach dem Ende des Workouts länger auf Fettverbrennung läuft.

WIE STELLE ICH ES AN?

Du kannst jede Art Bewegung als Intervalltraining betreiben. Du musst einfach Phasen sehr hoher Intensität mit langsameren, ruhigeren abwechseln.

Fünf Möglichkeiten, mit Intervalltraining deine Workout-Zeit zu halbieren.

1. **Tausche 40 Minuten Laufen gegen 20 Minuten Intervalltraining, bei dem das Tempo ständig schneller und langsamer wird.**
2. **Tausche 60 Minuten Spaziergang gegen 30 Minuten auf dem Laufband mit Bergauf-bergab-Phasen.**
3. **Tausche 40 Minuten Brustschwimmen gegen 20 Minuten Kraulen – wechsle zwischen schnell und langsam.**
4. **Tausche 10 km Radstrecke in der Ebene gegen 5 km durch hügeliges Gelände.**
5. **Tausche zweimal 40 Minuten mit Gewichten in der Mittagspause gegen ein allmorgendliches 10-Minuten-Training mit schwereren Gewichten.**

»ES KOMMT NICHT DARAUF AN, WAS DU TUST, ES KOMMT DARAUF AN, WIE DU ES TUST!«

Steckst du im immer gleichen Workout-Trott, der schon gar nichts mehr zu bringen scheint? Vielleicht hast du gemerkt, dass dir einige Übungen Schmerzen im Genick oder Probleme mit den Knien verursachen? Es ist sehr leicht, unbeirrt von der Tatsache weiterzumachen, dass du deinem Körper schadest. Währenddessen nimmst du an, genau das Gegenteil zu erreichen.

Es gibt einige weit verbreitete Fehler, zu denen jeder im Fitness-Studio neigt; Fehler, die Zeit kosten, deinen Workout weniger effizient machen oder die dich einem **Verletzungsrisiko** aussetzen. Hier findest du ein paar einfache Möglichkeiten, diese Fehler zu korrigieren und sicherzustellen, dass du optimale Ergebnisse in deiner Trainingszeit erreichst.

DAS WARM-UP ÜBERSPRINGEN

Selbst, wenn du in Eile bist und nicht viel Zeit für das Training hast, solltest du nie den Fehler machen, das Warm-up ausfallen zu lassen. Das ist ein wesentlicher Teil jeden Workouts, weil es deinen Puls allmählich hochtreibt, wodurch das Blut verstärkt durch den Körper strömt. Dabei wird auch die Muskulatur gelockert, was sie elastischer und weniger anfällig für Verletzungen macht.

Ein Warm-up dauert nur fünf Minuten. Leichtes Jogging auf der Stelle, gefolgt von ein paar Dehnübungen sollten genügen. Aber sorge dafür, dass **alle größeren Muskelgruppen belastet werden** – einschließlich der Waden, vorderen und hinteren Oberschenkel, Schultern, des unteren Rückens und des Pos – da dies auch die Gelenkflüssigkeit vermehrt. Die Gelenke können sich dann reibungslos und leicht bewegen.

KEINEN **EXPERTEN**RAT HOLEN

Wenn du dich für ein Fitness-Studio entscheidest, ist es unerlässlich, eine gründliche **Einführung** zu erhalten. Einer der Fitnesstrainer sollte dich umherführen und dir erklären, wie all diese Geräte funktionieren und wie du sie benutzt. Und hab keine Angst zu fragen, wenn du etwas nicht vollständig verstanden hast. Wenn du dir keinen Rat von Experten holst, könntest du eine Menge Zeit verschwenden oder dich – viel schlimmer – verletzen. Falls du schwanger bist oder gerade irgendwelche Verletzungen hast, geh auch immer zunächst zu deinem Arzt, bevor du ein Trainingsprogramm beginnst.

ES **ÜBERTREIBEN**

Wenn du dich ständig überanstrengst, wird das zu einem Burnout führen und mehr schaden als nutzen. Der Gedanke ans Training wird so abtörnend, dass du dich dabei erwischst, wie du dir immer neue Ausreden suchst, um nicht hinzugehen. Es wird dir nicht gelingen, ein regelmäßiges Programm durchzuziehen, also vergiss diese **»Schmerz-bringt's«**-Theorie ganz schnell. Training muss nicht Qual bedeuten.

MIT ZU WENIG »HMMMPF« RANGEHEN

Auf der anderen Seite bringt es dir auch nichts, wenn du beim Trainieren nicht wenigstens einmal ins Schwitzen kommst. Wenn du dich in Form bringen willst, sollte das Training dich fordern, aber nicht umbringen: eine Trainingsintensität, die dir noch ein **Gespräch** mit der Person neben dir erlaubt, ist ausreichend, um hervorragende Ergebnisse zu erzielen.

DAS **FALSCHE ESSEN** VOR DEM TRAINING

Manche Leute essen nichts vor dem Training, weil sie glauben, dass es ihnen schadet und Verdauungsprobleme verursacht. Tatsächlich kann ein vernünftiger Snack deine Leistungen jedoch verbessern. Viele **Topathleten** erzielen bessere Ergebnisse, wenn sie einen Snack vor dem Training – oder sogar währenddessen – hatten. Denk zum Beispiel an all die Tennisspieler, die mitten im Match eine Banane mampfen.

Ein Snack hält deinen Blutzuckerspiegel konstant, **verhindert Erschöpfung** und hält die Energieversorgung aufrecht. Am besten ist etwas mit Kohlehydraten, da diese Energie in schnell verfügbarer Form liefern und leicht verdaulich sind: ein Vollkornriegel, ein Sandwich, eine Banane oder Dörrobst werden dir einen enormen Energieschub verpassen.

ZU WENIG **WASSER** TRINKEN

Eine aktuelle Studie hat ergeben, dass dehydrierte Personen signifikant kürzer trainieren als die, die vor und während des Trainings genügend Wasser zu sich nehmen. Obwohl die meisten Menschen wissen, dass es wichtig ist, während des Trainings genug zu trinken, ist die Tatsache nicht sehr bekannt, dass die Menge einen riesigen Einfluss sowohl auf die Qualität wie auch auf die Quantität des Workouts hat. Selbst eine leichte Dehydration kann zu einem Abfall deiner **Leistungsfähigkeit** führen.

Du solltest andererseits daran denken, dass ein Zuviel an Flüssigkeitsaufnahme genauso schlecht für dich sein kann, insbesondere bei Langstreckenläufen.

★ **TIPP** **Um deinen persönlichen täglichen Wasserbedarf herauszufinden, teile dein Gewicht in Kilogramm durch 30 – das Ergebnis sind grob die Liter Wasser, die dein Körper täglich braucht.**

NIE DEIN PROGRAMM ÄNDERN

In einem Fitnesstrott zu stecken ist unter zwei Aspekten schlecht: Zunächst wird das Abspulen des immer gleichen Workouts Woche für Woche nach einer Weile immer einfacher, was bedeutet, dass es deinen **Körper nicht mehr fordert** – deine Ergebnisse werden demzufolge schlechter. Das andere Problem ist, dass du dich bald langweilen wirst. Das führt dazu, dass du zunehmend Sessions ausfallen lassen wirst oder sogar ganz aufgibst. Das kannst du vermeiden, indem du zwischen verschiedenen Trainingsarten wechselst. Statt drei Sessions im Studio jede Woche herunterzuspulen, könntest du eine davon durch 40 Minuten im Schwimmbad ersetzen. Oder versuch es mit einem Yogakurs anstelle von Laufen.

KEINE PAUSE

Manche Leute betrachten Ruhetage als Zeitverschwendung. In Wirklichkeit spielen sie eine entscheidende Rolle für dein gesamtes Wohlbefinden. Pausen erlauben deinem Körper, sich zu erholen. Ein **Tag Pause** zwischen deinen Fitness-Sessions heißt, dass deine Muskelfasern die Gelegenheit haben, zu heilen und sich zu regenerieren. Das gibt deinem Körper die Fähigkeit, ordentlich zu funktionieren, was dir wiederum ermöglicht, deine Fitnessziele sicher zu erreichen.

SCHLECHTE TECHNIK

Falls du nicht vorankommst oder eine Übung sich überhaupt nicht gut anfühlt, machst du dabei vielleicht einen Fehler. Also hol dir den professionellen Rat eines **Fitnesstrainers** aus deinem Studio, oder kauf dir ein Buch bzw. Video, das dir anschaulich erklärt, wie es geht. Zum Beispiel ziehen manche Leute bei Sit-ups ihren Kopf und die Schultern vor. Das ist sicher nicht die beste Methode, um den Waschbrettbauch zu bekommen, von dem du träumst. Es kann sogar deinem Genick schaden. Lege deine Fingerspitzen nur leicht hinter die Ohren, um etwas Unterstützung zu geben, aber versuche nicht, den Kopf nach vorne zu ziehen.

SCHLECHTE **HALTUNG**

Falls du viele deiner Tage vor dem Computer verbringst, hast du gute Chancen, dass deine Schultern nach vorn hängen, und dein Rücken krumm ist. Sofern du nicht bewusst beschließt, das zu ändern, ist das die Haltung, die du mit in den Workout nimmst. Das wird auch dort **negative Folgewirkungen** haben. Der einfachste Weg, eine schlechte Haltung zu korrigieren, ist ein schneller Haltungscheck, bevor du loslegst. Steh aufrecht, mit den Füßen hüftbreit auseinander und mit gleichmäßig verteiltem Gewicht. Stell dir vor, dein Nabel wird zu deiner Wirbelsäule gezogen, und **halte die Brust hoch**, die Schultern unten, und den Rücken gerade, atme dazu tief und regelmäßig ein und aus.

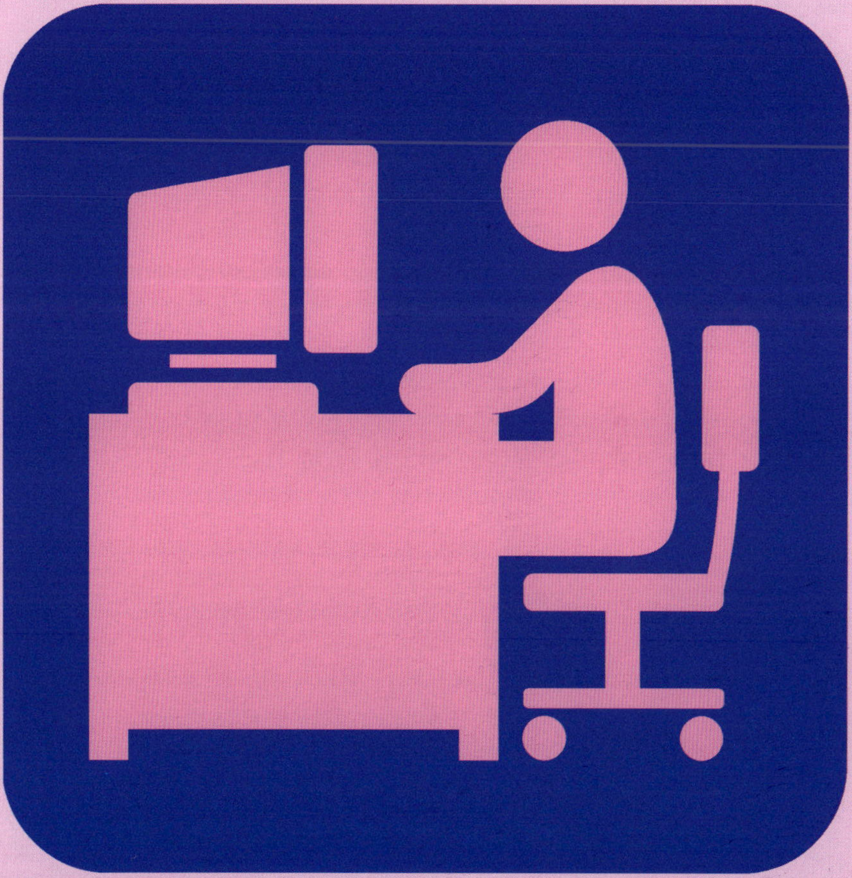

HIPPE NEUE MÖGLICHKEITEN, FIT ZU BLEIBEN

Wenn das Training dir etwas langweilig geworden ist, ist es wichtig, dass du dich beim Trainieren physisch wie psychisch weiter **forderst**. Eine der besten Möglichkeiten ist, ständig neue Übungen einzubauen. Heutzutage sind so viele lustige, sexy oder spirituelle Methoden im Angebot, dass gelangweilt sein einfach keine brauchbare Ausrede mehr ist!

Hier folgt nun eine Stippvisite zu einigen der neuesten und ausgefallensten Methoden, sich in Form zu bringen:

BODY COMBAT (Z. B. DIE BRASILIANISCHE VARIANTE CAPOEIRA)

Diese Kurse haben ihren Ursprung im Kampfsport und kombinieren Moves und Stellungen, die sich aus verschiedenen Selbstverteidigungstechniken entwickelt haben, zu einem **Adrenalin sprudelnden** Programm. Es ist eine Art Aerobic mit einem Hauch Kampfsport. Beim Body Combat lernt man Tritt- und Schlagtechniken, die dann zur Musik in eine Sequenz gepackt werden. Es wird auch eine Menge geschrien, was sich hervorragend zum Stressabbau eignet. Deine Beine werden in Form gebracht, und weil du Kreislauf und Lungen trainierst, werden jede Menge Kalorien verbrannt.

Kalorienverbrauch während eines 60-Minuten-Kurses: 400

THAI-BOXEN

Das ist etwas für Kampfsport-Puristen. Es ist ein Boxkurs, der darauf ausgelegt ist, sowohl den Körper als auch den Geist zu trainieren und zu beherrschen. Die Kombination von Arm- und Beinbewegungen wird **deine Glieder straffen**, außerdem wirst du eine Menge Kalorien verbrennen und generell dein Fitnessniveau steigern, weil es so dynamisch ist. Darüber hinaus sollte es deine Haltung, Koordination und Gelenkigkeit verbessern.

Kalorienverbrauch während eines 60-Minuten-Kurses: 450

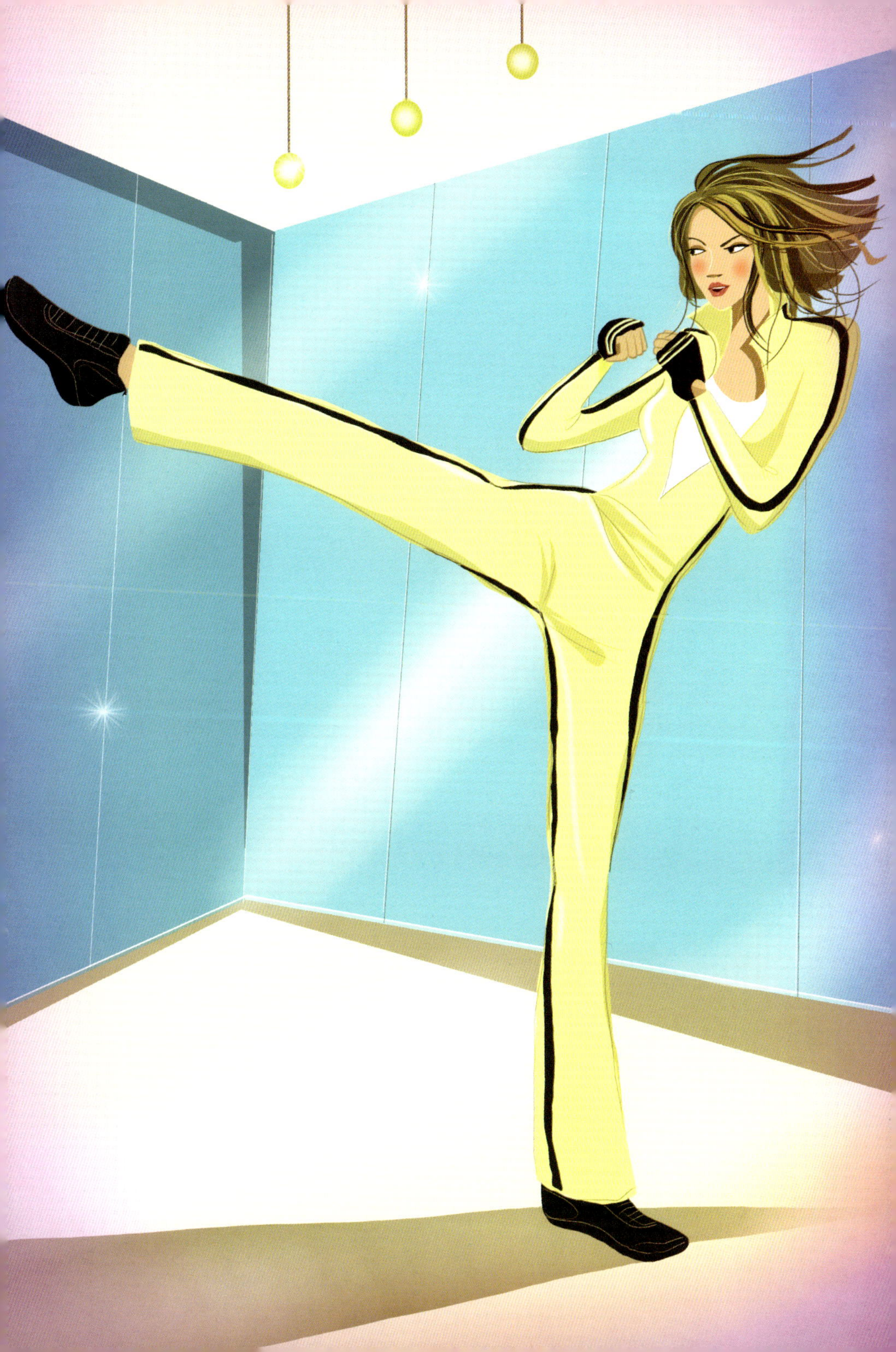

BALLETT

Vergiss die Tage deiner Kindheit, in denen du Tütüs tragen musstest. Ballett ist eine der trendigsten Methoden für eine gute Figur – nicht zuletzt dank VIP-Fans wie Sarah Jessica Parker. Und offen gesagt ist es kein Wunder, dass es so beliebt ist, weil regelmäßiges Ballettüben dir eine **fantastische Haltung** und eine lange, schlanke Muskulatur verleihen wird. Die Kombination von Dehnen und Stemmen und den Übungen an der Stange und auf dem Boden belastet auch den letzten Muskel deines Körpers. Dies ist die ultimative Ganzkörperstraffung.

Kalorienverbrauch während eines 60-Minuten-Kurses: 300

AQUAJOGGING

Laufen ist einer der besten Kalorienverbraucher, die es gibt, aber das Stampfen auf dem Asphalt kann deinen Gelenken üblen Schaden zufügen, besonders, wenn du bereits eine Knie- oder Knöchelverletzung hast. Du kannst außerdem das »Joggerkinn« bekommen, bei dem die Gesichtsmuskeln schlaff herunterhängen. Die Lösung könnte das Unterwasserjogging sein: Die Belastung deiner Knochen und Gelenke ist halbiert, aber der Workout ist noch immer effizient. Und es ist perfekt, um Bereiche zu festigen, die sonst schwer erreichbar sind, etwa die Oberschenkel, der Po und der Bauch.

Du musst bis zur Taille im Wasser stehen und langsam auf der Stelle joggen. Die Arme benutzt du wie beim Laufen. Steigere die Geschwindigkeit, wenn du dich an den **Widerstand** des Wassers gewöhnt hast. Wenn du Gewichte in den Händen hältst oder als Gürtel am Körper trägst, wird das die Effizienz maximieren.

Kalorienverbrauch während eines 60-Minuten-Kurses: 600

SALSA

Dieser lateinamerikanische Tanz wird mehr und mehr als Fitnesskurs in den Studios angeboten. Salsa ist nicht nur sehr sexy, er steigert auch hervorragend dein Selbstvertrauen und lehrt dich, dich zur Musik zu bewegen. Als Workout strafft er super deine Waden, Schenkel, Po und Taille. Die Kurseinheiten beinhalten im Allgemeinen das Erlernen der acht Grundschritte und dann, wie man sie mit einfachen Drehungen allein und mit einem Partner kombiniert.

Kalorienverbrauch während eines 60-Minuten-Kurses: 350–400

ZIRKUSARTISTIK

Kurse, in denen man Akrobatik, wie zum Beispiel Hochseillaufen und Trapez erlernen kann, sind der brandneue Renner in den Fitnesskuren. Man kann sogar lernen, auf dem Einrad eines Clowns zu fahren! Der Schwerpunkt liegt auf dem **Spaß**; das Ganze verspricht verbesserte Balance, Kraft, Schnelligkeit, Koordination und Agilität, und du wirst mit gestrafften Bauchmuskeln, Bizeps, Trizeps und Beinen belohnt.

Kalorienverbrauch während eines 60-Minuten-Kurses: etwa 300

★ TIPP Langweilt dich das Kursangebot deines Studios? Check die Kleinanzeigen deiner Tageszeitung; sie können eine prima Quelle sein für ungewöhnlichere und aufregendere Aktivitäten.

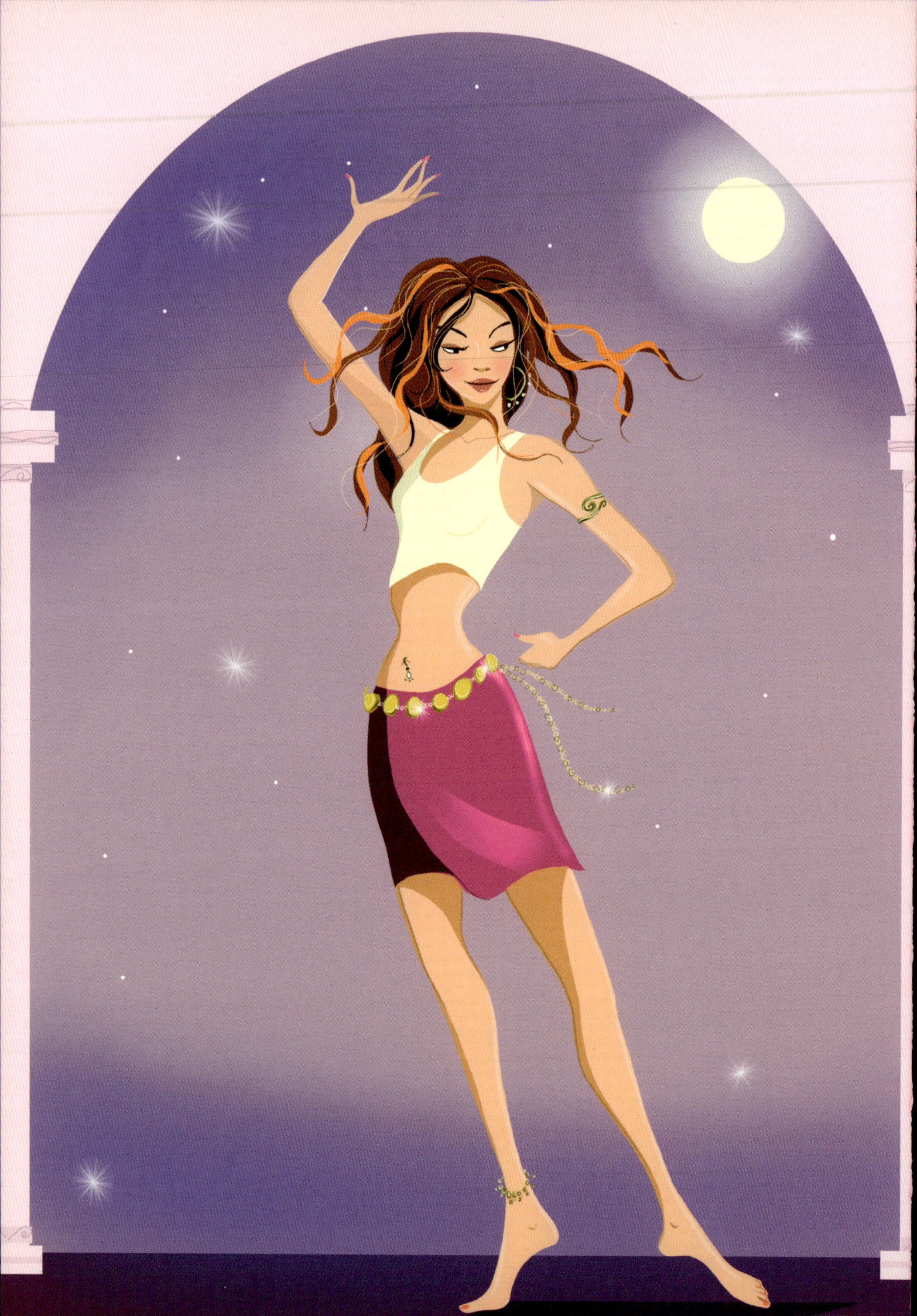

CREWKURSE

Dies sind Kurse, in denen gemeinsam gerudert wird, um den Rudermaschinen die Langeweile zu nehmen, so wie die Spinningkurse dem guten alten Heimtrainer neues Leben eingehaucht haben. Du wirst einen harten kardiovaskulären Workout bekommen, mit »virtuellem Rudern« bei unterschiedlichen Geschwindigkeiten und Intensitäten. Deine Arme werden ultrastraff und deine Beinmuskeln lang und schlank. Du könntest vielleicht Rudern mit Laufbandkursen abwechseln, die einen ähnlichen Gruppenakzent setzen und die ebenfalls von einer Reihe Studios angeboten werden.

Kalorienverbrauch während eines 60-Minuten-Kurses: 400

BAUCHTANZEN

Diese orientalische Spielart des erotischen Tanzes gibt es bereits seit Tausenden von Jahren, aber sein Fitnessaspekt kam erst vor kurzem in Mode. Aus diesem Grund haben zahlreiche Studios inzwischen Kurse im Angebot. Die fließenden, rollenden Bewegungen der Hüften beim Tanz beanspruchen Muskelgruppen des Bauches, der Hüften, des Rückgrats und Nackens. Während des Bauchtanzes werden die Gelenke und Bänder im unteren Rücken und in den Hüften auf vielfältige Weise sanft und wiederholt bewegt. Falls diese Bewegungen richtig gemacht werden, werden die Hüften nach vorne geschoben, was Beschwerden im unteren Rückenbereich vorbeugen kann. Deine Arme und Schultern werden ebenfalls trainiert, sie bleiben straff und schlank.

Kalorienverbrauch während eines 60-Minuten-Kurses: 390

FITNESSFAKTEN

Die Entscheidung, welche Form des Trainings für dich am besten ist, kann wirklich schwierig sein. Vielleicht können dir die folgenden **Zusammenfassungen** einiger der beliebtesten Methoden zum Fitbleiben bei deiner Entscheidungsfindung helfen. Wenn du erst einmal die Stärken und Schwächen gegeneinander abgewogen und dir überlegt hast, wo dein Körper profitieren soll, triff eine Auswahl derer, die alle Zonen und Trainingsziele beinhalten, die eine hohe Priorität für dich haben. Dann wähle eine aus, die dir und deinem Lifestyle am besten entspricht.

LAUFEN

Worum geht es?

Du siehst so viele Leute mittags oder nach Feierabend über den Asphalt stampfen, und bei ihnen sieht es leicht aus. Aber viele, die es mit Laufen versuchen, beenden ihre Bemühungen schlicht außer Atem und mit hässlichen Blasen. Aber trotz der offenbaren Schwierigkeiten hat das Laufen einige echt **starke Vorzüge**.

Wofür ist es gut?

Laufen gehört zu den leistungsfähigsten kardiovaskulären Fitnesstrainings. Du wirst innerhalb kürzester Zeit fit werden, es genügt, an vier Tagen in der Woche 30 Minuten zu laufen. Es ist eine phantastische Möglichkeit **abzunehmen**. Tatsächlich verbrennen wenige Aktivitäten schneller Kalorien – denk nur an all die ultraschlanken Langstreckenläufer. Es ist auch eine sehr flexible Art, fit zu bleiben. Du kannst mit deinem eigenen Tempo laufen, mit oder ohne Begleitung und zu welcher Tageszeit es dir auch immer passt.

Wie fange ich an?

Ein Laufprogramm zu beginnen und dann dabeizubleiben muss nicht schwierig sein. Es ist lediglich eine Frage des schrittweisen Aufbaus. Du brauchst genügend Zeit zum Aufwärmen und Abkühlen und musst darauf achten, **Verletzungen zu vermeiden**. Trotz der saftigen Preise: Laufschuhe, die gut passen, sind ein Muss, andernfalls winken Blasen und schmerzende Muskeln. Sonst ist außer bequemer Kleidung nichts weiter nötig.

Kalorienverbrauch während 30 Minuten: 450

Tipps für einen schonenden Laufstil

1. Halte den Kopf gerade, hüpfe nicht und beuge dich ab den Knöcheln leicht nach vorn.
2. Halte die Schultern locker und zieh sie nicht hoch.
3. Setze mit der Ferse auf dem Boden auf, rolle über den Ballen und stoße dich mit den Zehen ab.

WALKING

Worum geht es?

Eine hervorragende Form des Trainings – und eine der einfachsten. Du musst nicht ins Studio, brauchst keine besondere Kleidung oder teure Ausrüstung und kannst es überall tun, wo immer du bist.

Wofür ist es gut?

Außer dich in Form zu halten, kann tägliches strammes Walking effizienter gegen leichte bis mäßige **Depressionen** helfen als Medikamente. Nach einem Bericht des *British Journal of Sport Medicine* aus dem Jahr 2001 genügen 30 Minuten täglich, um deine Stimmung signifikant aufzuhellen.

Wie fange ich an?

Alles, was du brauchst, ist ein Paar gute Walkingschuhe. Fange langsam an, wenn du steife oder schmerzende Muskeln und Gelenke vermeiden möchtest. Es empfiehlt sich, mit einem 15-Minuten-Programm zu beginnen. Teile dir dein Training dabei in drei Phasen ein: Gehe fünf Minuten langsam, dann **steigerst du dein Tempo** für die nächsten fünf Minuten. Schließlich gehst du zum Abkühlen wieder fünf Minuten langsamer. Nach ein paar Wochen kannst du anfangen, schneller und weiter zu gehen und auch die einzelnen Phasen zu verlängern.

Versuche, mindestens dreimal pro Woche zu walken; jede Woche verlängerst du dabei die schnelle Phase um zwei bis drei Minuten. Falls du weniger als dreimal pro Woche dein Walking machst, solltest du die schnelle Phase langsamer verlängern.

Kalorienverbrauch während 30 Minuten: 180

YOGA

Worum geht es?

Yoga ist eine 5000 Jahre alte Lehre, die eine Reihe von Beuge und Dehnübungen mit Atemtechniken kombiniert. Es umfasst auch das Erlernen von **Meditations**techniken, mit denen du deine spirituellen Seiten entdeckst.

Wofür ist es gut?

Yoga wird nicht nur deine Beweglichkeit, Kraft und Muskelspannung verbessern, es ist auch eine phantastische Hilfe zur Entspannung und zum Umgang mit Stress.

Untersuchungen zur Höhe des Stresshormons Cortisol haben ergeben, dass Yoga die Schmerzkontrolle unterstützt, indem es Stress und Angstgefühle lindert und den **Puls** sowie die Atemfrequenz **verringert**. Um wirksam zu sein, verlangt Yoga nach Training und regelmäßigen Übungen. Qualifizierte Lehrkräfte kannst du in Fitness-Studios und Yogaschulen finden, oder du übst nach Büchern oder Videos.

Wie fange ich an?

Wenn du dich entschließt, nach einem Yogakurs zu suchen, kann dich die Vielzahl der Stile verwirren. Perfekt für Anfänger ist Hatha Yoga, weil es **sanft** angelegt ist und sich für Personen jeden Alters und jeder Fitnessstufe eignet. Wenn du bei diesem Stil erst einmal den Dreh heraushast, wirst du dich **entwickeln** wollen, hin zum Ashtanga, auch bekannt als »Power-Yoga«. Ashtanga Yoga ist schnell und fließend wie ein Aerobictraining und wird deinen Körper straffen. Aber sei vorsichtig und übertreib es nicht!

Um Verletzungen beim Yoga zu vermeiden, musst du wissen, wo deine Grenze liegt. Das ist der Punkt, an dem ein Weniger an Dehnung keine Herausforderung, und ein wenig Mehr schmerzhaft wäre. Du kannst an dieser Grenze verweilen, überschreite sie aber nicht.

Kalorienverbrauch während 30 Minuten: 100

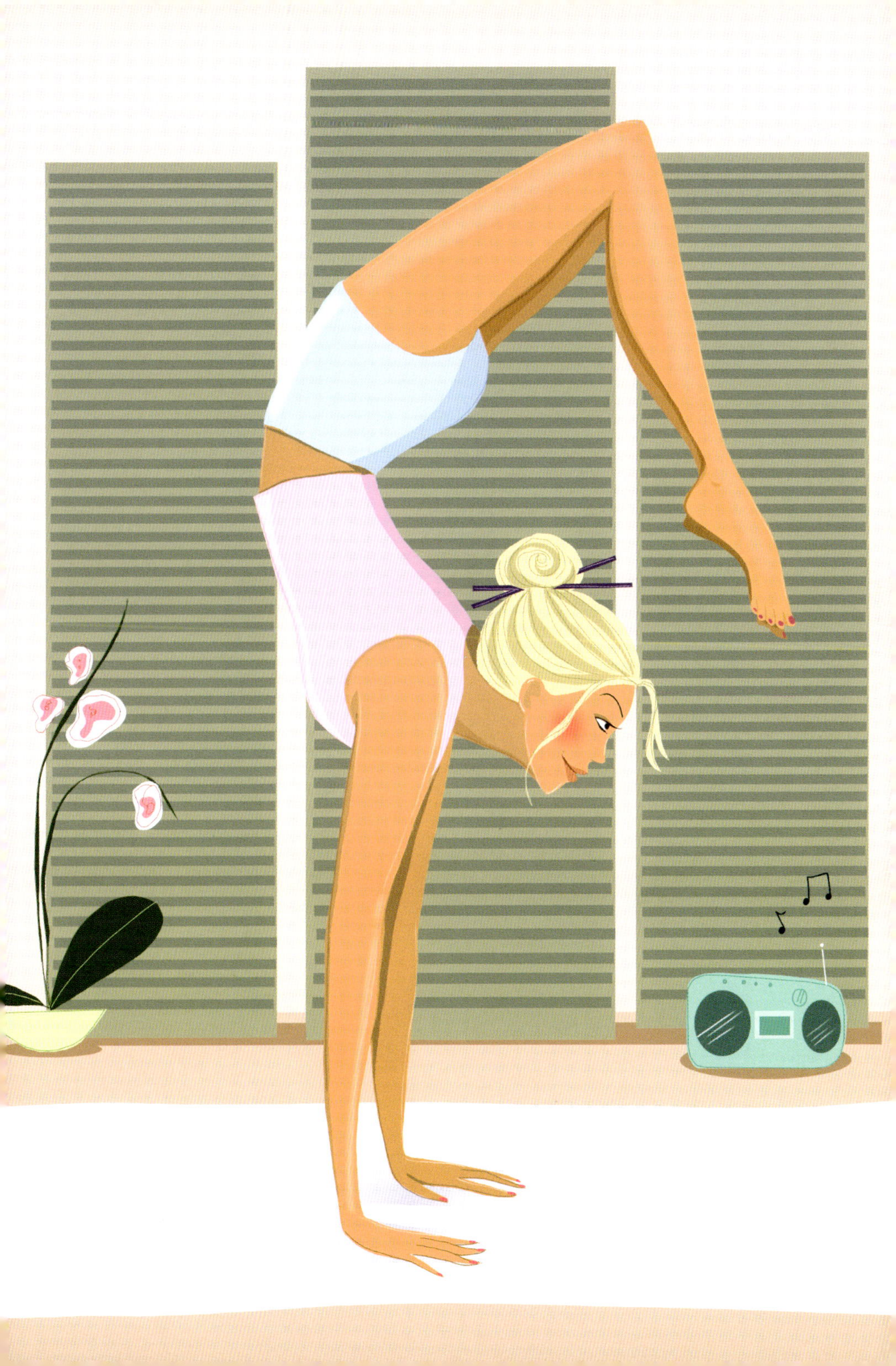

SCHWIMMEN

Worum geht es?

Schlichtweg eine der besten Formen des Trainings, die es gibt, da es Kraft, Ausdauer und Beweglichkeit fördert, was zu umfassender Fitness führt.

Wofür ist es gut?

Regelmäßiges Schwimmen bringt deine kardiovaskuläre Fitness, deine Muskelkraft und Beweglichkeit auf Vordermann. Ebenso kann es helfen, Körperfett abzubauen. Der Wasserwiderstand eignet sich perfekt, um dir die Art straffer, fester Muskeln zu verschaffen, die du sonst nur durch Krafttraining bekommen würdest. Eine der einfachsten Arten, diesen Widerstand zu nutzen, ist, mit hohlen Händen das Wasser zu dir hin oder von dir wegzustoßen.

Wie fange ich an?

Wenn du dich erst einmal entschlossen hast, den Sprung ins Wasser zu wagen, musst du nur noch einen Kurs finden, der deinen Bedürfnissen entspricht. Versuch es im **örtlichen Hallenbad** oder in einem Fitness-Studio. Ein guter Kurs sollte ein Warm-up, eine Phase mit kardiovaskulären Übungen, deren Intensität sich erst langsam steigert und dann allmählich wieder abnimmt, und ein Cool-down umfassen. Versuche, die Schwimmstile zu variieren, damit du sicher all deine Muskelgruppen belastest.

Kalorienverbrauch während 30 Minuten: 200 beim Brustschwimmen, fast 300 beim Kraulen

PILATES

Worum geht es?

Pilates, benannt nach seinem Begründer Joseph Pilates, ist ein umfassendes Aufbauprogramm, das deinen Körper von innen nach außen durcharbeitet, wobei der Schwerpunkt auf deinen »Kern«-Muskeln liegt, also jenen in Bauch und Rücken. Es ist auch ein **Geist-Körper**-Training, das – wie Yoga – großes Augenmerk auf eine korrekte Atmung legt, während man sehr präzise Bewegungen ausführt. Im Gegensatz zu Yoga liegt das Schwergewicht bei Pilates jedoch beim körperlichen Training, während Yoga im Wesen eine spirituelle Praxis ist, bei der sich das körperliche Wohlbefinden ganz nebenbei ergibt.

Wofür ist es gut?

Falls du deinen Körper bis ins Innerste durcharbeiten möchtest, um dabei Muskeln zu trainieren, von deren Existenz du nicht einmal wusstest, dann ist dies dein Workout. Es ist besonders geeignet, um deine **Haltung zu verbessern**, weil es deinen unteren Rücken und Bauch kräftigt. Und es wird dir den Pilates-typischen flachen Bauch und am ganzen Körper längere, schlankere Muskeln verschaffen.

Wie fange ich an?

Man macht Pilates mit speziellem Equipment, einer Matte oder beidem. Ein Mattenkurs ist üblicherweise ein **Gruppenkurs**, wogegen Equipmentkurse eher privat sind. Frag in deinem Fitness-Studio, einem Sportcenter oder einer Pilates-Schule nach Einzelheiten. Weil es schwierig sein kann, ohne guten Unterricht mit den grundlegenden Bewegungen klarzukommen, geben manche Leute nach kurzer Zeit frustriert auf. Schreib dich also nicht bei einem Kurs mit mehr als 15 Teilnehmern ein, sonst bekommst du vom Übungsleiter vielleicht nicht die Aufmerksamkeit, die du brauchst.

Kalorienverbrauch während 30 Minuten: 100

RADFAHREN

Worum geht es?

Falls du kein Indoor-Training magst, ist dies eine großartige Alternative für deinen Workout. Besorgungen machen oder einfach etwas frische Luft schnappen, indem du mit Freundinnen oder deiner Familie eine kleine Radtour machst, kann deine gefürchtete Trainingsstunde in ein Vergnügen verwandeln.

Wofür ist es gut?

Rad fahren macht nicht nur Spaß, es ist auch ein hartes Training, das Beine, Po und Bauch strafft. Denk immer daran, einen Helm zu tragen. Als eine der besten **Fitnessaktivitäten** für die **Familie** ist Rad fahren auch der einzige Workout, bei dem du wirklich weite Strecken zurücklegen kannst. In einigen Parks und Wäldern gibt es heute markierte Fahrradwege, auf denen man ohne die Befürchtung, jemanden umzufahren, unterwegs sein kann.

Wie fange ich an?

Du wirst dir ein gutes Rad zulegen müssen, gepolsterte Radlerhosen, damit du dir keinen Wolf reitest, und – ganz wichtig – einen Helm. Wenn du Rad fährst, **um fit zu werden**, ist der erste Schritt der Aufbau deiner Ausdauer. Fahre jedes Mal eine weitere Strecke, bis du 30 Minuten konstantes Strampeln schaffst; dann versuch es mit Hügeln und höherem Tempo.

Falls Rad fahren deine wichtigste Form des Fitnesstrainings ist, solltest du die Anschaffung eines Heimtrainers in Erwägung ziehen oder einen im nahen Fitness-Studio benutzen, wenn das Wetter im Winter schlecht wird. Auf diese Weise verpasst du wegen eventueller tückischer Bedingungen nicht zu viele Workouts.

Kalorienverbrauch während 30 Minuten: 300

TENNIS

Worum geht es?

Tennis spielen ist eine klassische Methode, einen Sommertag zu verbringen, und es ist auch ein exzellentes Training, das deinen ganzen Körper fordert.

Wofür ist es gut?

Um deine Hälfte gut abzudecken, musst du viel rennen, was aus Tennis einen guten kardiovaskulären Workout macht. Es verbessert deine **Haltung**, und es ist ein großartiger Arm-, Schenkel- und Hinternstraffer. Die Arbeit an deiner Hand-Augen-Koordination und an deiner Muskelkraft hilft dir dann auch, mit kraftvollen Returns klarzukommen.

Wie fange ich an?

Falls du ein blutiger Anfänger bist, empfiehlt es sich, einige **Tennisstunden** bei einem Profi zu nehmen, um dadurch dein Selbstvertrauen aufzubauen und deine gesamte Spielqualität zu steigern. Wenn du den Bogen erst einmal raushast, kannst du eine Freundin als Spielpartnerin nehmen oder in einen Club eintreten.

Kalorienverbrauch während 30 Minuten: 450

★ TIPP Betrachte Tennis nicht als reinen Sommersport – nutze Indoor-Courts, damit du während des ganzen Jahres Spaß am Spiel haben kannst.

2

KAPITEL 2
ERNÄHRUNG

ABNEHMEN OHNE STRESS

Wie du dich ganz einfach gesund ernährst und Diätprobleme zu einem Thema vergangener Tage machst, egal, wie dein Lifestyle aussieht.

Abnehmen und eine **gesündere** Ernährung stehen an erster Stelle auf jedem Wunschzettel, aber tagein und tagaus bei diesen guten Vorsätzen zu bleiben ist keine leichte Aufgabe. Besonders, wenn du versuchst, gesundes Essen und einen **tagesfüllenden Lifestyle** unter einen Hut zu bringen. Beim Gehen essen, Geschäftsessen und mit **Freunden** essen gehen kann eine gesunde Ernährung oder Diät echt schwer machen.

Eines der Hauptprobleme beim Abnehmen sind unrealistische Erwartungen – mit anderen Worten, wenn du versuchst, deine Essgewohnheiten für deine Diät komplett zu **ändern** und dabei obendrein abzunehmen, erwartest du zu viel. Selbst wenn du einen stählernen **Willen** hast: Allein die Tatsache, dass du dir etwas versagst, führt zum Überfressen. Das strenge Verbannen bestimmter **Lebensmittel** löst eine **natürliche** biologische Antwort aus: das Verlangen nach Völlerei. Erährungswissenschaftler meinen, dass die Spirale aus Entzug und Völlerei sowohl **physiologische** als auch **psychologische** Ursachen hat. Wenn du also endlich dem Verlangen deines Körpers nachgibst, überfrisst du dich.

Der beste Weg ist, immer nur **wenig** auf einmal zu verändern. Versuche zum Beispiel Schokolade nur noch jeden zweiten Tag zu essen statt täglich. Diese Methode stärkt auf lange Sicht dein **Selbstwertgefühl**, da du deine **Ziele** eher einhältst und nicht so schnell aufgibst. Und denk dran, sobald du dich gesünder ernährst, wirst du finden, dass du **besser aussiehst**, dich besser fühlst und viel mehr Energie hast.

SETZ DIR REALISTISCHE ZIELE

Falls du eine Diät machen willst, lege fest, wie viel Gewicht du verlieren musst, und arbeite realistisch auf dieses Ziel hin. Ideal ist es, wenn du dich bemühst, etwa ein Kilogramm pro Woche zu verlieren. Auch wenn sich das vielleicht nicht nach viel anhört, dauerhaften Gewichtsabbau wirst du mit größerer Wahrscheinlichkeit erreichen, wenn du es langsam angehst. Leute, die bei einer Crash-Diät schnell abnehmen, neigen dazu, rasch ihr altes Gewicht zu bekommen, sobald sie zu ihren üblichen Essgewohnheiten zurückkehren. Das Ändern deiner Gewohnheiten wird dir auf lange Sicht helfen, dein Übergewicht in Schach zu halten.

BELOHNE DICH

Wenn du beim Kalorienzählen konsequent bist, ist es wichtig, dass du dich jede Woche einmal belohnst. Das wird dich in deinem Entschluss bestärken, die Diät fortzusetzen. Ein Besuch bei der Kosmetikerin oder der Maniküre ist eine empfehlenswerte Belohnung, weil du dich danach **gut fühlen** wirst. Falls du es dir nicht leisten kannst, jedes Mal zu den Profis zu gehen, lädst du dir ein paar Freundinnen ein und machst eine **Verwöhnparty**. Jede bringt etwas mit, zum Beispiel Massageöl oder Nagellack, dann feiert ihr zu Hause einen Verschönerungsabend.

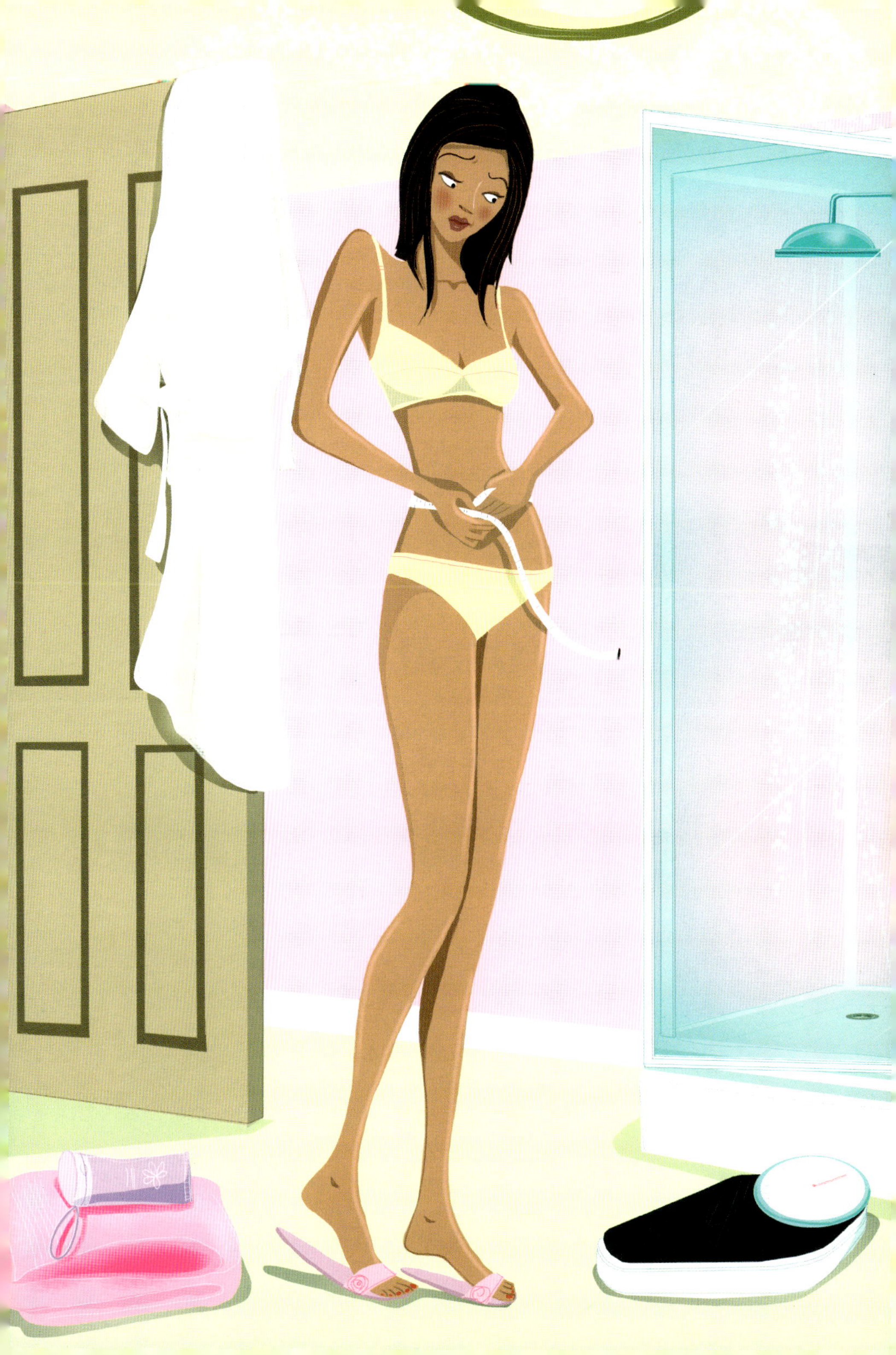

SEI NICHT ZU HART ZU DIR

Mach dich nicht fertig, falls du mal an einem Tag zu viele Schokoladenkekse gegessen hast oder dein Kilo pro Woche nicht erreichst. Jeder hat einmal einen Tag, an dem er zu viel Ungesundes in sich reinstopft. Konzentriere dich stattdessen darauf, in den folgenden Tagen nur Gesundes zu essen. Und wenn du nicht abnimmst, halte durch! Es dauert lange, bis du dein Fett abgebaut hast, aber am Ende wirst du es schaffen.

LASS NIE MAHLZEITEN AUSFALLEN

Der entscheidende Punkt, den täglichen Versuchungen nach ungesundem Essen widerstehen zu können und erfolgreich eine Diät zu machen, besteht darin, Hunger zu verhindern. Je hungriger du bist, desto mehr wirst du an Essen denken und dich danach sehnen und desto eher wird dein Vorsatz wanken. Der Trick besteht darin, dich mit Essen mit hohem Ballaststoffanteil voll zu stopfen und dazu sehr viel Wasser zu trinken. Kräutertee ist auch prima und eine gute Alternative zur morgendlichen Latte Macchiato, die voller Fett und Kalorien ist.

★ **TIPP** **Um deinen Stoffwechsel zwischen den Mahlzeiten am Laufen zu halten, kannst du an gesunden Snacks knabbern, zum Beispiel ungesalzenen Nüssen, rohem Gemüse und Trockenobst.**

SECHS MÖGLICHKEITEN, MIT GESUNDER ERNÄHRUNG ZU BEGINNEN

1 Lass das Frühstück nicht ausfallen – du wirst dich später hungrig fühlen, und dein Stoffwechsel wird herunterfahren.

2 Iss kleine Snacks. Versuche, nicht mehr als fünf Stunden zwischen den Mahlzeiten vergehen zu lassen. Zu lange Pausen kosten dich Energie und führen zu Heißhungerattacken.

3 Vermeide kohlesäurehaltige Limonaden – die meisten sind voll gepackt mit versteckten Kalorien und Zusatzstoffen.

4 Versuche fünfmal am Tag Obst oder Gemüse zu essen.

5 Kauf dir gewaschenen Salat und geschnittenes Gemüse – es spart Zeit bei der Zubereitung, und du kannst einfacher drauf zugreifen, wenn du es eilig hast.

6 Nimm gesunde Snacks mit zur Arbeit. Obst, Nüsse oder Joghurt helfen dir, der Versuchung zu widerstehen, jeden Nachmittag den Süßigkeitenautomaten zu plündern.

Führe ein **Ess-Tagebuch**

Eine hervorragende Möglichkeit, dich mit deinen Ernährungsgewohnheiten vertraut zu machen, ist es, alles aufzuschreiben, was du isst – einschließlich der Menge. Studien zeigen, dass die meisten Menschen stark unterschätzen, wie viel sie essen. Du wirst dich wundern, wenn du es schwarz auf weiß geschrieben siehst. Das Wiegen deiner Nahrungsmittel hilft dir, die Portionsgrößen besser abzuschätzen und zu kontrollieren. Notiere auch deine Gefühle im Tagebuch, das könnte dir helfen, Naschfallen zu identifizieren: Du könntest zum Beispiel immer dann Heißhunger auf Schokolade bekommen, wenn du einen stressigen Arbeitstag hattest. Falls dir das bewusst ist, kannst du im Voraus planen und einen gesunden Snack bereithalten, wenn du unter Druck stehst.

WAS DU NICHT ESSEN DARFST

Nahrung versorgt uns mit Kalorien, die der Körper in Energie umwandelt – die dann durch körperliche Aktivitäten verbraucht wird. Vereinfacht gesagt: Falls wir mehr Kalorien aufnehmen, als wir durch körperliche Aktivität **verbrennen**, nehmen wir zu. Fett ist eine konzentrierte Energiequelle, ein Gramm davon liefert neun Kalorien, mehr als doppelt so viel wie Eiweiß oder Kohlehydrate. Wie Fett ist auch Zucker eine **konzentrierte Energiequelle**, voll gepackt mit Kalorien. Zucker wird im Körper schnell in Glukose umgewandelt und kann dadurch einen rasanten Anstieg des **Blutzuckerspiegels** auslösen, was zu einer schnellen Zunahme deiner Energie und zu besserer Laune führt. Wenn aber dein Blutzucker zu hoch ansteigt, reagiert dein Körper durch die Ausschüttung von Insulin, um dieses Übermaß zu beseitigen – was wiederum zu Energieabfall und Hunger führt.

FETT KOMPLETT

Fett ist ein essenzieller Bestandteil unserer Ernährung, aber die meisten Menschen in den Industrieländern essen weit mehr davon, als ihr Körper wirklich braucht. Zu viel Fett lässt dich nicht nur Pfunde ansetzen, es erhöht auch das Risiko für Herzerkrankungen, Diabetes und bestimmte Krebsarten. Andererseits ist es auch gefährlich, Fett ganz aus deiner Ernährung zu verbannen, denn das führt ebenfalls zu gesundheitlichen Problemen. Als essenzieller Nährstoff ist Fett Träger der Vitamine A, D, E und K und hilft, die Haut gesund zu erhalten. **Fett isoliert unsern Körper** gegen Kälte und polstert unsere Organe. Einige Fette helfen bei der Produktion wichtiger Hormone, die unsere Körpertemperatur und den Blutdruck regulieren. Der wesentliche Punkt ist der, dass Fett nicht gleich Fett ist – das Zuviel der falschen Arten macht es gefährlich.

DAS **WHO'S WHO** DER FETTE

Gesättigte Fettsäuren finden sich vor allem in Fleisch und Molkereiprodukten mit Vollfett-Stufe

Das ist eine von den bösen Sorten. Das Hauptproblem bei diesem Fetttyp ist, dass es den Gehalt an »bösem« Cholesterin im Blut anhebt, und dieses kann Arterien verschließen und ernste Herzprobleme verursachen. Du solltest so wenig wie möglich davon zu dir nehmen. Wähle beim Einkauf mageres Fleisch und entferne das verbleibende Fett vor der Zubereitung, wechsle zu fettarmer (oder entrahmter) Milch und sei sparsam mit Butter.

Gehärtete Fette finden sich in fester Margarine, Bratfett und behandelten Backwaren.

Im Laufe der letzten Jahre tauchten immer mehr Hinweise dafür auf, dass diese industriell hergestellten Fette sogar noch gesundheitsschädlicher als gesättigte Fettsäuren sind. Gehärtetes Fett erhöht den Gehalt an »bösem« Cholesterin und senkt sogar noch den Gehalt des »guten« Cholesterins, das hilft, Ablagerungen in den Arterien abzubauen. Überprüfe die Zutatenlisten nach gehärteten Fetten – auch als hydrierte Öle bezeichnet – und vermeide sie, sooft du kannst.

Mehrfach ungesättigte Fettsäuren finden sich in Getreide, Distelöl und Sonnenblumenöl, auch in Sonnenblumenmargarine.

Dies ist ein ziemlich neutrales Fett. Es verringert zwar das »böse« Cholesterin, aber auch das »gute«. Es ist in Ordnung, es als Teil einer gesunden Ernährung einzusetzen, ist aber nicht so empfehlenswert wie einfach ungesättigte Fettsäuren.

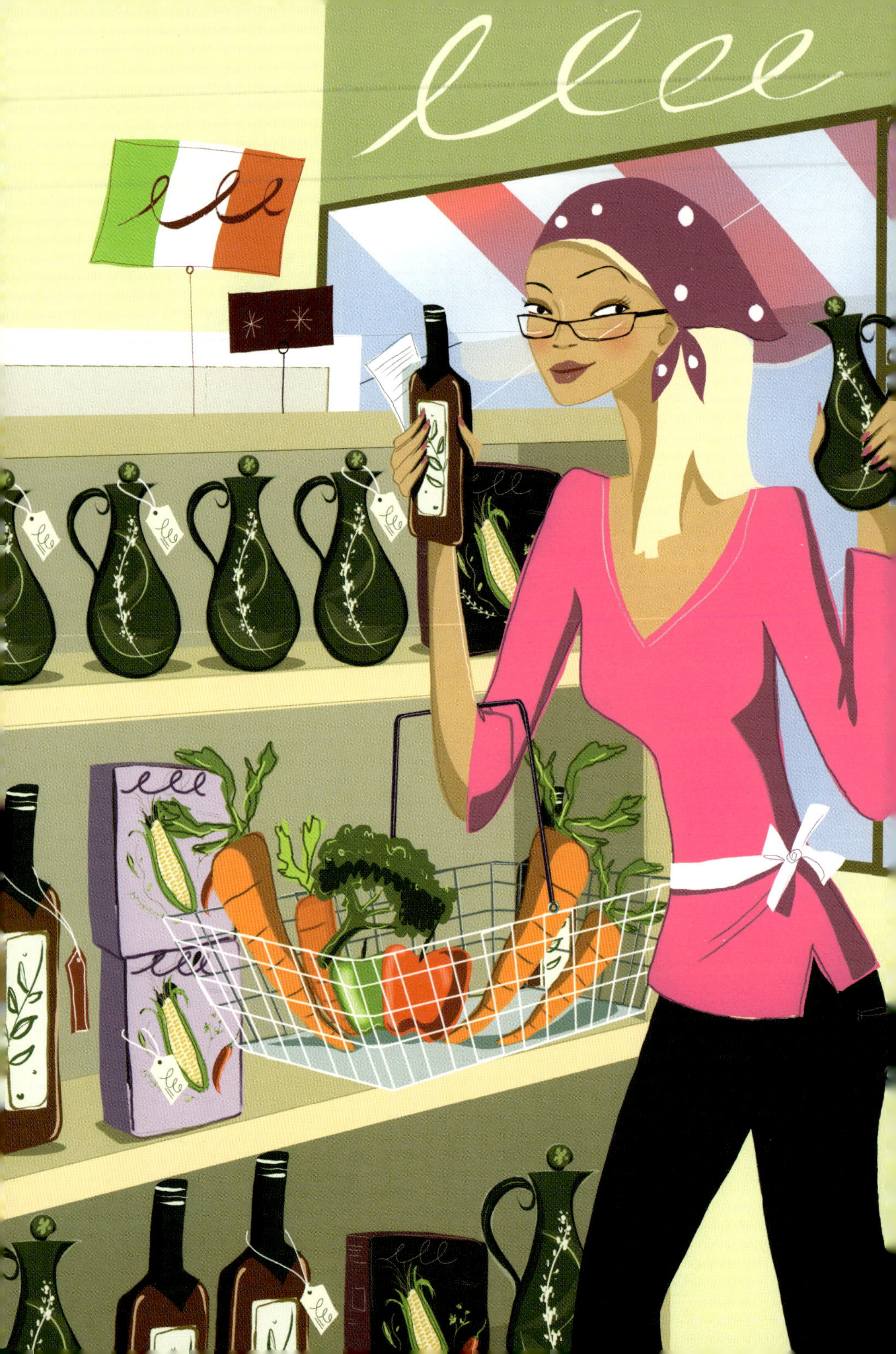

Einfach ungesättigte Fettsäuren **findet man in Olivenöl, Avocados und Nüssen.**

Dies ist der gesündeste Fetttyp, den du essen kannst, und es ist tatsächlich gut für dich. Es reduziert »böses« Cholesterin und kann den Gehalt an »gutem« steigern. Indem du zu Olivenöl wechselst, kannst du dich gegen Herzerkrankungen und, das glauben Wissenschaftler inzwischen, sogar gegen Darmkrebs schützen.

Essenzielle Fettsäuren

Omega-3-Fettsäuren finden sich in fettem Fisch, wie zum Beispiel Thunfisch, Sardinen und Lachs. Sie beugen der Entstehung von Blutgerinnseln vor und schützen das Herz. Omega-6-Fettsäuren findet man in Leinsamenöl und grünem Blattgemüse. Sie helfen, das Immunsystem aufzubauen.

Die meisten Menschen bekommen durch ihre Ernährung genügend Omega-6-Fettsäuren, aber nicht ausreichend Omega-3. Um dies auszugleichen, solltest du versuchen, ein- oder zweimal pro Woche fetten Fisch zu essen.

EINFACHE MÖGLICHKEITEN, DAS FETT ZU REDUZIEREN

- Nimm immer fettarme (1,5 Prozent Fett) oder entrahmte (0,3 Prozent Fett) Milch. Fettarme Milch enthält im Vergleich zu Vollmilch (3,5 Prozent Fett) weniger als die Hälfte Fett, aber die gleichen Mengen Kalzium und Eiweiß.
- Verwende einen Olivenöl-Aufstrich statt Butter.
- Ersetze Sahne durch Crème fraîche oder Magermilchjoghurt.
- Wechsle zu Halbfettkäse oder iss kleinere Portionen von kräftigerem Käse, was dir bei reduzierten Kalorien das gleiche Geschmackserlebnis sichert.
- Bereite dein eigenes Salatdressing aus Olivenöl, Zitronensaft und Balsamico-Essig zu, statt Mayonnaise oder sahnige Fertig-Dressings zu benutzen.
- Nasche lieber Nüsse und Trockenfrüchte statt Kartoffelchips und Kekse.
- Iss Obst als Nachtisch statt Kuchen und Eis.
- Gare in der Mikrowelle oder mit Dampf, koche oder grille, statt in Fett zu braten oder zu frittieren.
- Reduziere die Menge an fettem Fleisch (Würstchen, Hackfleisch).
- Sei beim Verzehr von Backwaren wie Croissants zurückhaltend, sie enthalten eine Menge Fett.
- Miss das Öl mit dem Löffel ab, statt es aus der Flasche zu gießen.

Sei vorsichtig mit Halbfett-Produkten

Produkte mit dem Etikett »Halbfett« oder »fettreduziert« sind oft voll gepackt mit anderen »bösen« Inhalten – E-Nummern, Kalorien und künstlichen Süßstoffen. Sie enthalten oft auch wenig Vitamine und Mineralstoffe. Weniger Fett heißt nicht kein Fett; du könntest immer noch eine sehr ungesunde Mahlzeit zu dir nehmen. Um die Bezeichnung »fettarm« verwenden zu dürfen, muss das Produkt mindestens 25 Prozent weniger Fett als ein Standardprodukt aufweisen. Aber es gibt auf diesem Gebiet genügend »Mogelpackungen«. Schau also genau hin, bevor du etwas kaufst.

ZUCKER KOMPLETT

Zucker macht den guten Geschmack, kann aber auch leicht süchtig machen und führt zu Gewichtszunahme. Zucker ist reines Kohlehydrat; er enthält keine weiteren Nährstoffe. Wir brauchen ihn nicht einmal als Energiespender – wir bekommen genug Energie aus den anderen Lebensmitteln, die wir essen. Der hohe Kaloriengehalt von Zucker ist der Grund, warum du Gewicht zulegst, sobald du zu viel davon isst. Die einfachste Möglichkeit, Kalorien zu reduzieren, ohne Nährstoffe einzubüßen, ist sparsam mit zuckrigen Naschsachen umzugehen und bei der Zubereitung ganz auf Zucker zu verzichten. Was das Ganze noch schlimmer macht, ist, dass viele Süßspeisen, wie etwa Kuchen und Schokolade, auch noch viel Fett enthalten. Überprüfe immer die Zutatenliste der Lebensmittel auf versteckte Zuckerquellen wie Glukose, Dextrose, Fruktose, Honig, Sirup.

FÜNF EINFACHE MÖGLICHKEITEN, ZUCKER ZU SPAREN

1. **Trinke** kalorienarme Getränke.

2. **Gewöhne dich** ans Tee- oder Kaffeetrinken ohne Zucker – reduziere die Zuckermenge Tasse um Tasse.

3. **Streiche die Konfitüre,** die Marmelade und den Honig dünner auf Brot und Toast.

4. **Halbiere** die in den Rezepten angegebene Zuckermenge.

5. **Wähle Müsli** oder Cornflakes, die nicht Unmengen zusätzlichen Zuckers enthalten oder gar mit Schokolade überzogen sind.

WAS EINE GESUNDE ERNÄHRUNG ENTHALTEN SOLLTE

Gut, lass uns all diese ausgesuchten Schnelle-Küche-Gerichte für einen Moment vergessen und zurück zum Wesentlichen gehen: Fleisch (Eiweiß), Kartoffeln (Kohlehydrate) und Gemüse. Studien zeigen, dass in den 40er- und 50er-Jahren des vergangenen Jahrhunderts die Leute **weniger wogen** und gesünder waren. Damals waren die Mahlzeiten einfacher und bestanden aus den drei wesentlichen Lebensmittelgruppen. Eine Studie von Professor P. James, Vorsitzender des Think Tank der International Obesity Task Force, hat ergeben, dass Achtjährige in den USA heute im Durchschnitt 1200 Kalorien täglich **mehr** aufnehmen als Achtjährige vor 60 Jahren.

Heutzutage hat das Vertrauen in Fertiggerichte und Fastfood viele Menschen übergewichtig und krank gemacht. Fastfood ist voll gestopft mit Fett, Zucker und künstlichen Zusatzstoffen. Wenn man das mit dem Trend zu »All-you-can-eat«-Portionen in den Restaurants und den »Familienpackungen« in den Supermärkten kombiniert, scheint es kein Wunder, dass die westliche Welt sich rasend schnell auf eine Fettleibigkeitsepidemie zubewegt.

Dein Essen selbst zuzubereiten ist daher der einzige Weg, das zu kontrollieren, was du isst. Es muss nicht lange dauern, es gibt eine ganze Menge schneller und einfacher Methoden, die folgenden Nahrungsmittel zu kombinieren, um daraus deine drei täglichen Mahlzeiten zuzubereiten.

EIWEISS

Du solltest mit jeder Mahlzeit Eiweiß aufnehmen; es sättigt und hält deinen Stoffwechsel auf vollen Touren. Die gesündesten Eiweißquellen sind mageres rotes Fleisch, Geflügel, Wild, Fisch, fettarme Milchprodukte und Eier. Vegetarier sollten Nüsse, Bohnen, Linsen und Tofu nehmen.

KOHLEHYDRATE

Wie beim Eiweiß sollten auch ein paar Kohlehydrate in jeder Mahlzeit enthalten sein, weil sie meist mit Ballaststoffen aufgenommen werden und die Energie liefern, die wir brauchen, um durch den Tag zu kommen. Vermeide Weißbrot und behandelten Reis, und nimm lieber die Vollkornvarianten, die einen geringeren Glyx-Index haben. Das heißt, sie werden langsamer verdaut, und geben über einen längeren Zeitraum Zucker an das Blut ab, was die Absonderung von Insulin (dem Fettspeicher-Hormon) unter Kontrolle hält.

OBST UND GEMÜSE

Versuche, zum Frühstück eine Portion Obst, zum Mittagessen zwei Portionen Gemüse und wieder zwei zum Abendessen zu dir zu nehmen – das ist eine einfache Möglichkeit, auf die empfohlenen fünf täglichen Portionen zu kommen. Alles zählt: frisch, tiefgefroren oder aus der Dose. Nach einer Analyse der University of Illinois, Department of Food Science and Human Nutrition aus dem Jahr 2000 haben Obst und Gemüse aus Dosen in den meisten Fällen den gleichen Nährwert wie die frischen oder tiefgefrorenen Sorten.

★ TIPP Gegrilltes Fleisch pur mit gekochtem Gemüse ist nicht gerade eine Offenbarung für die Geschmacksknospen. Bringe Würze dazu durch ein wenig Pesto, Gartenkräuter und Zitrone oder frisch gehackten Chili, Knoblauch oder Frühlingszwiebel (Schalotten).

Leitfaden für Mogler, mehr Obst und Gemüse zu essen

Obwohl Obst und Gemüse reiche Quellen für gesunde Vitamine und Mineralien sind, essen die meisten von uns nicht genug davon. Falls dich die Vorstellung, täglich fünf Portionen Obst und Gemüse essen zu müssen, mit Horror erfüllt, brauchst du trotzdem nicht zu verzweifeln. Hier sind ein paar einfache Wege, dieses Ziel zu erreichen:

Beginne den Tag mit etwas Sanftem

Nimm einen Mixer oder Entsafter, mische ein paar Früchte mit fettarmer Milch. Versuch es mit einer Banane, einer Hand voll Erdbeeren und ein paar Stückchen Ananas – drei lecker schmeckende Portionen Obst auf einmal!

Iss Suppe

Entsprechend kannst du eine Gemüsesuppe machen oder kaufen. Und wieder wirst du einen großen Teil deiner täglichen Ration mit einer Mahlzeit bekommen.

Leg dir was aufs Eis

Es überrascht vielleicht, aber tiefgefrorenes Obst und Gemüse enthält oft mehr Vitamine als ihre frische Entsprechung. Der Grund ist, dass sie am Tag der Ernte tiefgefroren werden, während frische Produkte oft bis zu zwei Wochen unterwegs sind, bevor sie in unseren Supermarktregalen landen. Dabei verlieren sie natürlich einen Teil ihres vollen Vitamingehaltes.

Koche sorgfältig

Koche Gemüse nicht zu lange, sonst zerstörst du den größten Teil der Vitamine und des Geschmacks. Nimm nur wenig Wasser oder – noch besser – gare es im Dampf. Alternativ dazu kannst du es in der Mikrowelle zubereiten: einige Minuten bei hoher Leistung mit nur wenig Wasser.

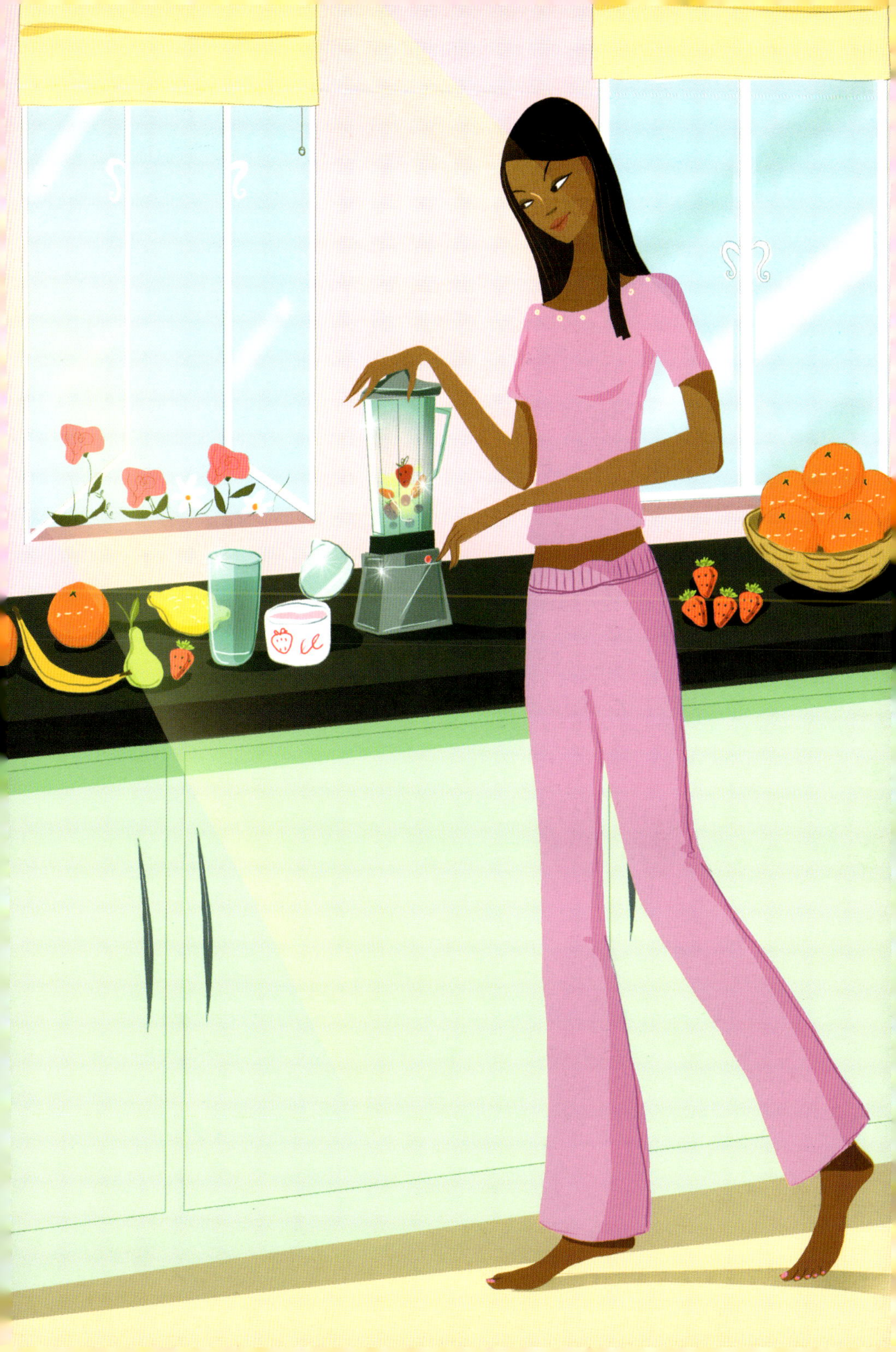

GESUNDES ESSEN ZWISCHEN **TÜR UND ANGEL**

Schmink dir ab, die perfekte Hausfrau sein zu wollen! Manchmal hast du lediglich für einen schnellen Imbiss Zeit und Energie – und damit bist du nicht die Einzige. In einer Untersuchung der britischen Cathedral City Dairy gaben 2001 über **65 Prozent** der Frauen an, dass ihnen die Mahlzeiten zu viel Aufwand bedeuten und sie es bevorzugen, bei einem Lieferservice zu bestellen. Tatsache ist, dass unsere heutige Lebensweise so hektisch ist, dass sich die wenigsten den **Luxus** leisten können, alle – oder manchmal überhaupt eine – unserer Mahlzeiten zu Hause essen zu können. Wenn du zur Mittagszeit durch eine beliebige Stadt gehst, wirst du Menschen durch die Straßen eilen sehen, die gierig an etwas kauen, was sie mit einer Hand halten können.

Bei den meisten von uns wird die längste Zeit des Tages mit Arbeiten zugebracht, danach hat man sich mit **Freunden zu treffen**, das Fitness-Studio zu besuchen und mit dem Partner oder der Familie Zeit zu verbringen. Bei all diesen Aktivitäten noch die Muße für gesundes Essen zu finden ist schwierig, um es vorsichtig auszudrücken. Das Problem beim Essen zwischen Tür und Angel ist jedoch die **mangelnde Qualität** und die geringe **Auswahl der Fertiggerichte**. Wenn du in einen stinknormalen Supermarkt oder zu einem Imbiss gehst, wird alles, was du findest, fettige, mit Zucker voll gestopfte und denaturierte Nahrung sein. Wie kannst du also bei aller Eile gesund bleiben und dich in Form bringen? Der Trick besteht darin, eine Zauberin beim Zubereiten nahrhafter und sättigender Mahlzeiten zu werden, und das in der knappen Zeit, die du hast.

PLANE VORAUS

Jede Diät droht zu scheitern, wenn du wartest, bis du am Verhungern bist, bevor du etwas isst. Und wer wird wohl gewinnen, wenn du am Nachmittag hungrig dem Geburtstagskuchen einer Kollegin Aug in Aug gegenüberstehst? Mit etwas Planung kommst du weiter – wenn du weißt, dass du den ganzen Nachmittag in einem Meeting stecken wirst, nimmst du eine Kleinigkeit mit, die du rasch und unauffällig essen kannst, damit dein Blutzuckerspiegel nicht abstürzt und dein Heißhunger im Rahmen bleibt.

MACH DAS BESTE AUS **»DEN RESTEN«**

Falls du eine Mikrowelle im Büro hast, kannst du am nächsten Tag Nudelgerichte oder Eintöpfe in Plastikdosen mit zur Arbeit nehmen und zum Mittagessen aufwärmen. Du kannst aber auch übrig gebliebene Nudeln oder Reis in eine Vinaigrette-Soße werfen und zu einem grünen Salat geben.

TRINK SAFT

Geh in die nächste Saftbar für eine energiespendende Kreation aus frischem Obst – du kannst die Sorten oft selber auswählen. Wenn es an deinem Arbeitsplatz eine Küche gibt, kannst du einen Handmixer mitnehmen und gehackte Früchte mit Magerjoghurt mixen, um einen gesunden, fettarmen Gaumenschmeichler zu bekommen.

WICKLE ES EIN

Für eine Mahlzeit, die du gut im Auto oder im Zug essen kannst, packst du kleine Stücke Hühnchen oder Fisch in ein Salatblatt oder ein kleines Pitta-Brot ein. Wirf noch ein wenig Gemüse oder Apfel dazu, und schon hast du eine nahrhafte Minimahlzeit für unterwegs.

NIMM REISEPROVIANT MIT

Du musst nur gesunde Sachen auswählen, die eine Reise gut vertragen. Dazu gehören Hüttenkäse, Joghurt, Sellerie, Paprika, Karotten und Äpfel. Misch dir dein eigenes »Studentenfutter« aus Nüssen und Trockenfrüchten und nimm es für den Fall der Fälle mit.

MACH DIR EINE LISTE

Denk dir so viele gesunde Kombinationen von Snacks aus, wie du kannst – frische und haltbare –, und leg dir bei deinem wöchentlichen Einkauf einen Vorrat von all den Zutaten an, die du dazu brauchst. Auf diese Weise wirst du immer eine Auswahl von geeigneten, nahrhaften Dingen zur Verfügung haben, wenn dich eine Naschattacke packt.

Sechs schnelle, fettarme Abendessen

Hier sind Mahlzeiten, die du schnell aus deinen Vorräten zubereiten kannst.

1. **Miso-Suppe aus der Packung mit japanischen Ramen-Nudeln.**
2. **Gemüsesuppe mit einem Vollkornbrötchen.**
3. **Folienkartoffeln mit Thunfisch und rotem Paprika.**
4. **Tiefkühl-Gemüsemischung mit Reis, gekocht im Wok.**
5. **Gemischter Salat aus Dosenbohnen mit Salatblättern.**
6. **Humus, hergestellt aus Kichererbsen und Zitronensaft, mit Sellerie- und Karottenstückchen.**

GESUNDE SANDWICH-VARIATIONEN

Schnell ein Sandwich für unterwegs? Sandwichs können zwischen ultragesund und ausgesprochen sündig ziemlich alles sein, und das gilt nicht nur für die Zutaten. Wir wissen alle, dass wir Saucen mit viel Mayonnaise und Butter meiden sollten, aber wusstest du, dass auch die Brotsorte zählt? Also benütze deine Grütze und such dir die gesündeste Variation, um Fett und Kalorien zu sparen.

AN DER SANDWICH BAR:

LASS
Weißbrot LIEGEN ...

Dieses beliebte Brot wird aus ausgemahlenem Weizenmehl hergestellt, aus dem zuvor die Fasern und Nährstoffe weitgehend entfernt wurden, um dann unter Umständen mit B-Vitaminen (Thiamin und Niacin) sowie Eisen und Kalzium angereichert zu werden. Es liefert sehr wenig Ballaststoffe, hat also einen hohen Glyx-Index, was bedeutet, dass es Zucker sehr schnell ans Blut abgibt, was letztlich zu Energieabfall und Hungeranfällen führt.

Eine Scheibe enthält 79 Kalorien und 1 Gramm Fett

... FÜR
Vollkornbrot

Dieses wird aus Mehl gemacht, das aus dem vollen Korn gemahlen wurde. Es enthält noch die äußere Schale, die voller Ballaststoffe ist, und den Keim, der einen hohen Gehalt an Vitamin B-Komplexen hat.

Eine Scheibe enthält 75 Kalorien und 0,9 Gramm Fett.

IM ITALIENISCHEN FEINKOSTLADEN:

LASS Focaccia LIEGEN …

Dieses italienische Bauernbrot wird großzügig mit Olivenöl bestrichen und mit Salz bestreut, wodurch es ziemlich fettig und salzig (Natrium!) wird. Oft werden zusätzlich Kräuter wie Rosmarin oder getrocknete Tomaten zugefügt.

Eine Scheibe enthält 80 Kalorien und 2,4 Gramm Fett.

… FÜR Ciabatta

Ein traditionelles italienisches Brot mit lockererer Struktur als normales Weißbrot. Es wird aus Olivenöl und Weißmehl hergestellt, enthält also nicht sehr viele Ballaststoffe, ist aber trotzdem eine gesündere Wahl als Focaccia, weil es deutlich weniger Fett enthält.

Eine Scheibe enthält 73 Kalorien und 1 Gramm Fett.

★ TIPP **Nimm einen fettarmen Belag mit intensivem Geschmack für deine Sandwichs, etwa gegrilltes Gemüse und sonnengetrocknete Tomaten, aber halte dich fern von Gorgonzola und anderem fettigen Käse.**

AUF DEM MARKT:

LASS Naanbrot LIEGEN …

Dieses indische Fladenbrot enthält geklärte Butter (Ghee), was den Fettgehalt gegenüber anderen Brotsorten erhöht. Es ist oft auch mit Nüssen oder Fleisch gefüllt, was den Kaloriengehalt noch höher treibt. Man sollte es am besten als gelegentliche Nascherei ansehen.

Ein mittleres Naanbrot enthält 445 Kalorien und 12 Gramm Fett.

… FÜR Vollkorn-Pitta-Brot

Pitta sind traditionelle Fladenbrote ohne Hefe aus dem Mittelmeerraum. Sie können mit einer Vielzahl an Zutaten gefüllt werden, um daraus ein Sandwich zu machen. Sie haben einen ähnlichen Nährstoffgehalt wie normales Weißbrot (siehe Seite 103), die Vollkorn-Variante ist aber reich an Ballaststoffen.

Ein mittleres Pitta-Brot enthält 200 Kalorien und 1 Gramm Fett.

FETTARME MITTAGSPAUSE

Dein eigenes Mittagessen mit zur Arbeit zu nehmen hat zwei Vorteile: Du kannst **kontrollieren, was du isst.** Und du sparst Geld. Das kannst du für diese großartigen Schuhe ausgeben, die du gesehen hast. Andererseits brauchst du natürlich morgens und bei deinen wöchentlichen Einkäufen ein wenig Planung. Wenn du dir aber angewöhnst, dein Mittagessen schon am Abend zu machen, wird es dir bald in Fleisch und Blut übergehen.

GESUNDE WAHL

- Mach deine Sandwichs aus abwechslungsreichen Brotsorten, und belege sie mit Salatblättern oder Tomaten. Oder nimm Eier, zerdrückte Bananen, Thunfisch oder Hühnchen als Belag.
- Nimm die Reste vom Vorabend, um einen Nudel- oder Reissalat zu machen. Mische ihn mit grünem oder rotem Paprika, Gurkenstückchen, kaltem Hühnchen oder Thunfisch.
- Fülle eine Thermoskanne mit Suppe, um sie im Winter mit zur Arbeit zu nehmen.
- Ersetze Kuchen und Schokolade durch Joghurt und Frischkäse.
- Versuche, zumindest etwas Obst dazuzupacken, sorge dafür, dass es leicht zu essen ist: Teile zum Beispiel einen Apfel oder schäle und zerteile eine Apfelsine.

★ **TIPP** **Nutze die Zeit, die der Morgenkaffee zum Durchlaufen braucht oder das Bügeleisen zum Aufheizen, um dein Mittagessen zu machen und einzupacken.**

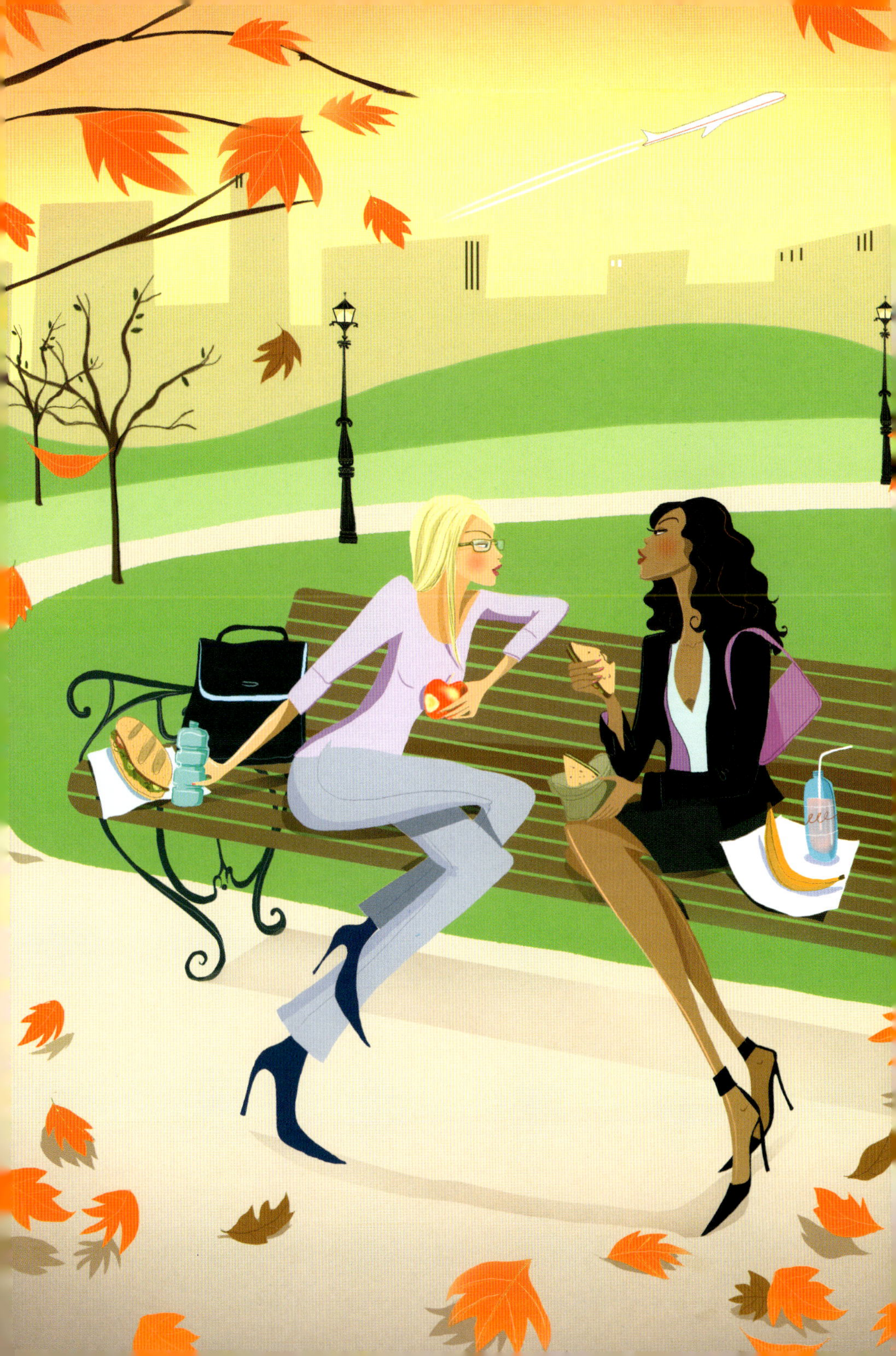

NASCH-ANGRIFF

Regelmäßiges Essen während des ganzen Tages ist eine gute Methode, um Trägheitsanfälle abzuwehren. Ein kleiner Imbiss hält deinen Stoffwechsel am Laufen, was bedeutet, dass du zur Essenszeit nicht am Verhungern bist. Falls du einen hektischen Tag hast und es schaffst, zwischendurch immer mal einen Snack zu dir zu nehmen, ist es auch keine Katastrophe, wenn deine Mittagspause ausfällt. Was du dir als kleinen Snack aussuchst, ist allerdings wesentlich für den Erfolg deiner Diät. Deshalb findest du hier ein paar Strategien, die dir helfen, diese Zwischenmahlzeiten ohne Schuldgefühle zu genießen.

KOSTE JEDEN BISSEN AUS

Falls du unterwegs, beim Arbeiten oder auch beim Fernsehen isst, wirst du feststellen, dass dein Essen weg ist, bevor du es überhaupt registriert hast. Nimm dir die Zeit, dich zu setzen, schalte wenn möglich, deinen Computer aus, und **konzentriere dich aufs Genießen**. Du wirst langsamer essen und viel zufriedener sein.

DENKE VORM ESSEN

Untersuchungen zum Essverhalten am Arbeitsplatz ergaben, dass 61 Prozent der Snacks aus reiner Langeweile gegessen werden. Bevor du also nach etwas Essbarem greifst, überleg dir, ob du wirklich hungrig bist. Falls nicht, trinke ein Glas Wasser oder mache einen **flotten** Spaziergang.

NIMM **EIWEISS**

Um für längere Zeit Energie zu haben, solltest du eiweißreiche Snacks wählen, wie etwa Hühnchenstückchen oder eine Hand voll Nüsse. Du wirst dich länger satt fühlen als nach einem Schub Kohlehydrate aus Stärke wie in Brot, Kartoffeln oder Nudeln.

FINDE DEN RICHTIGEN **ZEITPUNKT**

Iss nichts unmittelbar vor einer Mahlzeit. Forscher der University of Minnesota haben 2002 herausgefunden, dass das Essen einer Kleinigkeit eine halbe Stunde vor einer Mahlzeit zur Folge hat, dass du mehr essen wirst, als wenn du früher genascht hättest. Der Grund dafür ist, dass dein Körper erst dann eine »Satt«-Meldung ans Gehirn sendet, wenn er Zeit hatte, das **Essen aufzunehmen**.

SETZ DICH NICHT AUF **ENTZUG**

Wenn du hungrig bist, solltest du essen. Hunger ist das Zeichen deines Körpers, dass er Treibstoff benötigt. Es ist allemal besser, gleich zu essen, sobald du Hunger verspürst. Wenn du zu hungrig bist, wirst du mit größter Wahrscheinlichkeit die Kontrolle verlieren und dir etwas wenig(er) Gesundes greifen. Die **»weniger-und-öfter«**-Regel hilft, dies zu vermeiden.

GESUNDE **ALTERNATIVEN**

Es ist wichtig, die richtigen Snacks zu wählen, denn Essen mit hohem Fett- oder Zuckergehalt zwischen den Mahlzeiten, wie etwa Kartoffelchips oder Schokoladenriegel, können deine gesamte **Kalorienaufnahme** schnell steigern.

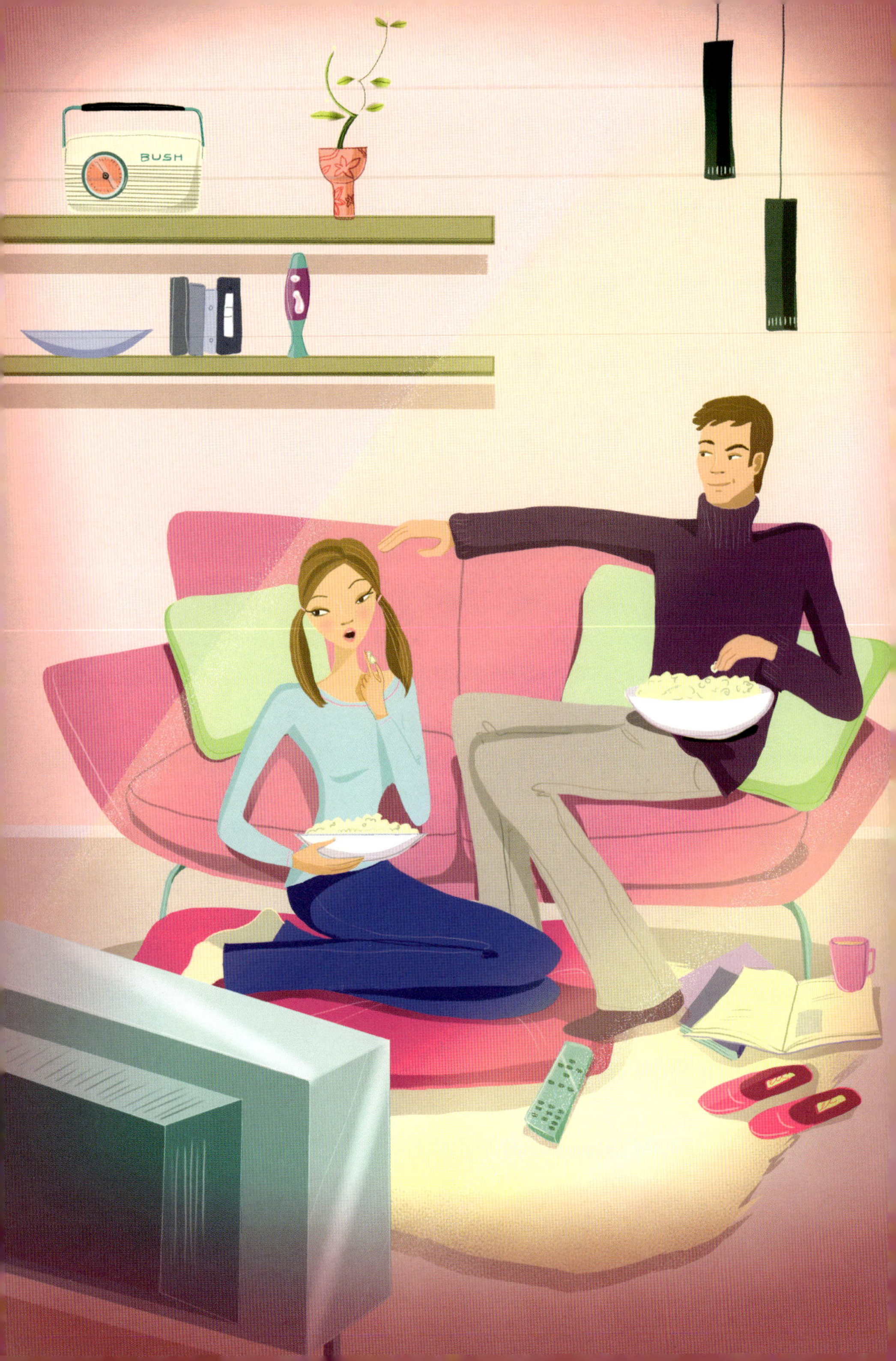
BUSH

Kluge Nasch-Lösungen

- ★ Eine Schüssel Frühstücksflocken mit entrahmter Milch befriedigt die Gier nach etwas Süßem, ist aber deutlich zucker- und fettärmer und nahrhafter als Kuchen oder Kekse. Vollkornflocken oder zuckerreduziertes Müsli sind eine gute Wahl.
- ★ Ungesüßtes Popcorn, überstreut mit Paprika oder ein wenig Parmesan, schmeckt ganz hervorragend, enthält aber nur wenig Kalorien.
- ★ In den meisten Supermärkten gibt es Beutel mit kleingeschnittenem rohem Gemüse. Davon kannst du den ganzen Tag naschen.
- ★ Wenn du eine Mikrowelle hast, kannst du dir einen Toast überbacken; ein nahrhafter Weg, die nachmittäglichen Hungerattacken im Zaum zu halten.
- ★ Vollkornkräcker oder Reiswaffeln können mit ein wenig Frischkäse gekrönt werden.
- ★ Leicht zu verspeisendes Obst wie Äpfel, Birnen oder Bananen heben dein Energieniveau und versorgen dich mit jeder Menge Nährstoffe.
- ★ Eine (kleine) Hand voll ungesalzener Nüsse liefert viele essenzielle Mineralien. Ein Bericht des *International Journal of Obesity* aus dem Jahr 2003 zeigt, dass Personen, die Nüsse als Bestandteil einer gesunden Diät aßen, mehr Gewicht verloren als die, die auf Nüsse verzichteten.

BELOHNE DICH

Diäten, die von dir verlangen, dass du dich und deine schwachen Momente verleugnest, funktionieren schlichtweg nicht. Sie führen nur dazu, dass du dich mies fühlst und wie besessen an all das denkst, was du nicht essen darfst – was zu einer Fressgelage-Schuld-Spirale führen kann oder dich sogar die Diät völlig abbrechen lässt. **Dich selbst zu belohnen** muss nicht das Schlemmen vollfetten Essens bedeuten. Versuche eine der folgenden (überwiegend) fettfreien Naschereien – für die volle Befriedigung bei einem Bruchteil der Kalorien.

BAISERNEST MIT FRISCHEM OBST UND CRÈME FRAÎCHE

Weil Baiser (oder Meringe) nur aus Zucker und Eiweiß besteht, enthält es kein Fett. Ebenso wenig wie das Obst, du kannst es dir also leisten, diese Nascherei mit einem kräftigen Schlag fettreduzierter Crème fraîche zu krönen. Nimm **Erdbeeren oder Heidelbeeren** als Belag, und du wirst nebenbei deine Zufuhr an gesundheitsfördernden **Antioxidantien** steigern.

HEISSE SCHOKOLADE

Es gibt nichts Beruhigenderes als eine dampfende Tasse mit heißer Schokolade, um dich zu wärmen und deine Geister zu beleben – besonders an einem kalten **Wintertag**. Normale Trinkschokolade hat allerdings mindestens 140 Kalorien und vier Gramm Fett pro Tasse. **Fettarme Schokoladengetränke** enthalten dagegen nur ein Drittel der Kalorien und fast kein Fett, sie können dir also den vollen Geschmack geben ohne die unerwünschten Nebeneffekte.

TÜRKISCHER HONIG

Sag deinen Freunden und Bekannten, sie sollen dir diese exotische Nascherei zu besonderen Anlässen statt der üblichen Schokolade oder Flasche Wein mitbringen. Diese türkische Spezialität enthält **kein Fett** und recht wenig Kalorien – nur etwa 45 pro Stück – es schmeckt **herrlich**, und du fühlst dich rundherum verwöhnt.

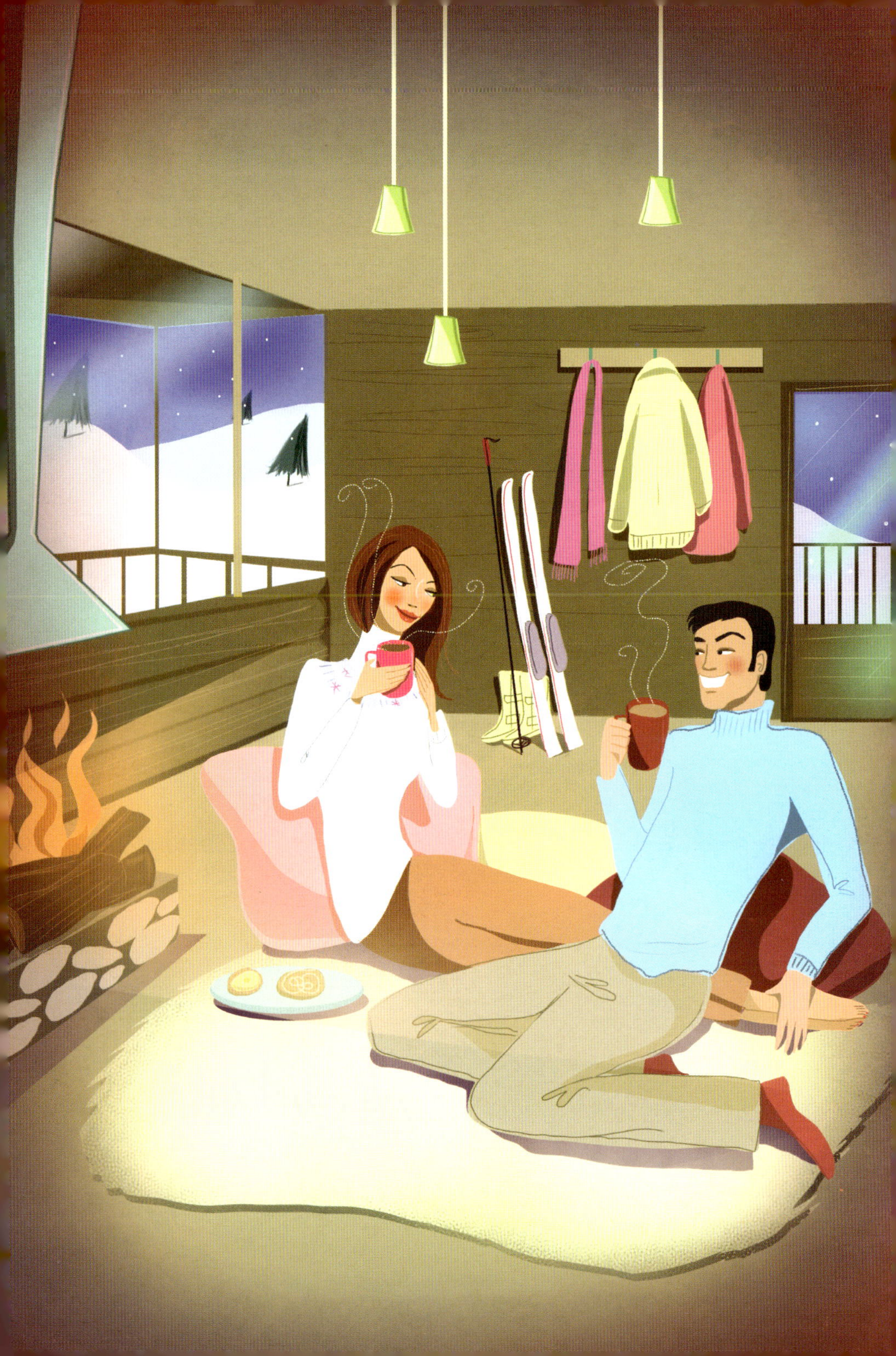

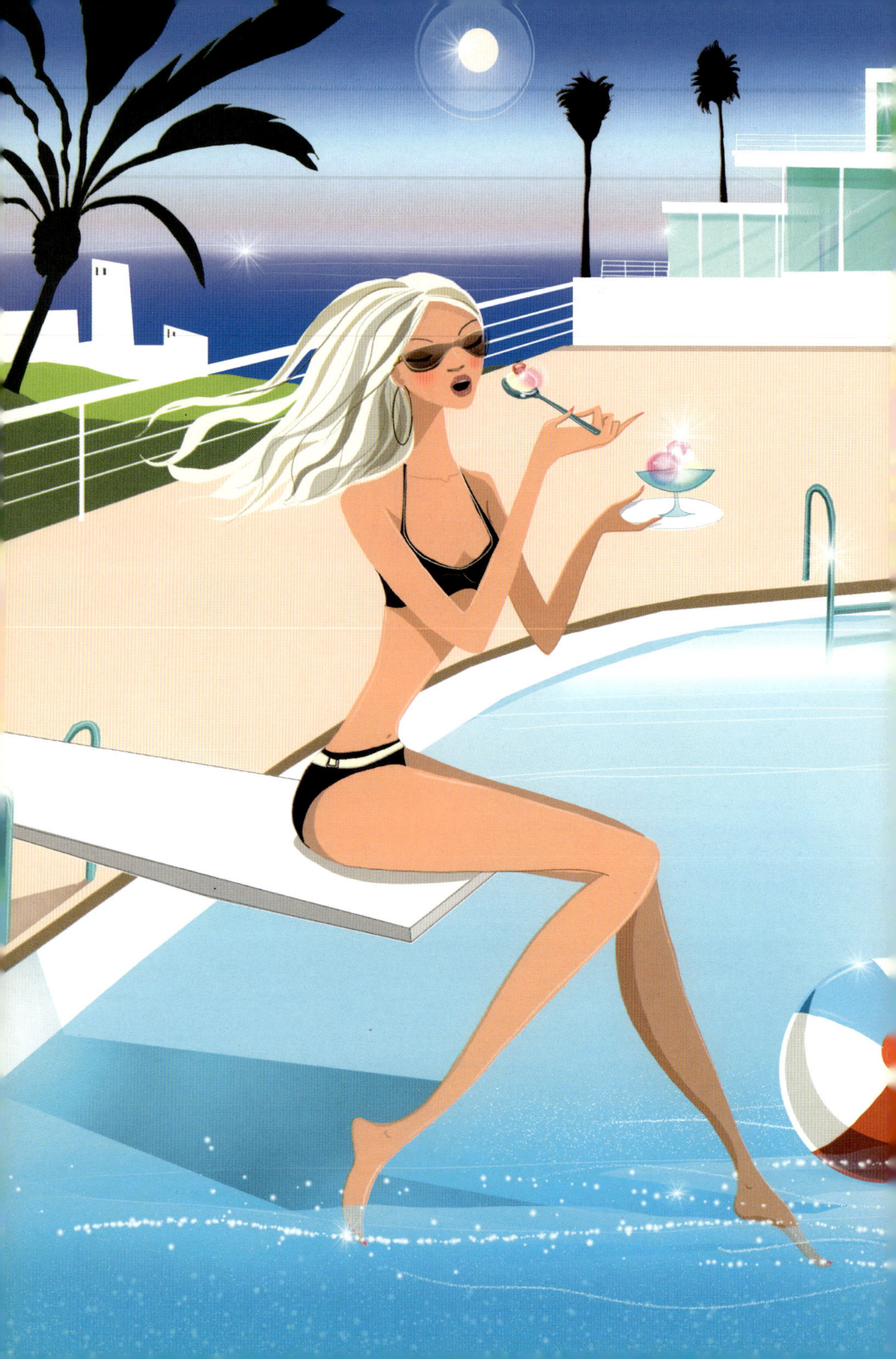

GÖTTERSPEISE

Denk bei einer Schale Waldmeister- oder Kirschwackelpudding zurück an deine Kindheit. Es schmeckt so gut, dass du gar nicht merken wirst, dass es fettfrei ist. Wenn du nun noch eine **zuckerfreie** Sorte nimmst, hast du auch fast alle Kalorien verbannt. Für einen noch fruchtigeren **Geschmack** und zusätzliche Nährstoffe wirfst du etwas kleingeschnittenes Obst in die Mischung, bevor sie fest wird.

EINE HANDVOLL GUMMIBÄRCHEN

Diese leckeren Süßigkeiten sind völlig fettfrei, was sie zu einem weiteren perfekten Schokoladenersatz macht. Außerdem enthalten sie nur sieben Kalorien pro Bärchen – was bedeutet, dass du etwa 40 Stück essen könntest, bis du die gleiche Kalorienzahl erreichst, die ein kleiner Schokoriegel hat.

FRISCHES BRÖTCHEN MIT HONIG

Verzichte auf das morgendliche Plunderstückchen zugunsten eines ungebutterten **VOLLKORN**brötchens mit Honig, und du wirst Kalorien sparen: 250 Kalorien und ein Gramm Fett gegenüber gewaltigen 445 Kalorien und 21 Gramm Fett.

FRUCHTSORBET

Es führt kein Weg daran vorbei: Eiscreme enthält jede Menge Fett. Wenn du also kalte, **erfrischende** Süße genießen möchtest, nimm lieber ein Sorbet oder ein gefrorenes Fruchtmus aus richtigem Obst. Sorbets sind meist fettfrei und **kalorienarm**, sodass du deine Nascherei ohne Schuldgefühl genießen kannst, und du steigerst nebenbei noch deine Obstzufuhr.

WELCHER ERNÄHRUNGSTYP BIST DU?

Fällt es dir schwer, eine Diät durchzuhalten? Keine Sorge, du bist nicht allein – Studien zeigen, dass **schockierende 90 Prozent** aller Diäten fehlschlagen. Aber was macht Diäten so schwierig? Experten glauben, nun die Antwort zu kennen: Es scheint, dass was und wann wir es essen eher mit unserer Persönlichkeit zu tun haben könnte als mit wirklichem Hunger. Falls du also die meiste Zeit einer gesunden Ernährung nachgehst und nur dann Kurs auf die Konditorei nimmst, wenn du Stress hast, brauchst du eine Diät, die auf deinen »Ernährungstyp« zugeschnitten ist, damit du **erfolgreich abnehmen** kannst. Das ergibt Sinn: Jeder Mensch ist anders, und daher erstaunt es nicht, dass eine Diätmethode beim einen exzellent funktioniert, sich beim anderen aber zu einer Katastrophe entwickelt. Die richtige Diät sollte jedenfalls deine Persönlichkeit mit einbeziehen, was das Abnehmen einfacher und stressfreier macht.

Dieser Test verrät dir, welcher Ernährungstyp du bist und welche Diätmethode am ehesten bei dir funktioniert.

F1 WAS GLAUBST DU, WARUM DEINE DIÄTEN NORMALERWEISE FEHLSCHLAGEN?

A Mein Leben ist einfach zu hektisch, um jeden Tag die Mahlzeiten sorgfältig planen zu können.

B Am Anfang geht alles gut, aber sobald in meinem Leben etwas schief geht, ist es mit der Diät auch vorbei.

C Alleine komme ich prima zurecht, aber meine Familie und Freunde haben mich ermuntert, bei den Mahlzeiten und auf Festen zu sündigen.

D Wenn mein Gewicht nicht schlagartig sinkt, verliere ich die Motivation.

F2 WELCHE AUSSAGE BESCHREIBT AM BESTEN DEINE HALTUNG ZUM ESSEN?

A Ich kämpfe schon mein ganzes Leben dagegen an.

B Ich sehe das Essen als Nascherei, die mich wieder aufrichten kann, wenn es mir schlecht geht.

C Ich liebe es zu essen! Es gibt nichts Besseres, als ein gutes Essen in netter Gesellschaft zu genießen.

D Es ist bloß Treibstoff. Ich denke wirklich nicht so oft über Essen nach.

F3 WIE ERNÄHRST DU DICH WÄHREND EINES NORMALEN TAGES? WÄHLE DIE ANTWORT, DIE AM BESTEN BESCHREIBT, WAS DU JEDEN TAG ISST.

A Ich lasse das Frühstück ausfallen und manchmal das Mittagessen, wenn ich viel zu tun habe. Normalerweise habe ich dann etwas zum Mitnehmen oder für die Mikrowelle, wenn ich nach Hause komme.

B Ich verpasse oft das Frühstück, habe aber meistens ein reichliches Mittag- und Abendessen zum Ausgleich.

C Frühstück, Mittag-, Abendessen mit Snacks zwischendurch.

D Ich habe keine festen Mahlzeiten, aber Snacks während des ganzen Tages.

F4 WENN DU HEISSHUNGER BEKOMMST, WAS SOLLTE ES DANN SEIN?

A Fastfood wie Pizza oder ein Hamburger.

B Etwas Stärkehaltiges und Beruhigendes wie Pommes, Brot oder Nudeln.

C Etwas Schweres zum Genießen wie eine Riesenkugel Eis oder ein Stück Kuchen.

D Schmackhaftes Essen wie Fleisch oder Käse.

F5 WIE BEEINFLUSST STRESS DEINE ERNÄHRUNG?

- **A** Wenn ich zu beschäftigt bin, lasse ich die Mahlzeiten ganz ausfallen und stopfe mich mit Naschkram voll.
- **B** Ich neige dazu, alles, was in Reichweite ist, aufzufuttern, um mir so über die hektische Zeit hinwegzuhelfen.
- **C** Ich verliere den Appetit; es kann 17 Uhr werden, bis ich merke, dass ich seit dem Frühstück kaum etwas gegessen habe.
- **D** Überhaupt nicht – ich esse so weiter wie üblich.

F6 WAS MACHST DU IM ALLGEMEINEN MIT DEINEM ESSEN, SOBALD DU DICH SATT FÜHLST?

- **A** Ich höre auf und lasse den Rest stehen.
- **B** Ich fühle mich nicht oft satt.
- **C** Aufessen. Es ist Verschwendung, die Reste wegzuwerfen!
- **D** Ich esse auf und nehme häufig noch eine Portion, auch wenn ich nicht wirklich hungrig bin.

F7 WIE ERLEDIGST DU DINGE AM LIEBSTEN?

- **A** Alleine.
- **B** Mit einer Person gemeinsam.
- **C** In einer großen Gruppe.
- **D** Ich genieße sowohl Gruppen- als auch Soloaktivitäten.

F8 WELCHE AUSSAGE BESCHREIBT AM BESTEN DEINE PERSÖNLICHKEIT?

- **A** Im Allgemeinen recht glücklich, neige aber zu Stress.
- **B** In der einen Minute obenauf, in der nächsten am Boden zerstört.
- **C** Umgänglich und immer auf der Suche nach Spaß.
- **D** Ich bin recht entspannt und mache meistens das, was auch die anderen tun.

ÜBERWIEGEND »A« – DER GESTRESSTE STOPFER

Ein enger Terminplan bringt dich dazu, tagsüber Mahlzeiten ausfallen zu lassen. Stattdessen greifst du nach ungesunden Naschereien, um nicht abzubauen, und hast dann zum Ausgleich ein riesiges Abendessen. Weil du aber oft bis spät in den Abend beschäftigt bist, ist alles, wozu du zu Hause noch Lust hast, ein Anruf beim Pizza-Service oder ein Fertiggericht aus der Mikrowelle.

Dein DiätRuin

Dieser Esstyp stürzt sich oft auf zuckrige oder fette Snacks statt auf nahrhafte Mahlzeiten. Nicht nur, dass solche Naschereien voller Kalorien stecken, sie geben auch nur einen kurzen Energieschub, dem sehr bald Erschöpfungsgefühle folgen.

Die effektivste Diät für dich

Bei deinem Zeitmangel ist eine Online-Diät optimal, weil sie schnell, einfach und mühelos zu handhaben ist. Die meisten Diät-Websites geben dir eine tägliche Kalorienaufnahme vor, die du einhalten musst, um dein Zielgewicht zu erreichen, außerdem kannst du meistens alles, was du am Tag gegessen hast, in ein Rechenprogramm eingeben, um zu sehen, wie du kalorienmäßig stehst.

Erfolgstipps

- Versuche, die Organisationsfähigkeiten, die du für deine Arbeit einsetzt, auch ein wenig für eine bessere Planung deiner Mahlzeiten zu nutzen. Stelle eine Dose mit Vollkornkeksen oder frischem Obst auf deinen Schreibtisch und bewahre eine Ration gesunder Snacks, etwa getrocknete Früchte oder ungesalzene Nüsschen, in deiner Schublade auf.
- Erlebe, dass frisch gekochte, fettarme Mahlzeiten nicht unbedingt viel Zeit kosten. Halte einen Beutel mit vorbereitetem Gemüse zum schnellen Anbraten in deinem Eisfach bereit, und bevorrate ein paar Konserven mit Tomaten in Kräutersoße für ein schnelles Nudelgericht.

ÜBERWIEGEND »B« – DER SEELENTRÖSTER

Die Hälfte der Zeit geht es (dir) gut und die andere Hälfte überfrisst du dich, um deinen Gemütszustand in Balance zu halten. Diese Art Jojo-Diät kann deinen Stoffwechsel verlangsamen, was auf lange Sicht das Abnehmen noch schwieriger macht.

Dein DiätRuin

Wenn etwas schief geht, tröstest du dich mit großen Mengen deines Lieblingsessens darüber hinweg – typischerweise ist es sehr fetthaltig.

Die effektivste Diät für dich

Du brauchst einen Diätplan, der den emotionalen Aspekt deines Gewichtsproblems berücksichtigt. Es gibt Organisationen, wie etwa Overeaters Anonymous, die dir helfen, falls du meinst, esssüchtig zu sein.

Erfolgstipps

- Wenn du das nächste Mal eine Krise hast, suche dir statt eines Sahnetörtchens etwas, was nicht mit Essen verbunden ist, um dich aufzubauen. Ruf deine allerpositivste Freundin an, und lass dich von ihr aufmuntern, oder spiele deinen liebsten Mut-mach-Song in voller Lautstärke.
- Falls du immer noch Verlangen hast nach dem tröstlichen Gefühl, satt zu sein, solltest du jeder Mahlzeit Lebensmittel mit niedrigem Fett- und hohem Ballaststoffanteil hinzufügen, damit die Sättigung länger vorhält. Dafür geeignet sind etwa Naturreis, Vollkornnudeln, Folienkartoffeln oder Couscous.

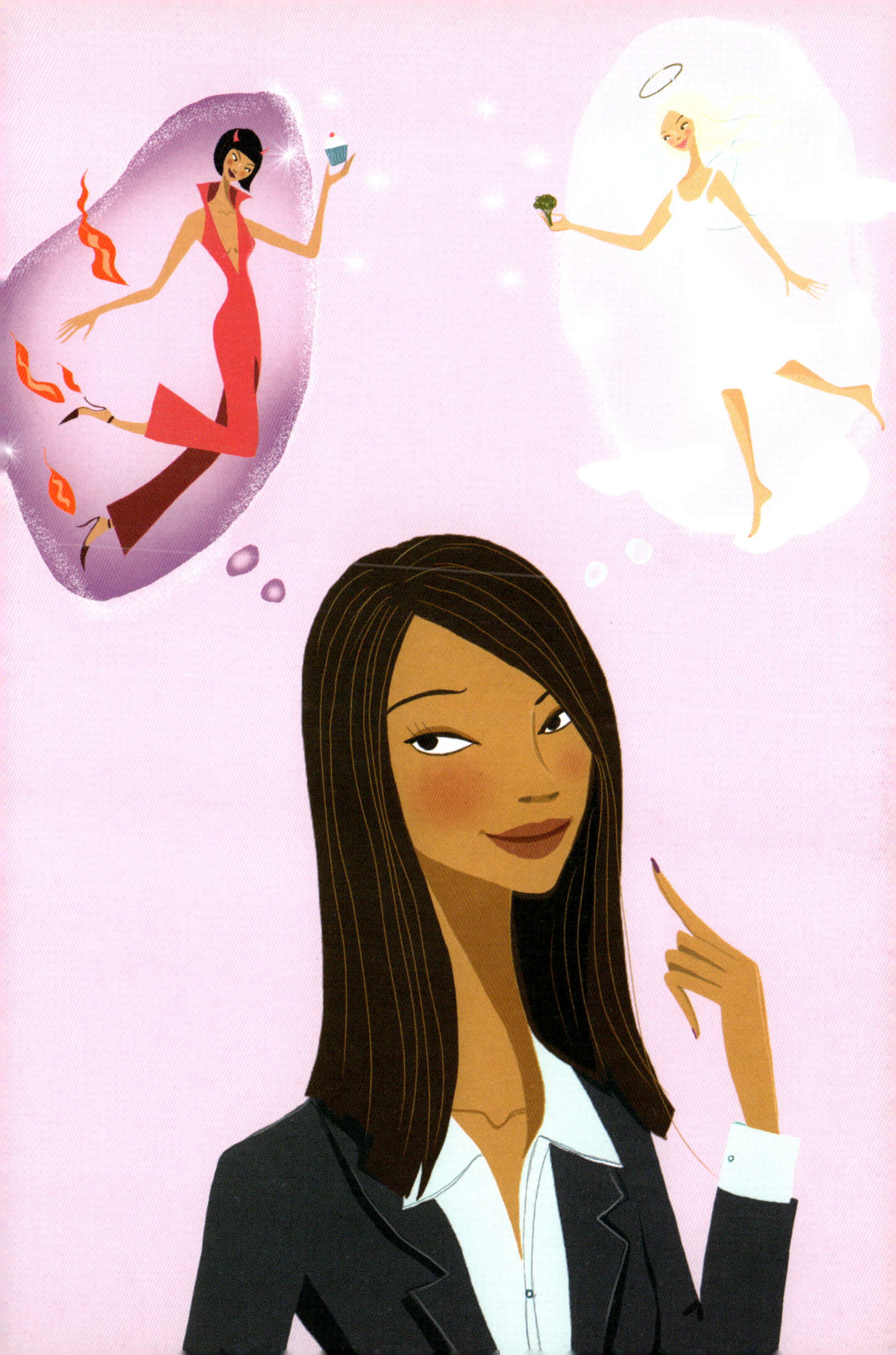

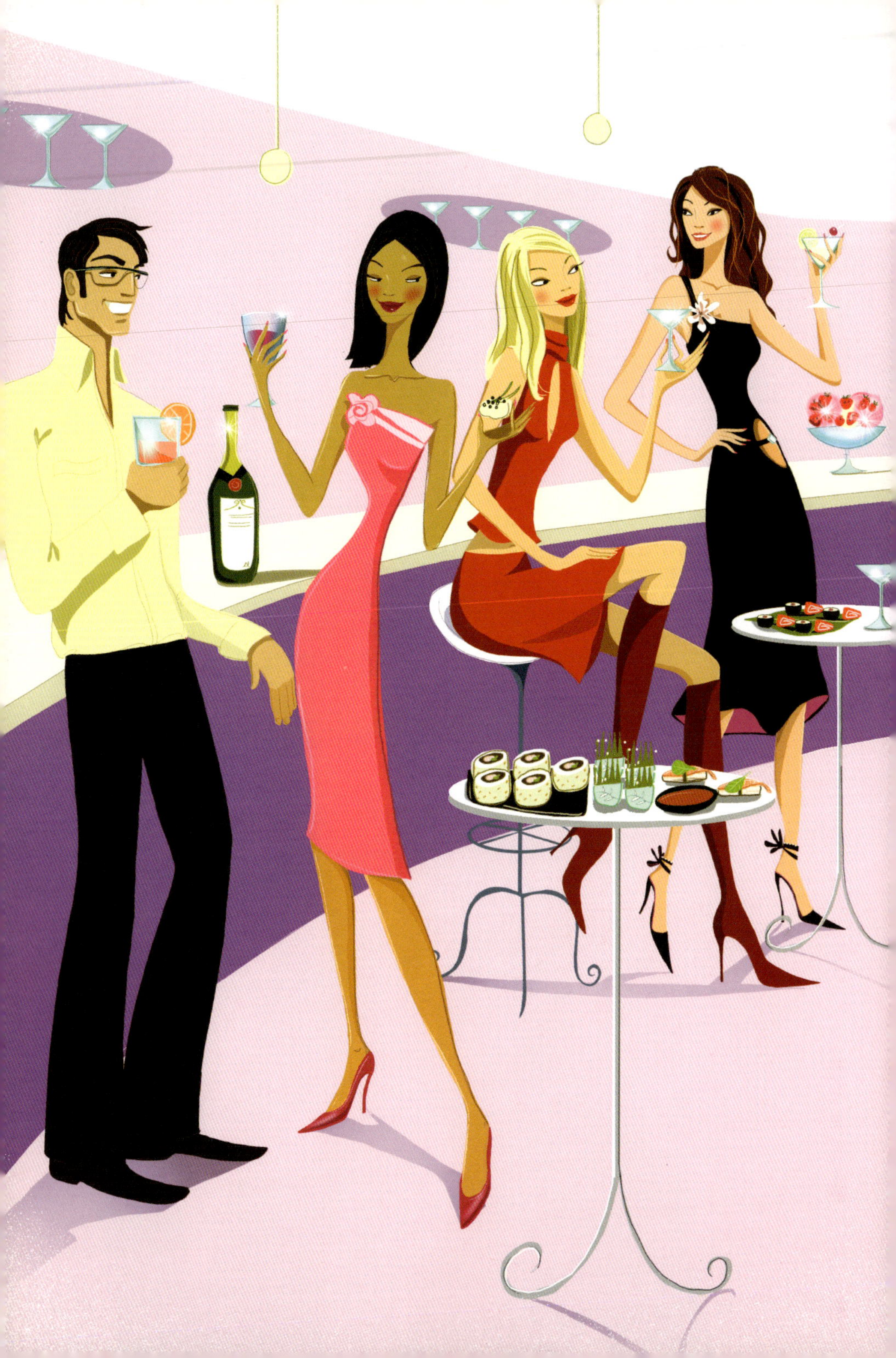

ÜBERWIEGEND »C« – DER GESELLIGE KNABBERER

Du liebst es, in geselliger Runde zu essen, ob das nun das Essengehen mit Freundinnen oder eine Dinnerparty ist.

Dein DiätRuin

Du fühlst dich schlecht, wenn du ohne Nachtisch vom Tisch aufstehen sollst, während alle anderen einen haben; du würdest lieber das Frühstück ausfallen lassen, um die Kalorien für später zu sparen! Mehrere Studien haben aber ergeben, dass Personen, die jeden Tag frühstücken, schlanker sind als die, die es ausfallen lassen, weil sie weniger anfällig dafür sind, sich später am Tag zu überfressen.

Die effektivste Diät für dich

Da du eine extrovertierte Persönlichkeit bist, wirst du davon profitieren, das Abnehmen zu einem geselligen Event zu machen. Eine gruppengestützte Diät, die regelmäßige Treffen beinhaltet, wie etwa bei den Weight Watchers, wird bei dir am besten funktionieren.

Erfolgstipps

- Wenn du das nächste Mal Freunde zum Essen einlädst, solltest du versuchen, für sie gesünder zu kochen. Es ist leicht, ohne wesentliche Geschmackseinbußen fettarme Käsesorten statt der Normalvariante zu verwenden oder fettreduzierte Crème fraîche statt Sahne oder beispielsweise magerere Fleischstücke.
- Falls du weißt, dass du am Abend essen gehen wirst, pass auf, dass du dich während des Tages vernünftig ernährst. So wirst du dir deine Teller nicht zu voll laden.
- Falls du beim Wein leicht schwach wirst, solltest du abwechselnd Wein und Mineralwasser trinken. Das wird die Promille halbieren und die Wahrscheinlichkeit eines Katers am nächsten Morgen deutlich reduzieren!

ÜBERWIEGEND »D« – DER HIRNLOSE MAMPFER

Du hast wahrscheinlich kein großes Interesse am Essen und betrachtest es als reine Treibstoffzufuhr. Gleichzeitig magst du keine Reste und würdest lieber den Teller leer essen, statt etwas wegzuwerfen. Deswegen überisst du dich manchmal, ohne es zu merken.

Dein DiätRuin

Bequemlichkeit und Einfachheit haben oberste Priorität bei dir, weshalb deine Mahlzeiten meist eher viele Kalorien haben, aber wenig nahrhaft sind. Daraus folgt, dass du mehr Kalorien konsumierst, als du denkst.

Die effektivste Diät für dich

Wenn du erst einmal die Regel der gesunden Ernährung kennst, wirst du sie wahrscheinlich auch befolgen. Du wirst davon profitieren, mehr über Nährstoffe zu lernen, was dir letztlich hilft, zwischen »gutem« und »schlechtem« Essen zu unterscheiden. Lohnend könnte auch ein Besuch bei einem anerkannten Ernährungsberater sein (dein Hausarzt kann dir sicher einen empfehlen), der einen brauchbaren Diätplan für dich erarbeitet.

Erfolgstipps

- Denk daran, dass es in Ordnung ist, Essensreste wegzuwerfen, wenn du satt bist. Das ist besser, als deinen Magen als Abfalleimer zu behandeln.
- Setz dich beim Essen immer hin, statt im Gehen zu essen
- Vermeide es, essen mit anderen Aktivitäten wie Fernsehen zu kombinieren. Wenn du dich auf das konzentrierst, was du gerade isst, ist es viel leichter, zu registrieren, wann du satt bist.

NIMM MIR NICHT MEIN TAKEAWAY!

Nach einem hektischen Arbeitstag ist eine Pizza zum Mitnehmen oder etwas vom Asiaten die ultimative Fertigmahlzeit. Es gibt einfach Zeiten, in denen du nicht in der Küche stehen möchtest, egal, wie viele Fertiggerichte du im Eisfach oder Schrank hast. Du möchtest nur mit etwas **Leckerem vom Lieferservice** auf dem Sofa sitzen. Das Problem ist, dass die meisten Mitnehm- und Liefergerichte üblicherweise reichlich verstecktes Fett und Kalorien enthalten. Manche Einzelportion kann sogar deinen ganzen Tagesbedarf an Fett enthalten! Glücklicherweise musst du dir diesen Luxus nicht ganz versagen, nur weil du auf dein Gewicht achtest. Du musst einfach nur wissen, was du bestellen kannst und was du dir verkneifen musst, wenn du das nächste Mal zum Telefonhörer greifst.

INDISCH

WAS DU MEIDEN SOLLTEST

- Poppadums, Samosas und Zwiebel-Bhajis, weil die alle aus der Fritteuse kommen und Unmengen Kalorien haben.
- Curry-Saucen auf Sahnebasis wie Korma und Passanda.

WAS GESÜNDER IST

- Bestelle Tandoori-Gerichte oder Currys auf Tomatenbasis, zum Beispiel Rogan Josh.
- Nutze die leckeren vegetarischen Gerichte im Angebot wie Masur Dhal (Linsen), Saag (Spinat) oder Blumenkohl.
- Nimm gekochten Reis. Der ist viel gesünder als Pilaw-Reis, der reichlich Öl enthält.
- Bestelle als Brot Chapatis oder Roti – sie sind eine bessere Wahl als Naan, das triefend voll mit Ghee (geklärter Butter) sein kann.

★ **TIPP** **Bei den meisten Currys kannst du leicht das Fett reduzieren, wenn du das oben schwimmende Öl in der Sauce vor dem Essen abschöpfst.**

CHINESISCH – WAS DU MEIDEN SOLLTEST

- Alle frittierten Sachen werden voller Fett sein. Also Finger weg von Krabbenbrot, Frühlingsrolle oder der knusprigen Peking-Ente.

WAS GESÜNDER IST

- Bestelle Suppen, etwa Hühner-, Wantan- oder scharf-saure Suppe, die sind alle viel netter zu deinen Hüften.
- Nimm Pfannengerichte, die viel Gemüse enthalten.
- Wähle Fleisch ohne Teigmantel. Gute fettarme Saucen sind etwa Terijaki, Soja- und Schwarze-Bohnen-Sauce.
- Bestelle fettarme, eiweißreiche Gerichte, beispielsweise Hühnchen, Shrimps oder Tofu.
- Dazu nimmst du einfachen gekochten Reis statt gebratenen.

★ **TIPP** **Wenn du mit Stäbchen isst, wird die Mahlzeit viel länger dauern. Es wird dir das Gefühl geben, mehr gegessen zu haben.**

ITALIENISCH – WAS DU MEIDEN SOLLTEST

- All die kleinen Extras – diese Kalorien addieren sich schnell auf. Frage dich immer, ob du wirklich dieses Knoblauchbrot brauchst oder zusätzlich Käse oder Peperoni, Limonade oder Eis.
- Extragroße Portionen. Du solltest sie nicht nehmen, bloß weil sie mehr fürs Geld bieten.

WAS GESÜNDER IST

- Teile deine Pizza mit einer Freundin, und bestellt euch einen großen Salat dazu. So hat jede besser im Blick, wie viel sie isst.
- Nimm lieber eine Pizza mit dicker anstatt dünner Kruste. Eine dicke Kruste enthält vor allem Kohlehydrate und weniger Fett als eine dünne.
- Nimm extra Gemüse oder Ananas als Belag. Zum einen bekommst du eine leckere Nascherei, zum anderen erreichst du so leicht deine täglichen fünf Portionen Obst oder Gemüse.

★ **TIPP** **Wenn du beim Bestellen deiner Pizza nur die halbe Käsemenge verlangst, kannst du den Fettgehalt drastisch verringern.**

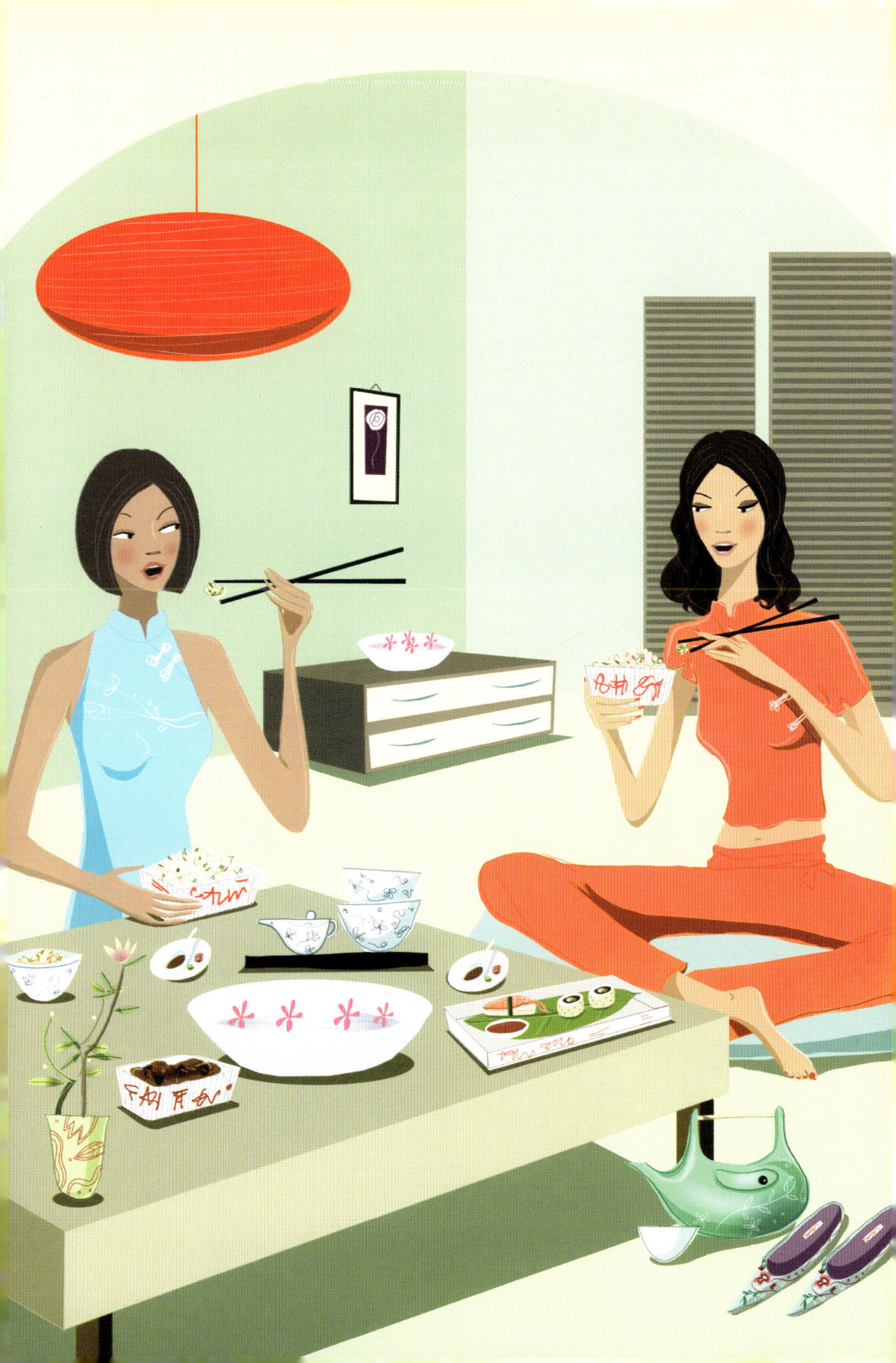

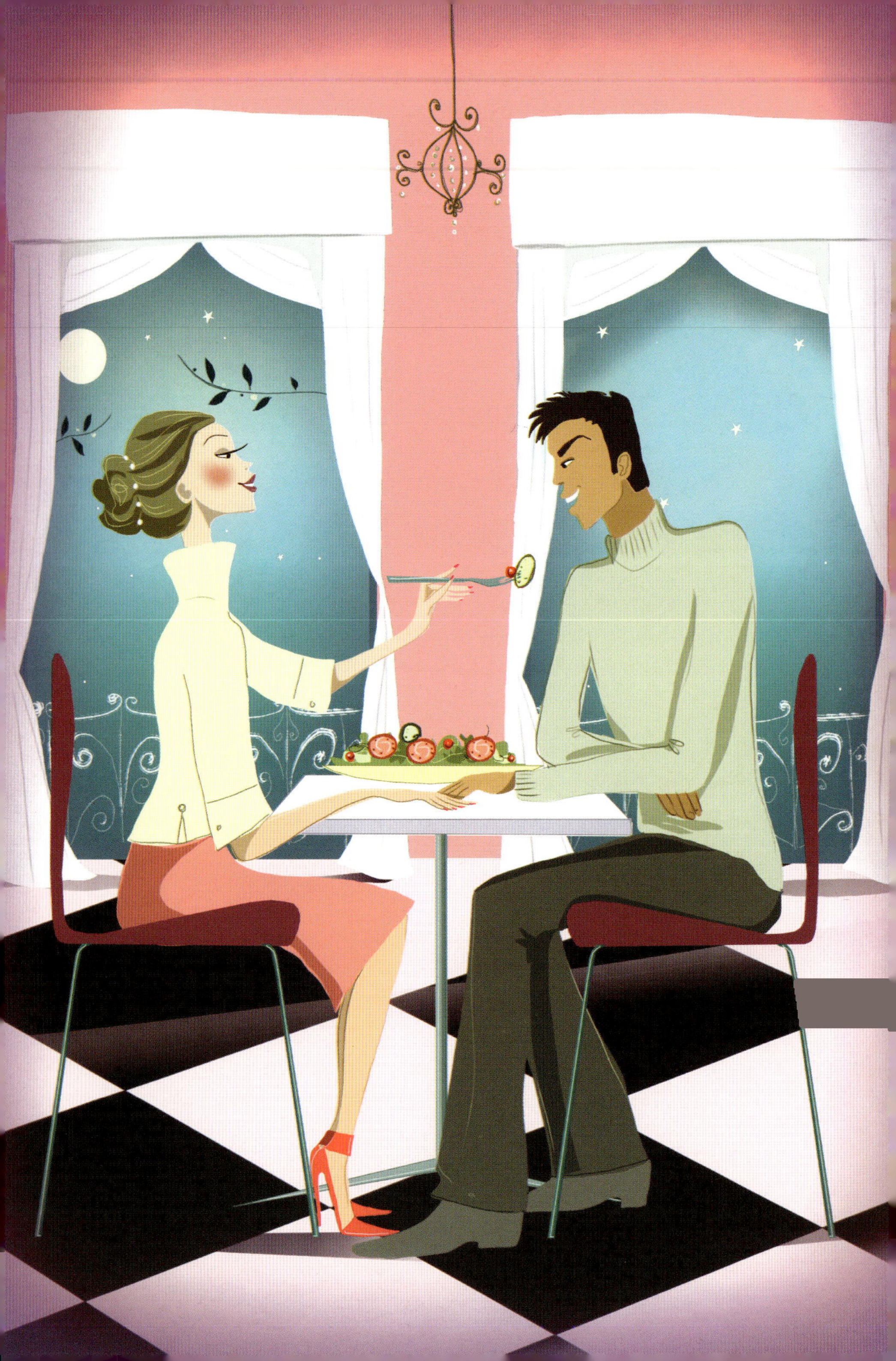

WIE DU AUSWÄRTS ESSEN DIÄTTAUGLICH MACHST

Im Restaurant zu essen kann der Untergang selbst des engagiertesten Diätwilligen sein. Die Mahlzeiten enthalten oft zu viel Fett, Salz oder Zucker, und die Portionen sind fast immer größer als die, die du zu Hause essen würdest. Wenn du ein paar einfache Regeln befolgst, kannst du trotzdem deinen gesunden Ernährungsplan beibehalten und das Essen im Restaurant gemeinsam mit deinen Freunden genießen.

- Wähle Gerichte, die gebacken, gegrillt, gedünstet oder gedämpft wurden. Vermeide alles Gebratene oder Frittierte. Frage den Ober, wenn dir nicht klar ist, wie etwas zubereitet wurde.
- Iss möglichst viel Salat und Extraportionen Gemüse.
- Falls du weißt, dass das Restaurant, in dem du isst, große Portionen serviert, kannst du gleich eine halbe Portion oder eine Vorspeise als Hauptgang bestellen.
- Bestelle die Saucen und Dressings in Extraschalen. Auf diese Weise kannst du besser kontrollieren, wie viel du isst. Meist kommst du mit weniger aus, kannst aber trotzdem den vollen Geschmack genießen.
- Das Teilen von Vorspeise und Nachtisch mit dem Partner oder der Freundin ist eine hervorragende Idee, weil es bedeutet, dass du von allem probieren kannst, ohne dich zu sehr voll zu stopfen.

★ **TIPP** **Geh japanisch essen. Es ist eine der Küchen, die am fettärmsten kocht. Nimm Sushi, Miso-Suppe oder kurz gebratene Nudeln mit Gemüse als schmackhafte Naschereien, die deinen Diätplan nicht aus der Bahn werfen.**

DIE SALATBAR-AMPEL

Salatbars in Supermärkten und Restaurants scheinen eine günstige Gelegenheit, mehr Gemüse zu essen, aber abhängig davon, was du wählst, kannst du dir letztlich eine große Extraportion Fett und Kalorien auf den Teller packen. Zum Beispiel sind viele Salate mit Mayonnaise angemacht, die aus deinem gesunden Essen schnell eine Fettorgie macht. Lies weiter, um zu erfahren, welche Gerichte eine grüne Ampel haben (das heißt, du kannst so viel davon essen, wie du magst), welche eine gelbe (die Gerichte haben einige Vorteile für deine Gesundheit, aber sei vorsichtig mit der Größe der Portionen) oder welche eine rote Ampel bekommen (auf alle Fälle meiden).

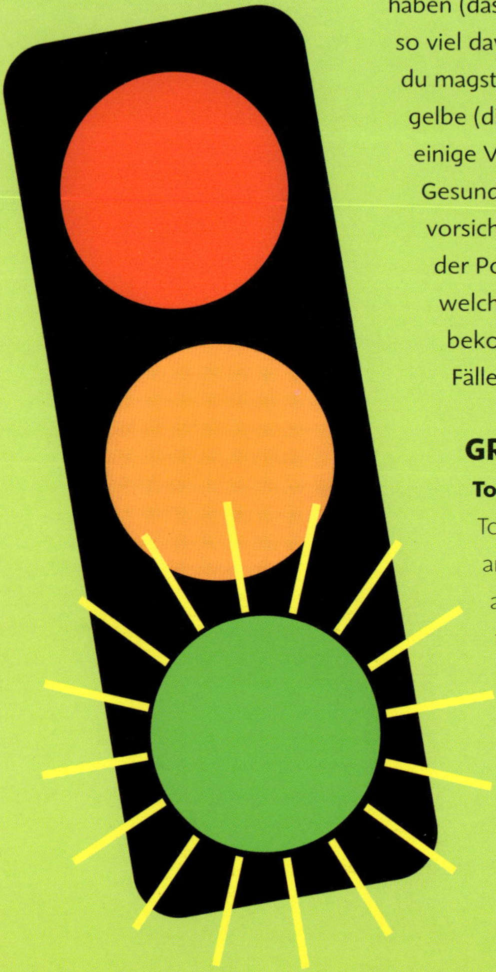

GRÜNE AMPEL

Tomaten

Tomaten sind reich an Betakarotin und an den Vitaminen A und C. Sie sind auch eine gute Quelle für Lycopin, ein freier Radikalenfänger, der angeblich eine schützende Wirkung gegen Krebs haben soll. Tomaten haben – natürlich – auch nur **wenige Kalorien**.

Reis mit Gemüse-Salaten

Ein großartiges, sättigendes Gericht, voller Ballast- und Nährstoffe – besonders, wenn es mit Naturreis gemacht wurde. Das Gemüse im Salat ist eine **gute Vitamin- und Mineralstoffquelle**, aber lass die Finger von Öl-Dressings, weil die eine Menge versteckter Fette enthalten.

Karotten und Selleriestangen

Beide Gemüsesorten haben wenig Kalorien, du kannst also so viel essen, wie du magst, solange du sie nicht in irgendetwas sehr Fettes stippst. Sellerie ist sehr ballaststoffreich, und Karotten enthalten Betakarotin, aus dem der Körper Vitamin A produziert. Betakarotin ist außerdem ein starkes Antioxidationsmittel, dessen reichliche Aufnahme das **Risiko von Herzerkrankungen** und bestimmten Krebsarten verringern soll.

Gemischter Blattsalat

Ganz allgemein kann man sagen, je dunkler die Blätter sind, desto mehr Nährstoffe enthalten sie, außerdem Vitamin C, Folsäure und Kalium. Sei auch hier wieder vorsichtig mit Öl-Dressings, versuch es lieber mit **Balsamico-Essig** oder einem Spritzer Zitronensaft, um Geschmack hinzuzufügen.

Tsatsiki

Falls du Dips nicht widerstehen kannst, ist das der, bei dem du darfst. Tsatsiki wird meist mit Joghurt hergestellt, selten mit Sahne oder Öl, ist daher **arm an Fett,** hat aber den Geschmack und die Konsistenz von einigen der eher ungesunden Alternativen.

GELBE AMPEL

Bohnensalat

Bohnengerichte sind wegen ihres hohen Ballaststoffanteils sehr sättigend. Hülsenfrüchte sind auch eine gute **Eisenquelle**, weshalb sie für Vegetarier sehr wichtig sind. Falls die Bohnen in einem öligen Dressing sind, lass sie sorgfältig abtropfen, bevor du sie auf deinen Teller legst.

Nudelsalat

Obwohl Nudeln eine gute Quelle stärkebasierter Kohlehydrate sind, solltest du nur Gerichte mit Tomaten- oder **Vinaigrette-Sauce** wählen. Mayonnaise macht sie zu fett- und kalorienhaltig.

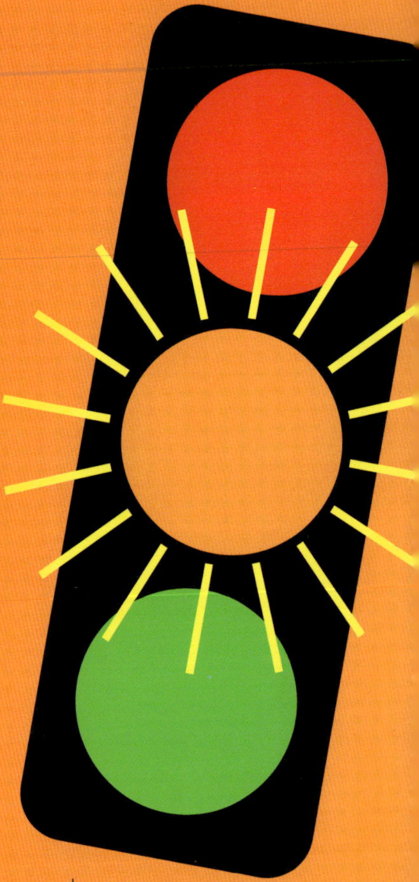

Hütten**käse**

Dies ist eine üppige Proteinquelle für **Vegetarier**. Er enthält Kalzium, was für gesunde Knochen wichtig ist. Außerdem sind im Hüttenkäse B-Vitamine, die das Nervensystem und die Haut gesund erhalten, und er ist arm an Fett. Falls du dich nach etwas Cremigem sehnst, wähle also lieber Hüttenkäse statt öligem Kartoffel- oder Krautsalat.

Gemischte geröstete **Körner**

Körner sind sehr eiweißreich und voll von Mineralstoffen wie Zink, Eisen und Selen. Sie enthalten zwar ziemlich viel Fett, aber das sind überwiegend einfach ungesättigte Fettsäuren, die **gut sind für Herz und Gefäße**. Das Rösten der Körner verstärkt das Aroma, du brauchst also nur wenige, um den Geschmack genießen zu können.

ROTE AMPEL

Thunfischsalat

Thunfisch ist sehr eiweißreich, bedauerlicherweise verwenden die meisten Salatbars aber in Öl eingelegte Sorten (statt der im eigenen Saft), was den **Fettgehalt nach oben treibt**. Nimm nur einen kleinen Happen, weil auch die oft verwendete Mayonnaise den Fettgehalt noch zusätzlich steigert.

Croutons

Weitergehen! Croutons werden entweder in Öl oder Butter zubereitet, was sie zu einem sehr fetten Zeug macht. Nimm Karotten oder ein paar Körner, falls du deinem Salat einen **knusprigen Biss** geben willst.

Farmersalat

Es mag vielleicht gesund klingen, mit all dem **Kohl und den Karotten**, aber Farmersalat enthält eine Menge Mayonnaise, was ihn zu einer schlechten Wahl werden lässt, wenn du abnehmen möchtest. Falls du nicht widerstehen kannst, nimmst du dir nur eine sehr kleine Portion – und zwar von der kalorienreduzierten Sorte, sofern die angeboten wird.

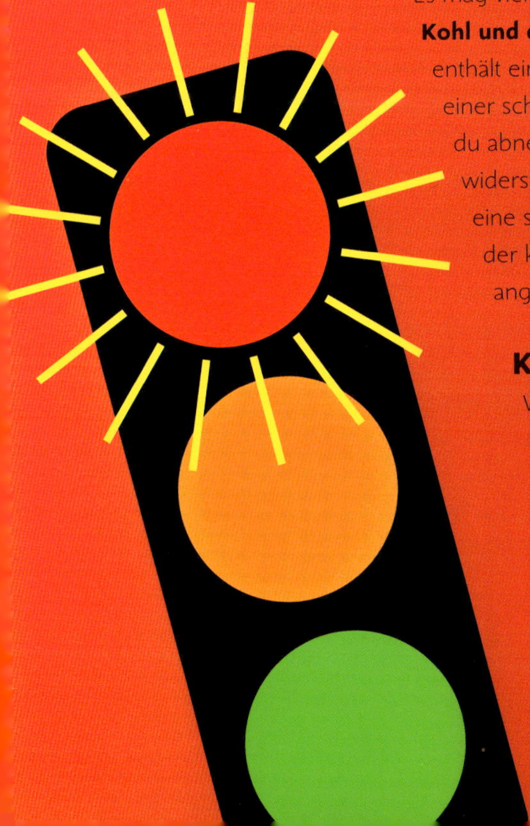

Kartoffelsalat

Wenn es keine **fettreduzierte Variante** ist, solltest du Kartoffelsalat auf jeden Fall vermeiden. Grund ist auch hier die reichliche Mayonnaise.

Die Grillsaison überstehen

Lass dir durch deine Diät nicht den Sommer verderben. Grillen ist eigentlich eine ziemlich gesunde Art der Fleischzubereitung, weil kein Fett zugesetzt wird. Wähle also klug und genieße es, dabei unter Freunden zu sein.

- ★ **Iss während des Tages nur kalorienarme Nahrung, dann hast du einen Puffer, mit dem du spielen kannst, wenn du auf einem Grillfest bist.**
- ★ **Nimm dir ganz fest vor, deinen Teller nur einmal zu füllen. Lass nicht zu, dass man dich zu »einem Happen mehr« überredet.**
- ★ **Lass die Finger vom Alkohol. Bleib bei Wasser oder zuckerfreien Softdrinks. Auch das hilft, Kalorien zu sparen, und du behältst die Kontrolle auch über das, was du isst.**
- ★ **Iss wenn möglich Fisch oder Huhn und entferne die Haut beim Hühnchen.**
- ★ **Falls du Würstchen oder Hamburger nicht widerstehen kannst, kauf die fettreduzierten Varianten, wenn du der Gastgeber bist.**
- ★ **Fülle mehr als die Hälfte deines Tellers mit grünem Salat, aber versuche, ihn ohne Dressing zu essen. Nimm nur dann ein Dressing, wenn du sicher bist, dass es wenig Fett enthält.**
- ★ **Bediene dich großzügig bei den Beilagen, wie Reis, Nudeln, Kartoffeln und Brot, aber halte dich bei der Butter zurück!**
- ★ **Vermeide stark fetthaltige Saucen mit Mayonnaise und Öl – halte Ausschau nach kalorienärmeren Alternativen.**

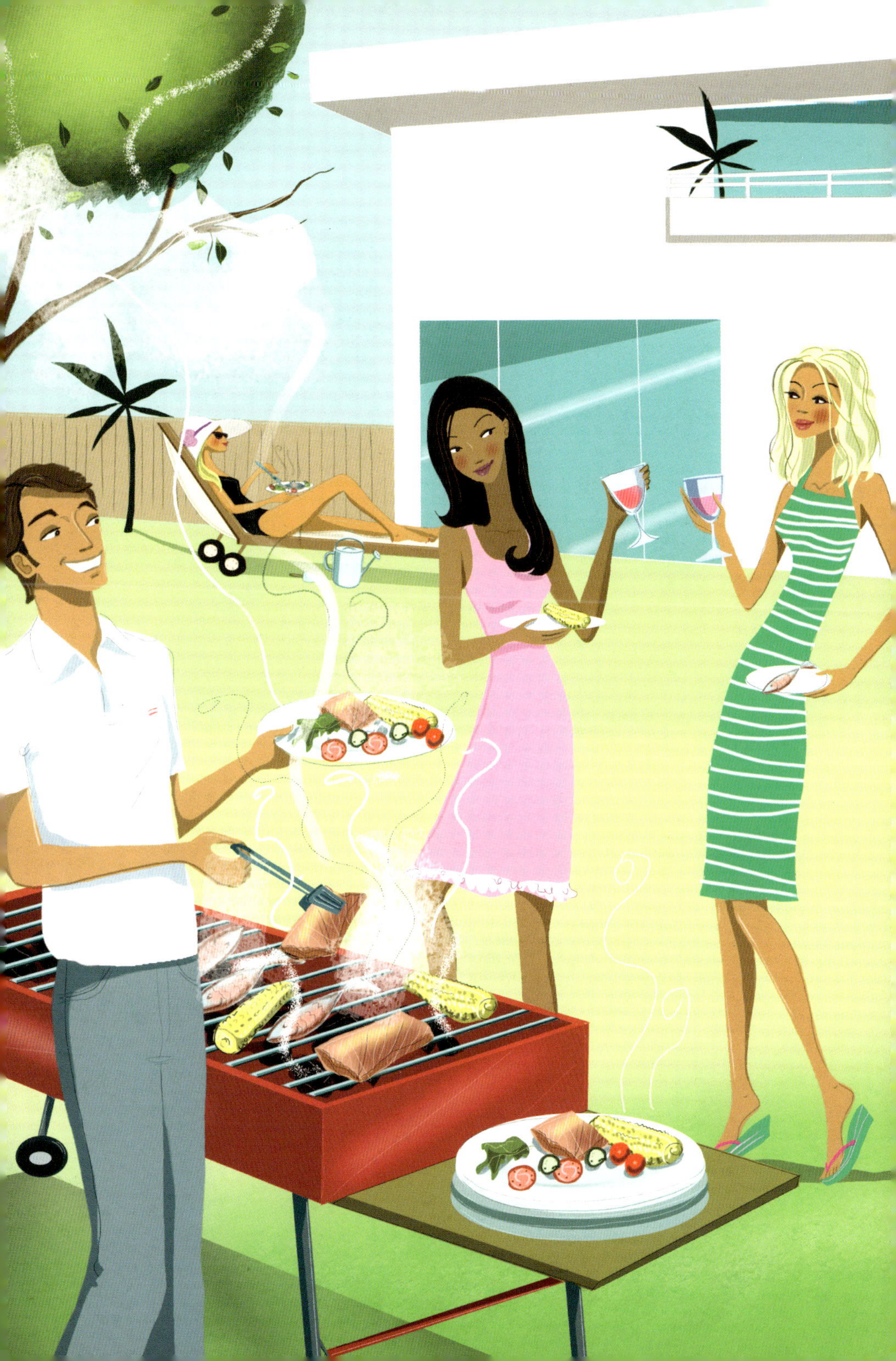

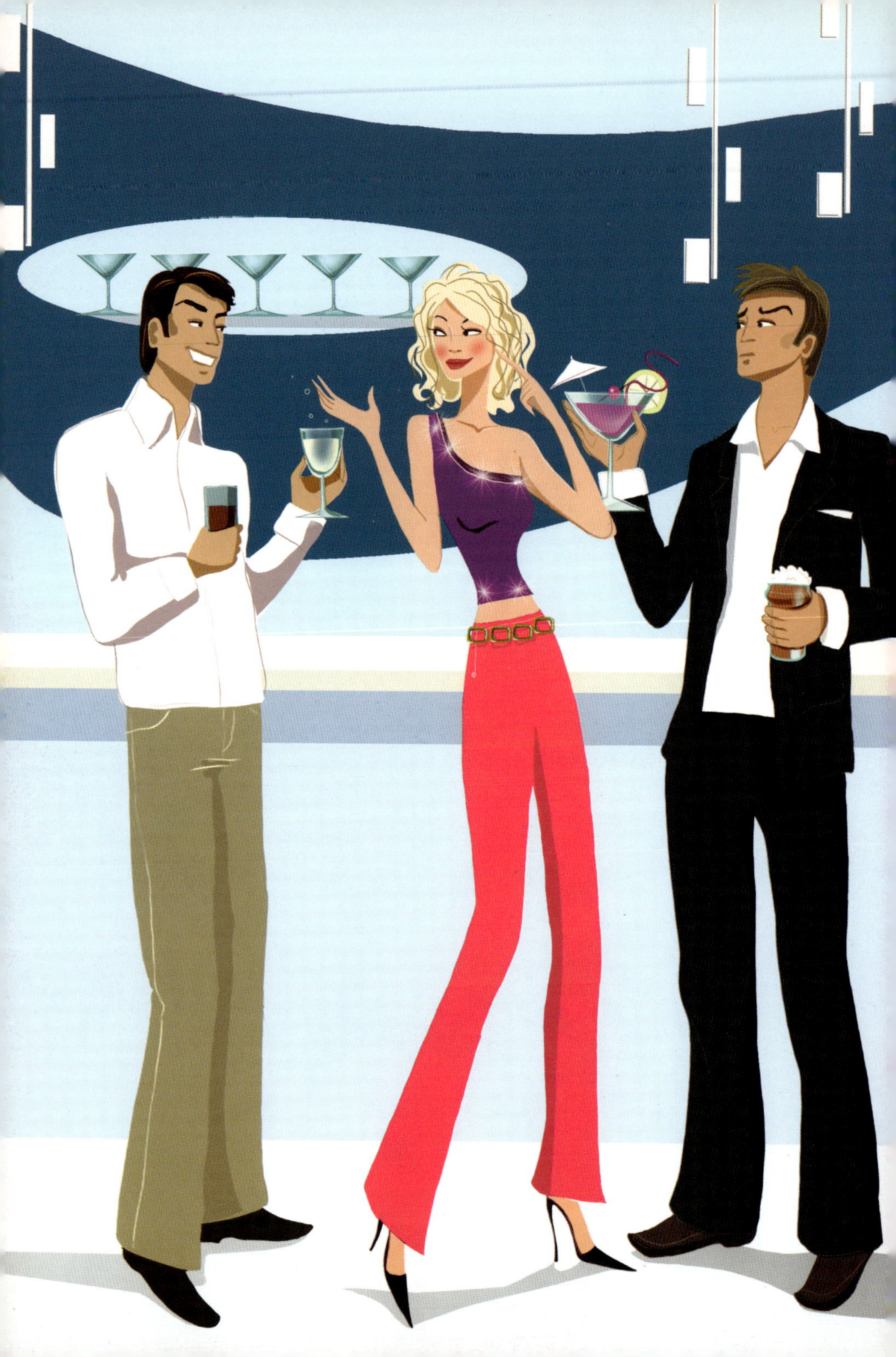

DER FÜHRER ZU **GUTEM ALKOHOL**

Es führt einfach kein Weg an der Tatsache vorbei, dass Alkohol einen hohen Kaloriengehalt hat. Das bedeutet trotzdem nicht unbedingt das Ende der Cocktailrunden mit deinen Freundinnen oder der Flasche Wein zum Essen. Wenn es um das **diätverträgliche** Trinken geht, gibt es die Guten, die Bösen und die ganz Üblen. Wenn du abends auf der Piste bist, lautet die Regel, dass du am besten bei trockenem Weißwein oder **klarem Alkohol** mit einem kalorienarmen Zusatz wie Diät-Tonic oder einem Cola-Light bleibst. Die Drinks, auf die gesundheitsbewusste Mädels besonders achten müssen, sind süße Alko-Pops und sahnehaltige **Cocktails** wie Piña Coladas und White Russian.

★ TIPP **Bestelle nie Bar-Snacks. Die sind normalerweise voll gestopft mit versteckten Kalorien und Salz, was dich nur noch mehr trinken lässt.**

ERKENNE DIE **KALORIEN, DIE DU TRINKST**

PRO DRINK

die Besten der Schlechten

Wodka mit Diät-Cola
Trockener Weißwein
Rotwein
Champagner
Bier
Erdbeer-Daiquiri
Bloody Mary
Manhattan
Baileys

Auf dem absteigenden Ast

Cola-Rum (Cuba Libre)
Gin-Tonic
Margarita
Screwdriver
Tequila Sunrise
Bacardi Breezer
Singapore Sling
Piña Colada
White Russian

ESSEN GEGEN FALTEN

Nicht nur das, was du dir auf die Haut schmierst, kann Falten verhindern, auch das, was du in deinen Körper aufnimmst. Keine noch so teure Lotions und Gesundheitssäfte können die Zeichen der Zeit fern halten, solange du nicht die richtige Anti-Ageing-Nahrung zu dir nimmst. Das bedeutet mehr Antioxidantien – Nahrung, die reich ist an den Abwehrstoffen der Natur.

Antioxidantien sind deshalb wichtig, weil sie die freien Radikalen bekämpfen (gefährliche Moleküle, die als Nebenprodukte bei Stoffwechselprozessen entstehen), und sich auch anderen – äußeren – Belastungen und Giften, wie Zigarettenrauch, UV-Licht und Umweltverschmutzung, entgegenstellen. Freie Radikale **greifen die Zellen** unseres Körpers an und beschleunigen den Alterungsprozess. Die Antioxidantien schlagen als die **Geheimwaffe** des Körpers zurück, weshalb wir gar nicht genug davon aufnehmen können, damit wir länger jung aussehen.

Anhand von Studien wurde herausgefunden, welche Nahrungsmittel die meisten Antioxidantien enthalten. Das Ergebnis ist ein Punktesystem, bekannt als ORAC-Werte – je mehr **Antioxidantien** ein Nahrungsmittel enthält, desto höher ist der Wert. Obst und Gemüse mit kräftigen Farben bekommt den höchsten ORAC-Wert.

★ TIPP Ein Trick, um die richtige Mischung der Antioxidantien zu finden, ist, dir beim Einkaufen vorzustellen, was du alles für einen Regenbogen aus Obst und Gemüse brauchst – versuche so viele verschiedene Farben wie möglich zusammenzubekommen.

DIE TOP TEN

DER ANTI-AGEING-LEBENSMITTEL

Um den maximal möglichen Anti-Ageing-Schutz zu erlangen, empfehlen Wissenschaftler zwischen 3000 und 5000 ORAC-Punkte täglich. Versuche dabei, so viele der folgenden Nahrungsmittel wie möglich in deine Ernährung einzubeziehen. Die Punkte gelten für jeweils 100 Gramm.

1. **Pflaumen** 5770 ORAC-Punkte
2. **Rosinen** 2830 ORAC-Punkte
3. **Heidelbeeren** 2400 ORAC-Punkte
4. **Erdbeeren** 1540 ORAC-Punkte
5. **Spinat** 1260 ORAC-Punkte
6. **Rosenkohl** 980 ORAC-Punkte
7. **Broccoli** 890 ORAC-Punkte
8. **Rote Beete** 840 ORAC-Punkte
9. **Avocado** 782 ORAC-Punkte
10. **Orangen** 750 ORAC-Punkte

Mach mehr aus deiner Mahlzeit: Wie deine tägliche Ernährung alterungssicher wird

Frühstück

Vorher Eine Schale Cornflakes mit Vollmilch und einen Becher Kaffee oder Tee.

Nachher Eine Schale Porridge (Haferbrei) aus Sojamilch, eine Hand voll Heidelbeeren und Pflaumen, dazu ein Glas frischer Orangensaft.

Mittagessen

Vorher Ein Schinken-Käse-Sandwich aus Weißbrot, danach ein Schokoriegel.

Nachher Magerer Hüttenkäse mit rotem Pfeffer, Tomaten und Blätter vom Babyspinat auf Vollkornbrot und ein Fruchtjoghurt.

Abendessen

Vorher Weiße Nudeln à la Carbonara, ein Glas Weißwein und ein Mousse au Chocolat.

Nachher Vollkornnudeln mit Tomatensauce, zubereitet mit Chili, Knoblauch und Broccoli, ein Glas Rotwein und ein frischer Fruchtsalat aus Orangen, Erdbeeren und Kiwi.

WAS ESSEN UND WANN

Ob du dich nun gestresst fühlst, müde bist oder Energie brauchst, um ins Fitness-Studio zu gehen: Allein die Wahl deines Essens macht einen Unterschied, wie du dich fühlst und was du zu leisten imstande bist. Auch wenn du durch zuckerreiche und meist sehr fette Nahrungsmittel schnell einen Energieschub bekommen kannst, wird dieser nicht lange vorhalten; du wirst dich auf lange Sicht noch schlechter fühlen. Lies weiter, um zu erfahren, was du essen musst.

DU FÜHLST DICH GESTRESST

Beruhige dich mit Trost spendenden, stärkehaltigen und Vitamin-B-reichen Lebensmitteln, die dem Nervensystem helfen, ordentlich zu funktionieren. Eine gute Wahl sind unter anderem Vollkornflocken, Reis, Kartoffeln und Magermilchprodukte.

Probiere doch mal eine Schüssel Porridge (Haferbrei), gekrönt mit einer in Scheiben geschnittenen Banane, **oder** einen Vollkorntoast mit einem gekochten Ei.

DER ENERGIESCHUB AM NACHMITTAG

Nimm eiweißreiche Lebensmittel, um dich energiegeladener zu fühlen. Verzichte auf Schokoriegel oder eine Cola, weil diese dir nur einen kurzen Energieschub bescheren, der dann ziemlich schnell wieder absackt.

Versuche es mit einem Magermilchjoghurt **oder** einer Hand voll ungesalzener Erdnüsse.

DU HAST EINEN **WICHTIGEN TAG** VOR DIR

Untersuchungen haben ergeben, dass Kinder, die morgens beispielsweise Müsli zum Frühstück essen, sich in der Schule besser konzentrieren können. Also nimm den Rat der Kids an, und frühstücke ebenfalls eine Portion Flocken, damit die Energie langsam freigesetzt wird. Kurz bevor du das Haus verlässt, solltest du für den Extrakick etwas mit ein wenig Koffein zu dir nehmen.

Versuche eine Schale Müsli mit fettarmer Milch **oder** eine kleine Tasse Kaffee zu deinem üblichen Frühstück.

Kaffee-Fakten

★ Nach Berichten im *Journal of American Medical Association* haben Untersuchungen, an denen fast 25 000 Finnen teilnahmen (bekannt als die größten Kaffeekonsumenten der Welt), ergeben, dass Frauen, die täglich zehn oder mehr Tassen Kaffee tranken, ihr Risiko, an Diabetes zu erkranken, um 79 Prozent reduzierten. Bei drei oder vier Tassen lag die Reduktion bei 29 Prozent.

★ Regelmäßiger Kaffeegenuss könne die Gehirnleistung steigern, vor allem bei Frauen, meint ein Bericht im *American Journal of Epidemiology*.

★ Eine Studie, die im Magazin *Chest* veröffentlicht wurde, hat ergeben, dass Personen, die drei Tassen Kaffee am Tag tranken, um 28 Prozent weniger anfällig für Asthmaattacken waren, als Nicht-Kaffeetrinker.

DU WILLST ZUM **TRAINING**

Nimm zwei Stunden vor einem anstrengenden Training keine große Mahlzeit mehr zu dir, weil du dich sonst träge und müde fühlen wirst. Vermeide alles stark Zuckerhaltige, weil zu viel Zucker dein Energieniveau sogar verringern kann. Wähle stattdessen Nahrungsmittel, die die Energie langsam freisetzen (Vollkornnudeln oder fettarmes Eiweiß, zum Beispiel Fisch oder Bohnen).

Mache dir einen Nudelsalat mit Thunfisch, Paprika und Bohnen **oder** iss einen Apfel mit einer Hand voll Mandeln.

NACH DEM TRAINING

Falls du Schwimmen oder Laufen warst oder irgendein anderes anstrengendes Training absolviert hast, wirst du die verlorene Flüssigkeit und die Mineralstoffe ersetzen müssen. Suppen oder Fruchtsaftschorlen sind dafür genau richtig, aber auch Kartoffeln mit ihrem sehr hohen Wassergehalt helfen dir, deine Speicher wieder aufzufüllen.

Lass dir eine Kartoffelsuppe mit Vollkornbrot **oder** ein Glas frische Orangen- oder Apfelsaftschorle schmecken.

★ TIPP Der beste Zeitpunkt, Sport- oder »isotonische« Drinks zu trinken ist, wenn überhaupt, nach dem Training, weil sie dem Körper helfen, wieder Glykogen aufzubauen – der Stoff, der die Muskeln antreibt und Energie liefert.

HALTE DEINE DIÄT AM LAUFEN

Jetzt die schlechte Nachricht: Wunderdiäten mögen einen schnellen Erfolg bringen, aber sie funktionieren nicht auf lange Sicht. Gut, du magst anfangs Gewicht verlieren, aber es ist meist schwer, sie durchzuhalten. Oder sie sind teuer oder – besonders wichtig – können gefährlich sein. Tatsache ist, dass Diäten, die nur sehr wenig Kalorien erlauben oder wesentliche Nahrungsmittel ausschließen, wahrscheinlich nicht in der Lage sind, deinen Körper mit allen **Nährstoffen** zu versorgen, die er braucht. Deine Gesundheit könnte also leiden, obwohl du ein paar Pfunde abnimmst. Du wirst wahrscheinlich dauerhaftere Ergebnisse erzielen, wenn du einem **vernünftigen Plan** folgst. Und falls dein Leben bereits sehr hektisch ist, wirst du es angenehmer finden, grundlegende, gesunde Ernährungsgewohnheiten anzunehmen, als zu versuchen, den komplizierten, zeitaufreibenden Regeln zu folgen, die einseitige Diäten oft mit sich bringen. Versuche, die folgenden Tipps zu befolgen, um deine Motivation zu steigern.

RUFE EINE **FREUNDIN** AN

Sobald es mit der Diät losgeht, ist es oft leichter, einem Programm zu folgen, wenn du **Gesellschaft** hast. Versuche es nicht alleine – überrede eine Freundin, bei der Herausforderung mitzumachen. Nach einer Studie des Western Human Nutrition Center in den USA mit Personen, die alleine eine Diät machten, nehmen diese verglichen mit Diätwilligen in einer Gruppe Gestresster weniger ab. Frauen haben wesentlich mehr **Erfolg** bei einer Diät, wenn ihr Partner oder eine enge Freundin mitmachen. Ihr könnt eure Erfolge gemeinsam feiern, indem ihr shoppen oder ins Kino geht. Und ihr könnt euch gegenseitig unterstützen, wenn es schwierig wird.

★ TIPP **Pass auf, dass dein Telefon-Joker eine Person mit positiver Grundhaltung ist, die nicht so leicht aufgibt – und nicht ein Kumpel, der dich überredet, ein Schoko-Eclair mit ihm zu teilen.**

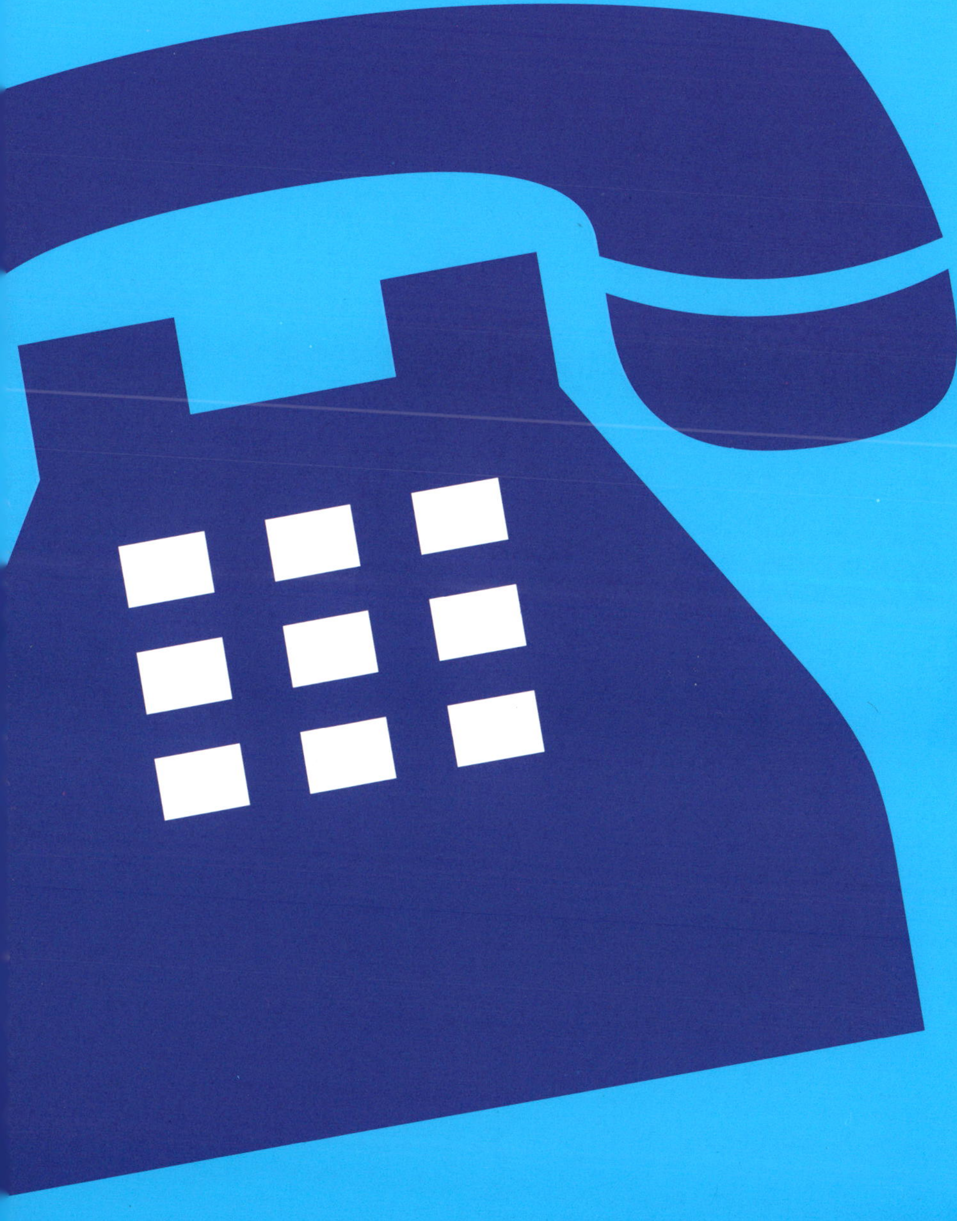

LERNE DIE PORTIONEN ZU **KONTROLLIEREN**

Versuche bei allen Mahlzeiten, deinen Teller etwa zur Hälfte mit Gemüse zu füllen, ein Viertel mit Kartoffeln, Nudeln oder Reis und das verbleibende Viertel mit magerem Fleisch oder Fisch. Wenn du essen gehst, musst du der **Versuchung widerstehen,** übergroße Portionen aufzuessen.

BLEIB **MOTIVIERT**

Nach den ersten paar Wochen der Diät stellt sich oft Lustlosigkeit ein, aber gib nicht auf; der Trick besteht darin, motiviert zu bleiben. Rufe eine gute Freundin an, die eine positive Einstellung zum Leben hat, und lass dich von ihr aufbauen. Das sollte dir helfen, dich wieder darauf zu konzentrieren, **in Form zu kommen**. Du kannst auch ein paar Modekataloge hervorkramen oder Bikini-Shopping machen und dir dabei vorstellen, wie toll du in diesem Zweiteiler aussehen wirst, nachdem du zwölf Pfund abgenommen hast – all das wird dich schnell wieder in die Spur bringen.

ÄNDERE DEINE GEWOHNHEITEN

Wechsle dauerhaft zu einer gesunden Zubereitung. Die besten Methoden sind die, die kein oder sehr wenig Fett erfordern, also backe, dämpfe oder grille dein Essen, statt es zu frittieren, zu braten oder zu rösten.

ISS NUR, WENN DU **HUNGRIG** BIST

Der beste Weg zu einer dauerhaft schlanken Linie ist, wenn du lernst, nur dann zu essen, wenn du hungrig bist. Viele von uns essen als Folge von Stress, aus Gewohnheit oder Langeweile. Frage dich erst, ob das wirklich Hunger ist, wenn du unbedingt etwas essen möchtest. Höre auf die Bedürfnisse deines Körpers, auch wenn das bedeutet, dass du sechs kleine Mahlzeiten am Tag essen wirst statt drei große.

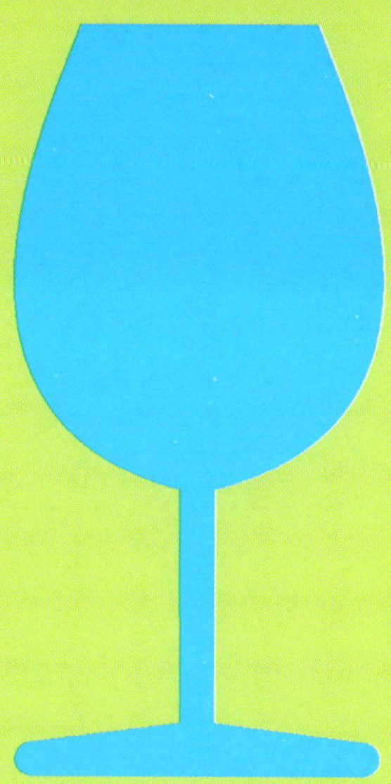

ACHTE AUF DEINEN **ALKOHOL**KONSUM

Es ist erstaunlich, wie viele Leute ihren Alkoholkonsum nicht reduzieren, wenn sie eine Diät machen, obwohl das ein todsicherer Weg ist, Kalorien einzusparen. Du musst nicht komplett verzichten, **mäßige** einfach **deinen Konsum**. Auf Seite 137 sind die schlimmsten Übeltäter aufgelistet.

VERMEIDE **QUÄLENDE HUNGERGEFÜHLE**

Trinke reichlich kalorienfreie Getränke wie Wasser oder Kräutertee. Wir missverstehen oft Durst als Hunger, also trinke erst etwas und schau, ob du dich danach immer noch hungrig fühlst. Entsprechend darfst du **Hunger** nicht mit Appetit verwechseln. Richtiger Hunger ist, wenn dein Magen leer und dein Blutzucker niedrig ist, und Appetit ist das Verlangen, das du spürst, wenn du zwar genug gegessen hast, aber noch etwas sehr Leckeres riechst, zum Beispiel warme Croissants oder frisches Brot.

ERINNERE DICH

Nimm ein Foto von dir aus der Zeit, als du mit der Diät und dem Sport noch nicht begonnen hattest, und hänge es an deine Kühlschranktür. Wenn du siehst, wie weit du schon gekommen bist, gibt dir das den richtigen **Ansporn**, dabeizubleiben.

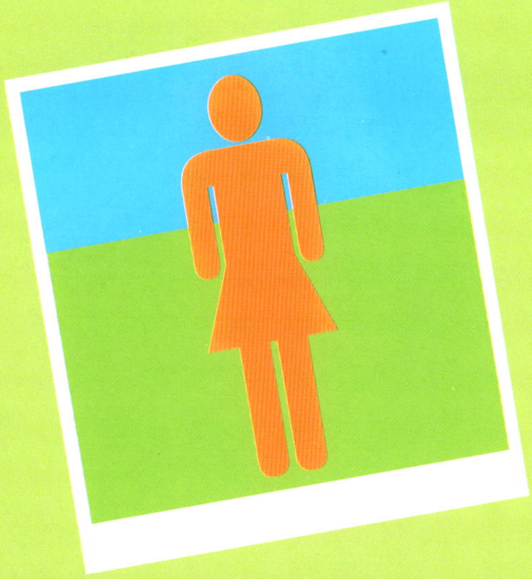

FÜNF DIÄT-MOGELEIEN

Findest du es noch immer schwer, die Diät fortzusetzen? Versuche ein paar der folgenden mühelosen Tricks, um dich gesünder zu ernähren.

ACHTE AUF QUALITÄT STATT AUF QUANTITÄT

Versuche, weniger Essen auf deinen Teller zu packen. Es mag banal klingen, aber Belege der University of Illinois von 2003 zeigen, dass wir so lange weiteressen, solange etwas vor uns liegt, auch wenn wir satt sind. Ebenso neigen wir dazu, mehr als nötig zu kochen, wenn wir eine Mahlzeit vorbereiten. Ein sorgfältiges **Abmessen** der Mengen bedeutet, dass keine »Nachschläge« übrig sind.

WÄHLE NAHRUNGSMITTEL, DIE DEINE STIMMUNG HEBEN

Was wir essen, kann unsere Stimmungen beeinflussen. Schokolade und Cola haben einen negativen Einfluss auf deine Laune, weil sie dir einen kurzen **Energieausbruch** bescheren, dem ein plötzliches Abschlaffen folgt; und sie können Schuldgefühle auslösen. Ein paar **gesündere** Nahrungsmittel können tatsächlich die »Wohlfühl«-Chemie des Gehirns stimulieren und dich glücklicher und entspannter fühlen lassen. Eine gute Wahl sind hier Hafer, Knoblauch, Chili, Paranüsse und Bananen. Die vier größten »Stressoren«, die es einzudämmen gilt, sind Zucker, Koffein, Alkohol und Schokolade.

ISS **GESUNDE** »TRÖSTERCHEN«

Hab keine Panik, wenn du im Winter das Verlangen nach »pampigerem«, trostreicherem Essen hast. Du kannst deiner Diät trotzdem treu bleiben, wenn du fettreduzierte Varianten deiner üblichen Favoriten wählst. Zum Beispiel enthalten Backofen-Pommes weniger Fett als traditionelle Pommes frites. Versuche es mit Olivenöl statt Butter bei der Zubereitung von Kartoffelpüree und Joghurt statt Sahne bei Desserts. Denk daran, dass Nahrungsmittel wie Baked Beans und Haferbrei wenig Fett enthalten, dich aber lange **sättigen** können.

WÄHLE **SÜSSE** ABER **FETTFREIE** NAHRUNGSMITTEL

Eines der Hauptprobleme bei Schokolade, Keksen und Kuchen ist, dass sie sowohl viel Fett als auch viel Zucker enthalten. Weil Fett den doppelten Kaloriengehalt von Zucker hat, ist es ratsamer, eine Nascherei zu wählen, die eher süß als fett ist.

ISS DICH MIT **SUPPE** SATT

Suppe ist eine perfekte Mahlzeit. Sie ist naturgemäß fettarm, nährstoffreich und sehr sättigend, besonders, wenn du dazu ein Stück Vollkornbrot isst. Vermeide Cremesuppen, da sie mehr Fett enthalten. Versuche, dir eine Suppe ganz alleine zuzubereiten – **Gemüsesuppe** oder **Gazpacho** sind eine großartige Möglichkeit, sich drei oder vier Portionen Gemüse zukommen zu lassen.

DENKE DÜNN

Du kennst diesen Typ. Sie scheinen essen zu können, was sie wollen, und nehmen nie zu. Selbst wenn die Worte »Ich muss wohl eine Diät machen« nie ihre Lippen verlassen haben, verachte sie nicht völlig. Es hat nämlich nur mit der **geistigen Haltung** zu tun! Lies weiter, um zu entdecken, wie du hinter ein paar Geheimnisse der natürlich schlanken Frauen kommen kannst.

EIN BISSCHEN VON DEM, WAS DU MAGST

Wenn du abzunehmen versuchst, hast du mit einer ausgewogenen und abwechslungsreichen Diät wahrscheinlich eher Erfolg. Verbanne deine liebsten Naschereien (wie **Süßigkeiten und Kuchen**) nicht völlig, aber halte dich zurück. Natürlich dünne Leute genießen kleine **Naschereien** mäßig, falls ihnen danach ist – ohne sich damit voll zu stopfen.

VERSCHAFF DIR EINEN TOLLEN START IN DEN TAG

Das Frühstück ausfallen zu lassen hilft dir auf keinen Fall beim Abnehmen. Nach einer Studie von Prof. Kirk, Professor für Ernährungswissenschaften an der Queen Margaret University in Edinburgh, kann das Frühstücken dich sogar **schlank halten**. Er hat herausgefunden, dass Leute, die zwölf Wochen lang jeden Morgen eine große Schale Frühstücksflocken mit fettarmer Milch aßen, etwa drei Pfund mehr abnahmen als Personen, die es nicht taten.

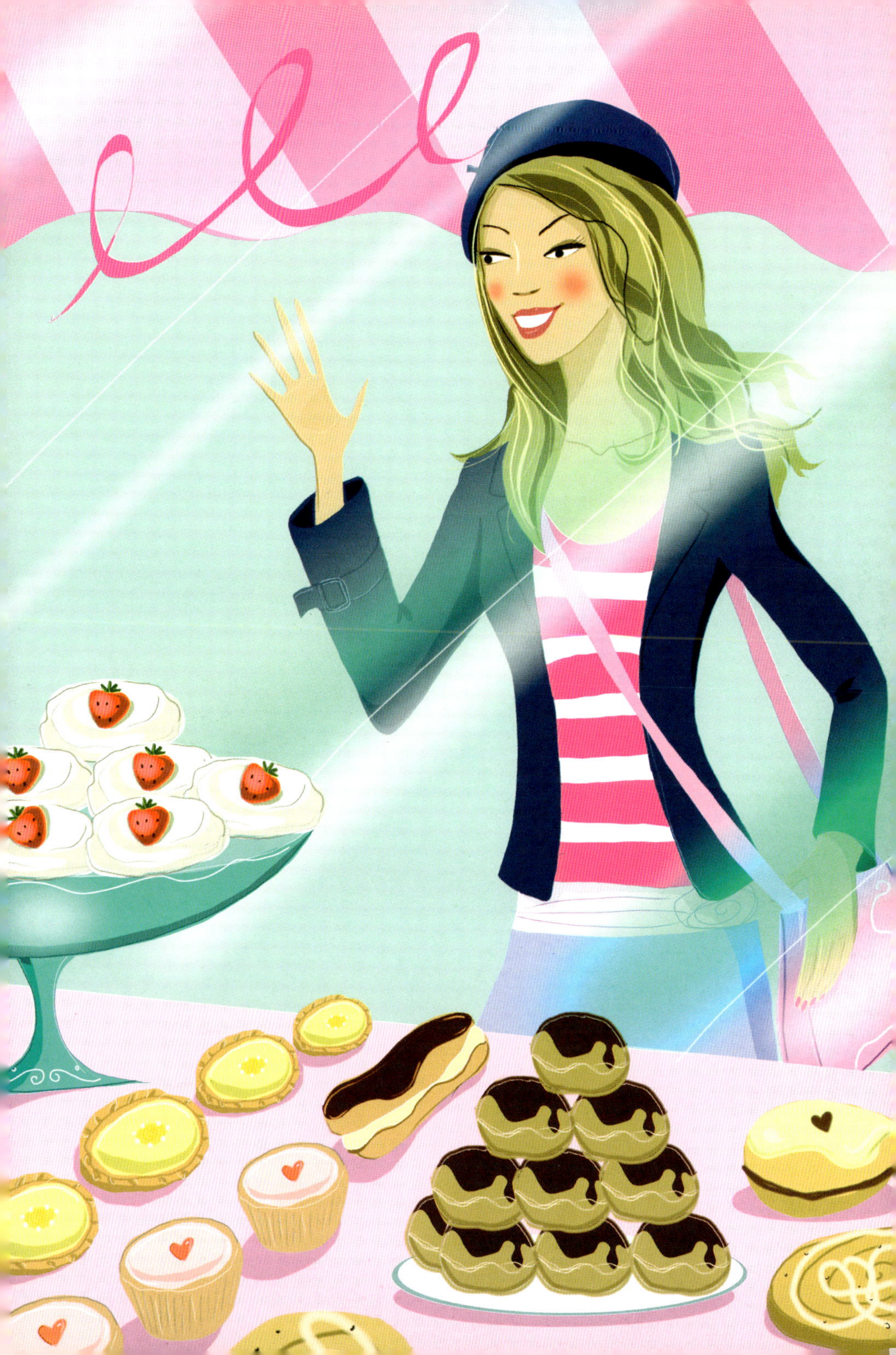

WÄHLE DAS OBST KLUG

Versuche, nicht mehr als zwei Portionen Obst am Tag zu essen, wenn du mit deiner Diät beginnst, sonst lädtst du dir überflüssigen Zucker und Kalorien auf, ohne es zu merken. Äpfel, Birnen und Beeren sind eine gute Wahl, nicht aber reife Bananen (die haben einen hohen Glyx-Index, was einen **Abfall der Energie** und der Stimmung verursachen kann). Und pass auf, dass du es nicht mit dem Fruchtsaft übertreibst.

KOSTE DEIN ESSEN BISSEN FÜR BISSEN

Niemand kann sicher sagen, wie lange es dauert, bis dein Magen deinem Hirn gemeldet hat, dass er voll ist, aber Ernährungswissenschaftler schätzen, dass es mindestens zehn Minuten sind. Tu dir also selbst einen Gefallen und mach langsam. **Pausiere** zwischen jedem Bissen und kaue alles sorgfältig. Lege zwischen jedem Bissen Messer und Gabel ab, pausiere zwischen den Gängen, und nimm dir die Zeit, jeden Bissen auszukosten. Du wirst begeistert sein, wie **lecker** manche Gerichte tatsächlich schmecken, die du bisher wie selbstverständlich gegessen hast, wenn du dir nur Zeit zum Genießen nimmst.

DENK NACH ÜBER DAS, WAS DU ISST

Stopfe nicht einfach den erstbesten Schokoriegel in dich hinein, wenn du dich das nächste Mal hungrig fühlst. Denke erst nach und frage dich, wie dich das, was du gerade essen willst, eine halbe Stunde später fühlen lässt. Wird es dir Schwung geben, oder wirst du dich aufgebläht und **schuldig** fühlen? Überlege dir eine gesunde Alternative, stelle dir vor, wie anders du dich danach fühlen würdest, und entscheide dann.

ÄNDERE DEINE **SICHTWEISE**

Einer der wichtigsten Faktoren ist die Fähigkeit, daran zu glauben, dass du schlank sein kannst – etwas, das schlanke Menschen für selbstverständlich erachten. Wenn du dich selbst als übergewichtig ansiehst, wirst du es schwierig finden, abzunehmen und das Gewicht dann zu halten. Wir neigen dazu, nach unserem **Selbstbild** zu leben, also entscheide dich heute dazu, positiv zu denken.

VERSTEHE DEINEN HUNGER

Schlanke Leute essen abhängig von ihrem Hunger, das heißt, dass sie zum Mittag- oder Abendessen ihren Teller nicht einfach deshalb voll laden, weil das Essen da steht. Ohne darüber nachzudenken **beurteilen** sie, **wie hungrig** sie sind, bevor sie anfangen. Entsprechend hören sie auf, wann immer sie sich satt fühlen.

★ TIPP Versuche folgenden Trick, um leichter mit deinem Körper in Einklang zu kommen: Wenn dich das nächste Mal der Heißhunger packt, stellst du dir eine Skala von eins bis fünf vor. Eins heißt, du bist nicht hungrig, fünf bedeutet, dass du am Verhungern bist. Überprüfe, wo du dich gerade auf dieser Skala befindest, bevor du etwas in den Mund steckst, und iss wirklich nur dann, wenn du mindestens auf Hungerstufe vier bist.

DIE DIÄT FAKTEN-AKTE

Das verwirrend weite Feld verfügbarer Diäten kann die Entscheidung beinahe unmöglich machen, welcher man nun folgen soll. Es gibt eine endlose Vielfalt an Büchern, Videos und speziellen Nahrungsmitteln – viele davon von **Prominenten** promoted. Obwohl es auf lange Sicht definitiv besser ist, auf vernünftige und gesunde Essgewohnheiten umzusteigen, statt **ausgewählten** Diätplänen zu folgen, finden manche Leute, dass ihnen eine vorgegebene Diät als Startschuss dienen kann. Aber welche soll es denn sein? Lies weiter, um die Essenz aus sieben der beliebtesten, heute verfügbaren Diäten zu bekommen.

DIE ATKINS-DIÄT

Worum geht es?

Eine Eiweiß-Diät, die die **Aufnahme von Kohlehydraten** strikt beschränkt. Im Gegensatz zu den meisten konventionellen Diäten wurde im ursprünglichen Ernährungsplan die Fettaufnahme nicht begrenzt. Mittlerweile wird die Reduktion gesättigter Fettsäuren empfohlen.

Was darfst du essen?

Eiweißreiches Fleisch, Fisch, Eier, **Käse**, Nüsse, Sahne und Mayonnaise.

Was ist **verboten**?

Es gibt ein zweiwöchiges Limit von 20 Gramm Kohlehydrate am Tag. Das heißt, kein Obst, Brot, Getreide und keine **stärkehaltige**n Gemüse wie Kartoffeln. Danach kannst du diese Menge auf kontrollierte Weise steigern.

Wie funktioniert **es**?

Der Erfinder Dr. Robert Atkins glaubte, dass unser Körper zu viel Insulin produziert, was dazu führt, dass überschüssige Kalorien aus Kohlehydraten als Fett gespeichert werden. Eine Diät, die **sehr viel Eiweiß** enthält, soll demzufolge unseren Körper Fett anstelle der Kohlehydrate verbrennen lassen, was im Lauf der Zeit zu Gewichtsverlust führt. Eiweiß ist darüber hinaus ein Appetitzügler, der dein Hungergefühl unterbindet.

Das Urteil

Die Jury enthält sich eines Urteils. Die aktuellsten Untersuchungen lassen vermuten, dass man mit dieser Diät rasch abnehmen kann und dabei sogar der Cholesterinspiegel senkt, auch wenn es anfangs zu Nebenwirkungen wie Verstopfung und Mundgeruch kommt. Es gibt allerdings auch Bedenken wegen möglicher Langzeit**gefahren** dieser Diät, besonders wegen der Belastungen für Nieren und Herz.

DIE **SOUTH-BEACH**-DIÄT

Worum geht es?

Diese Diät, die 1999 von Dr. Arthur Agatston entwickelt wurde, hat sich zu einem **echten Rivalen** der populären Atkins-Diät entwickelt. Wie bei Atkins folgt diese Diät der Vorstellung, dass Gewichtszunahme durch Kohlehydrate verursacht wird. Dennoch eliminiert sie diese nicht auf die gleiche radikale Weise.

Was darfst du essen?

Die South-Beach-Diät unterteilt die Kohlehydrate in »gute« und »schlechte« und ist nicht ganz so restriktiv wie Atkins. Du kannst so viel von den **guten Kohlehydraten** essen, wie du magst.

Was ist verboten?

»Schlechte« Kohlehydrate, wie Kuchen, **Kekse** und Weißbrot, und »schlechte« Fette, wie sie in einigen Fleischsorten (gesättigte Fettsäuren) und Vollmilchprodukten enthalten sind.

Wie funktioniert es?

Die Diät ist in drei Stufen unterteilt und hat zum Ziel, am Anfang eine schnelle **Gewichtsabnahme** zu erreichen. Die folgende Phase bringt einen eher allmählichen Rückgang, bis man sein Idealgewicht erreicht hat.

Das Urteil

Insgesamt betrachtet ist dies eine gute Diät. Sie erhält dein Herz gesund und hilft, den Pegel an »bösem« Cholesterin zu senken. Sie scheint auch eine der niedrigsten Abbrecherraten heutiger Diäten zu haben und ermuntert zu **vernünftigen Ernährungsmustern**, die über lange Zeit eingehalten werden können.

DIE **ZONEN**-DIÄT

Worum geht es?

Die Zonen-Diät wurde von Barry Sears entwickelt und zielt darauf ab, den Menschen die perfekte Balance zwischen Kohlehydraten und Eiweiß zu liefern, um dadurch den **Blutzuckerspiegel** zu regulieren und das Gewicht zu kontrollieren.

Was darfst du **essen**?

Die Zonen-Diät empfiehlt, täglich zwölf »Zonen-Blocks« zu essen, wobei ein Block eine **ausgewogene Mischung** von Kohlehydraten, Eiweiß und Fett ist. Jede »Zone« (oder Minimahlzeit) wird sorgfältig abgewogen und sollte reichlich fettarmes Eiweiß, Obst und Gemüse enthalten.

Was ist **verboten**?

Diese Diät plädiert dafür, weniger Kohlehydrate zu essen.

Wie funktioniert es?

Sears glaubt, dass das »block«-weise Essen den Körper dazu ermuntert, mehr Fett zu verbrennen, sodass man überschüssiges Gewicht abbaut. **Häufig, aber wenig** zu essen hält den Blutzuckerspiegel konstant, was die Energieeinbrüche vermeidet, die zu Fressanfällen führen können. Außerdem lässt das regelmäßige Essen kleiner Portionen den **Stoffwechsel** beständig arbeiten, die Kalorien werden also effizienter verbrannt.

Das Urteil

Dies ist eine sehr fettarme Diät, die reichlich gesundes Obst und Gemüse enthält, aber der Mangel an Kohlehydraten bedeutet auch, dass es nicht viele Ballaststoffe gibt. Für viel beschäftigte Frauen ist der Diätplan nicht leicht zu befolgen, denn es ist sehr **zeitintensiv**, jeden Tag zwölf kleine Mahlzeiten abzuwiegen.

TRENNKOST

Worum geht es?

Dr. William Hay erfand die Trennkost – auch als Hay-Diät bekannt – zu Beginn des letzten Jahrhunderts nicht zur Gewichtsreduktion, sondern als einen gesunden Ernährungsplan. Seine Theorie konzentriert sich darauf, Eiweiß und Kohlehydrate nicht in einer Mahlzeit zu mischen. Er glaubte, dass sich diese beiden **Nährstoffgruppen** im Magen »bekämpfen«, was zu Verdauungsproblemen, Gewichtszunahme und allgemein schlechter Gesundheit führt.

Was darfst du essen?

Den ganzen Tag so viel Obst wie du magst. Zu den Mahlzeiten entweder Kohlehydrate mit Gemüse oder Eiweiß mit Gemüse.

Was ist verboten?

Während einer Mahlzeit Eiweiß und Kohlehydrate gemeinsam zu essen, zusätzlich weißes Brot, Reis und Nudeln, Zucker und künstliche Zusatzstoffe.

Wie funktioniert es?

Trennkost verspricht keinen Gewichtsverlust, die **Kalorien**aufnahme ist aber so **eingeschränkt**, dass du zwangsläufig abnimmst, wenn du die Regeln wirklich einhältst.

Das Urteil

Obwohl diese Diät von den Nährstoffen her nicht schlecht ist, sind dabei aber strenge Regeln zu befolgen, die schwierig einzuhalten sind, insbesondere bei einem hektischen Lifestyle. Die **Regeln** bedeuten zum Beispiel, dass ein Käsebrot oder Spaghetti Bolognese nicht erlaubt sind. Es gibt auch noch keinen wissenschaftlichen **Beweis** für die Annahme, dass der Körper Eiweiß und Kohlehydrate nicht gleichzeitig verdauen könne.

GLYKÄMISCHER INDEX

(GLYX-DIÄT)

Worum geht es?

Diese Diät basiert darauf, Kohlehydrate mit niedrigem Glyx-Wert zu bevorzugen. Das bedeutet, dass sie nur langsam zu Zucker abgebaut werden und dadurch nur einen geringen Einfluss auf den Blutzuckerspiegel haben. Dein **Sättigungsgefühl** hält so **länger** vor, und du wirst weniger unter heftigen Energieschwankungen leiden.

Was darfst du essen?

Alle Nahrungsmittel mit einem niedrigen Glyx-Wert, einschließlich Äpfeln, Bohnen, Hafer und Vollkornprodukten.

Was ist verboten?

Alle Lebensmittel mit hohem Glyx-Wert, etwa **weißes Brot**, weiße Nudeln, Kartoffeln, getrocknete Früchte und Bananen.

Wie funktioniert es?

Weil dein Blutzuckerspiegel etwa auf dem gleichen Niveau bleibt, wirst du nicht hungrig und stopfst dich letztlich nicht so leicht voll. Außerdem haben Lebensmittel mit niedrigem Glyx-Wert tendenziell **wenig Fett**.

Das Urteil

Dies ist eine vernünftige kalorien- und fettarme Diät, die bei vielen Menschen zu funktionieren scheint. Sie schließt viel Obst und Gemüse ein und ist ballaststoffreich, von daher bestens geeignet, Herzerkrankungen und bestimmten Krebsarten vorzubeugen. Sie ist auch gut, um dein **Energieniveau** hoch zu halten.

MAKROBIOTISCHE DIÄT

Worum geht es?

Dies ist eine strenge Diät, die in den zwanziger Jahren des vergangenen Jahrhunderts von George Ohsawa in Japan begründet wurde. Sie plädiert dafür, vor Ort auf organische Weise angebaute Produkte zu essen. Das Grundprinzip ist, das **völlige Gleichgewicht** zwischen »Yin«- und »Yang«-Nahrungsmitteln zu schaffen und so eine gute Gesamtgesundheit zu erreichen.

Was darfst du essen?

Die Diät basiert zu etwa der Hälfte auf **Vollkornprodukten** wie Naturreis. Der Rest setzt sich zusammen aus Gemüse, Bohnen und Tofu.

Was ist verboten?

Im Grunde ist es eine veganische Diät, also kein Fleisch, keine Eier oder **Milchprodukte**. Alkohol, Koffein und jede Art denaturierte Lebensmittel sind ebenfalls von der Karte gestrichen.

Wie funktioniert es?

Süße Lebensmittel werden als »Yin« klassifiziert, pikante als »Yang«. Beides in ausgeglichenem Maß zu sich zu nehmen soll **Harmonie** im Körper erzeugen. Diese Diät wurde nicht fürs Abnehmen konzipiert, die kalorienarmen Rezepte werden aber sehr bald bei den meisten Menschen die Pfunde purzeln lassen.

Das Urteil

Es handelt sich um eine extrem einschränkende Diät, die sehr zeitaufwendig ist, weil man wirklich eine Menge Zeit für das Einkaufen der richtigen, biologisch-organischen Zutaten benötigt. Hinzu kommen noch Stunden für die Zubereitung jeder einzelnen Mahlzeit zu Hause. Außerdem könnte es zu Mangelerscheinungen bestimmter essenzieller Vitamine kommen, weil ganze Lebensmittelgruppen völlig **wegfallen**, etwa Fleisch und Milchprodukte.

BLUTGRUPPENDIÄT

Worum geht es?

Diese Diät fußt auf der Idee, dass du abhängig von deiner Blutgruppe bestimmte Nahrungsmittel zu dir nehmen solltest. Der Erfinder Peter D'Adamo behauptet, dass sie dir abzunehmen hilft, deine Energie steigert und dein Immunsystem stärkt.

Was darfst du **essen**?

Blutgruppe 0 kann zum Beispiel so viel Fleisch essen, wie sie will, sollte aber auf Kohlehydrate und Milchprodukte verzichten. **Blutgruppe A** andererseits kann sich auf Getreide und Fisch stürzen, muss aber rotes Fleisch meiden. **Blutgruppe B** kann ein breites Spektrum an Nahrungsmitteln genießen, für sie ist eine abwechslungsreiche Diät wichtig; sie scheint auch eine natürliche Toleranz gegenüber Milchprodukten zu haben.

Was ist **verboten**??

Alles, was nach D'Alamos Richtlinien nicht zu deiner speziellen Blutgruppe passt.

Wie funktioniert es?

D'Alamo glaubt, dass deine Blutgruppe deine Körper**chemie** charakterisiert und wie dein Körper Nahrung verarbeitet. Nahrungsmittel zu essen, die deiner Blutgruppe entsprechen, ist daher gut, um deinen gesamten Stoffwechsel zu steigern, was zur verstärkten Verbrennung von Fett und Kalorien führt.

Das Urteil

Es gibt keinen wissenschaftlichen Beleg dafür, dass deine Fähigkeit, unterschiedliche Nahrungsmittel zu verdauen, mit deiner Blutgruppe zusammenhängt. Viele Menschen haben Blutgruppe 0 und sollten demnach einer Diät folgen, die wenig Kohlehydrate und viel Eiweiß enthält. Wenn du wirklich mit einer solchen Diät **abnimmst**, liegt das vielleicht daran, dass du weniger Kalorien zu dir nimmst.

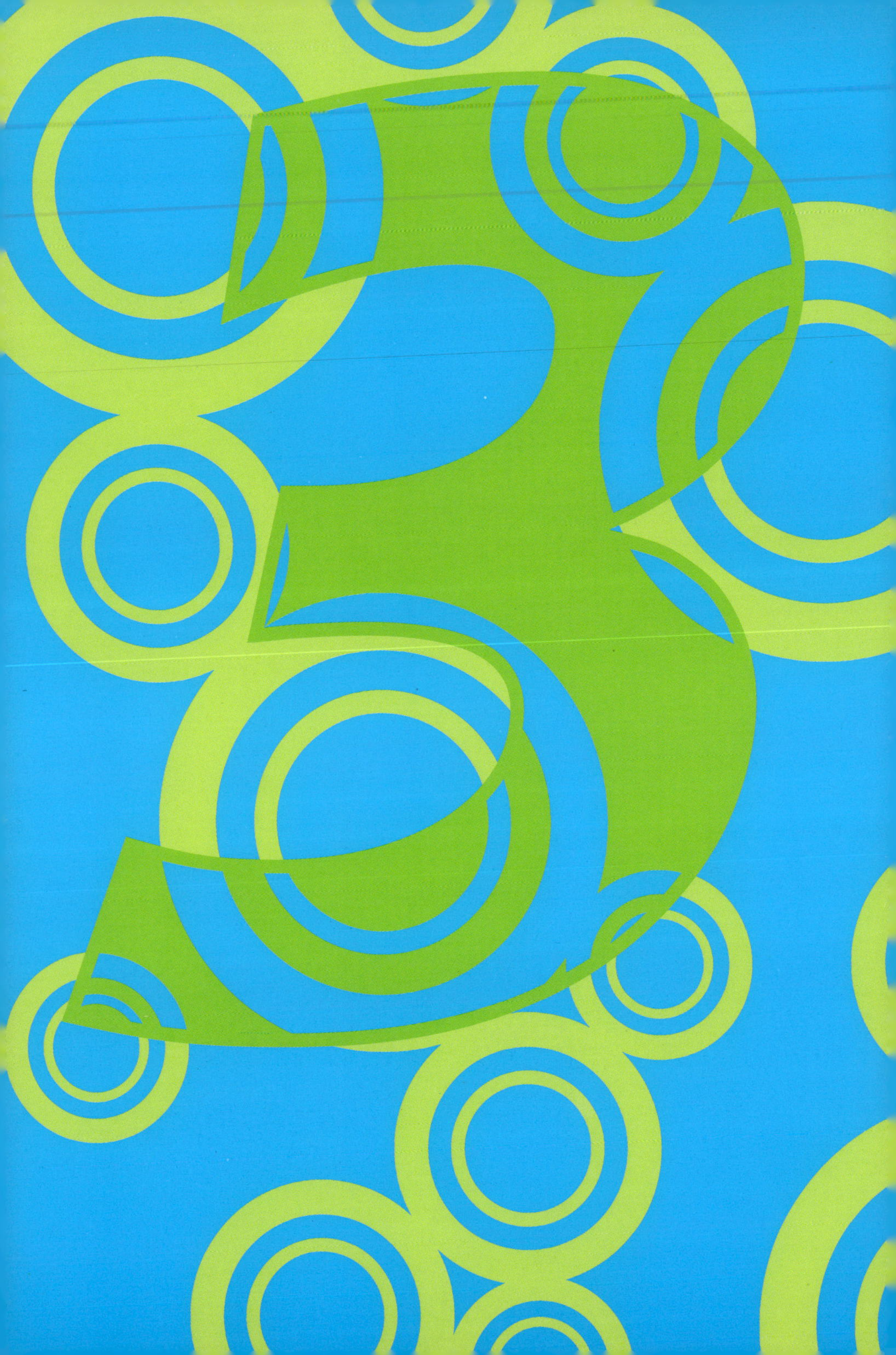
3

KAPITEL 3
FASHION

FIX GESTYLT

Die ultimative Schritt-für-Schritt-Anleitung, mit der du deinen Kleiderschrank schnell organisierst und in Form bringst und dich dabei in die schicke Fashion-Ikone verwandelst, von der du schon immer wusstest, das du sie bist.

Jedes **Busy Girl** muss sich sicher sein, dass in ihrem Kleiderschrank immer etwas **Modisches** zum Anziehen hängt – ob es nun für die Arbeit, für ein **heißes Date** oder einen Spaziergang im Park ist. Und sie muss es **schnell** finden können. Um das zu erreichen, musst du dir einen Schrank anschaffen, der mit Kleidern bestückt ist, die zu jeder **Gelegenheit** passen. Außerdem musst du die Meisterin einer Menge grundlegender Style-Fähigkeiten werden, zum Beispiel Shoppen mit Köpfchen, Lernen, den Laufsteg auf deine Shoppingmeile zu übertragen und die richtigen Schuhe auszusuchen, um das perfekte Saum-Absatz-Verhältnis zu erreichen.

Du wirst lernen, Stoffe und Schnitte auszusuchen, die deiner Figur schmeicheln, wie auch immer sie ist, und wie du genau diese fließende Ausgewogenheit zwischen underdressed und overdressed erlangst. Mit Hilfe dieses Kapitels werden Fragen wie: »Welchen Gürtel soll ich anziehen, um meine Taille zu betonen?« oder »Welche Hosen **verstecken meinen Hintern** und lassen gleichzeitig meine Schenkel schlanker aussehen?« zu fernen Erinnerungen. Und dank des Style-Persönlichkeitstests wirst du schließlich in der Lage sein, »deinen« Look auf den Punkt zu bringen und das Beste daraus zu machen. Zur gleichen Zeit wirst du entdecken, wie man packt und dabei wertvolle Minuten und Platz spart, egal ob du eine schicke Wochenend-**Städtetour** planst oder einen sonnendurchglühten Strandurlaub. Außerdem erfährst du, wie du jede **modische Katastrophe** wieder gutmachen kannst, die dir während deines Tagesablaufs passieren kann.

ENTRÜMPELE DEINE SCHRÄNKE

Wie die meisten wirklich viel beschäftigten Mädchen hast du vielleicht auch eine enorme Sammlung an Kleidern. Schade, aber ein prall gefüllter Schrank und Schubladen, die so voll gestopft sind, dass sie nicht mehr zugehen, lassen nicht automatisch auch auf eine Menge modischer, tragbarer Outfits schließen. Du hast vielleicht, wie alle anderen auch, überzählige Tops, die nicht mehr passen, Hosen, die zu oft getragen wurden, um noch tragbar zu sein, und Fehleinkäufe, die es nicht einmal bis auf die Straße geschafft haben. Um deine gesamte Kleidung zu einer ausbaufähigen Sammlung zu formen, brauchst du zunächst eine große Entrümpelungsaktion.

Hol all deine Sachen aus dem Schrank, leg sie aufs Bett, und wirf einen kritischen Blick auf das, was du siehst. Sei gnadenlos! Sortiere alles das für die Kleidersammlung zur Seite, was dir nicht steht, was du seit zwei Jahren nicht getragen hast oder was zu groß bzw. zu klein ist. Mach das Gleiche mit deinen Schuhen. Alles mit irreparablen Löchern oder Rissen sollte weggeworfen werden. Jetzt bekenne dich zur **»Zwei-Jahres-Regel«**: Was du in den vergangenen zwei Jahren nicht getragen hast, wirst du nicht vermissen. Es ist Zeit, dass es rauskommt.

Wenn du damit durch bist, überprüfe den Rest und notiere dir, wo nun signifikante Lücken sind. Zum Beispiel könntest du Unmengen großartiger Tops haben, aber einen ernstlichen Mangel an Röcken oder Hosen. Häng dich nicht an 15 ganz gut passende Hosen; wirf alle raus bis auf die **wirklich vorteilhaften**. Sorge dafür, dass du eine Auswahl an unterschiedlichen Längen hast, die du dann zu höheren Schuhen oder Ballerinas anziehen kannst. Falls du kurze Beine hast, lass alle Hosen umnähen, die zu lang sind, damit sie so aussehen, als wären sie gerade für dich gemacht worden.

Veranstalte eine Kleider-Tausch-Party

Überrede ein paar Freundinnen, zur gleichen Zeit wie du ihre Schränke zu entrümpeln, und macht danach eine Party. Kommt alle zusammen und macht euch einen tollen Abend bei Tratsch und Kleidertausch. Es ist billig, lustig, gesellig, und ihr werdet euren Schränken neues Leben einhauchen.

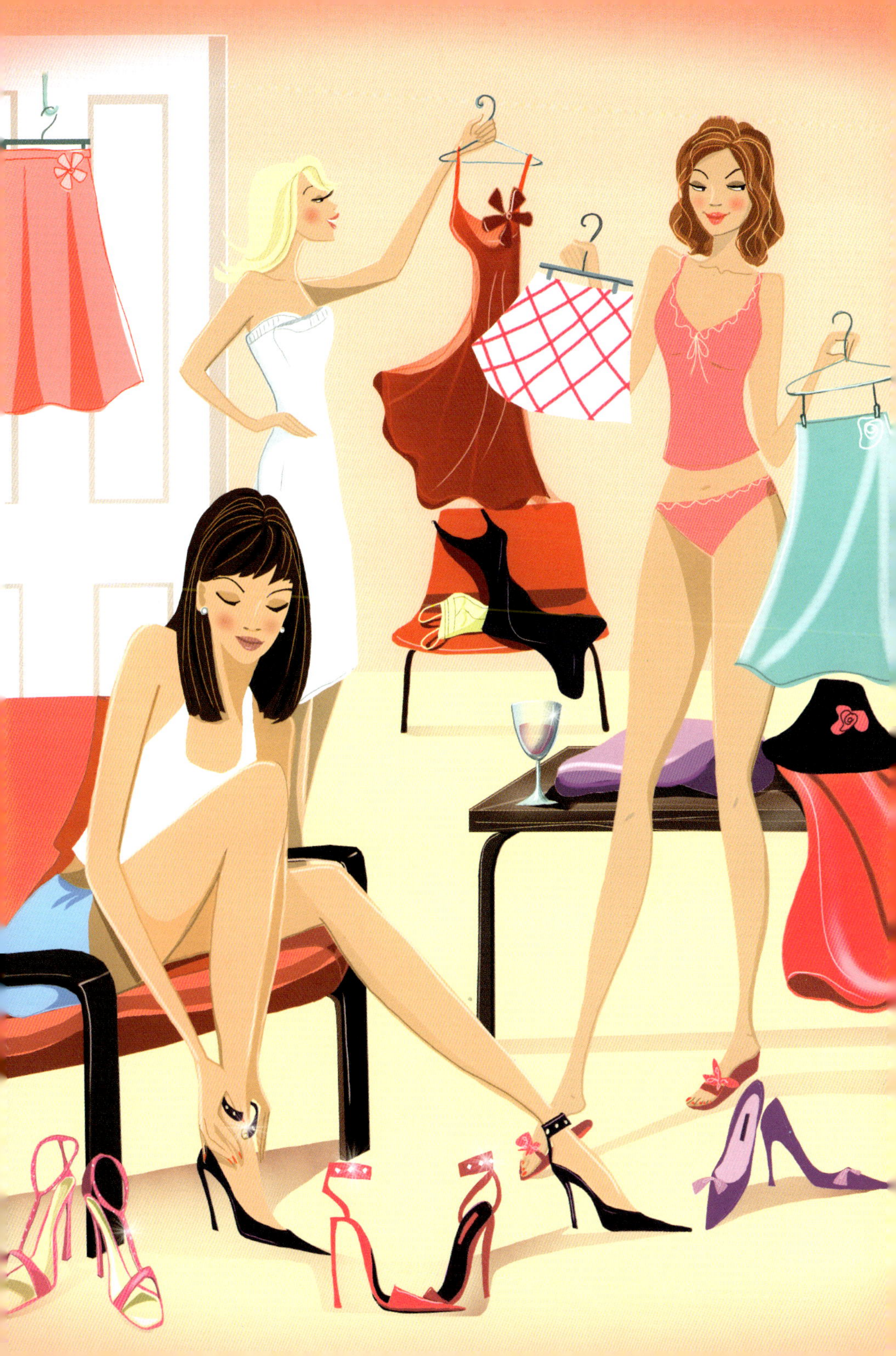

DIE **RICHTIGEN** BASICS ...

Der Schlüssel zu einer ansprechenden, bemerkenswerten Garderobe besteht darin, die richtigen Basics zu besitzen. Du musst dir eine wohl durchdachte Kollektion von Kleidungsstücken mit einer ausreichenden Anzahl **fehlgriffsicherer** Outfits zusammenstellen. Wenn du das geschafft hast, werden all diese »Ich-hab-gar-nichts-zum-Anziehen!«-Tage der Vergangenheit angehören. Denke nur nicht, dass ein Schrank voller **Klassiker** langweilig sei; die Leute, die mit dem geringsten Aufwand modisch erscheinen, neigen zu zeitlosen Stücken und **aktualisieren** ihren Look klug mit **Accessoires** wie einem leuchtend bunten Top, einem Schal oder etwas trendigem Schmuck. Investiere also in einige klassische Teile, die du kombinieren und jedem Event anpassen kannst – und die länger als eine Saison halten.

DIE TEILE, DIE DU **BRAUCHST**

Ein **guter Anzug**

Ein klassischer Hosenanzug ist es wert, Zeit und Geld zu investieren. Mach das, und der Anzug wird ein paar schöne Jahre halten – je besser die Qualität von Stoff und Futter, desto besser ist die Investition. Ein guter Anzug kann das **tragbarste und vielseitigste** Outfit sein, das du hast; du kannst damit elegant oder schlicht aussehen und die Einzelteile mit Oberteilen oder Jeans kombinieren.

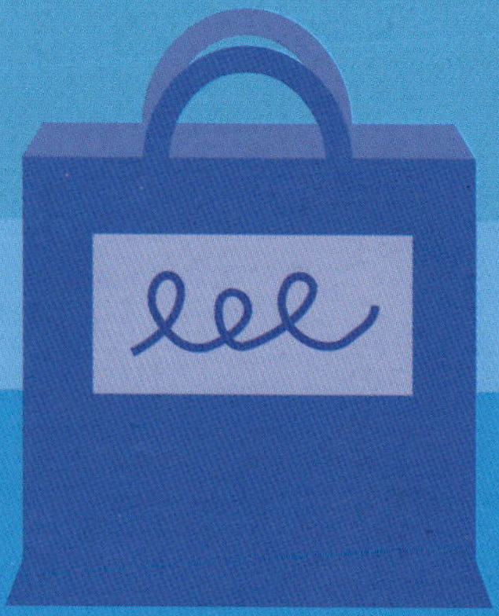

Mantel

Ein guter Wintermantel ist eines der wichtigsten Teile, die du anschaffen musst, nimm dir also Zeit beim Auswählen des Richtigen. Du wirst ihn an den meisten kalten Tagen brauchen, also muss er vielseitig sein. Schwarz ist eine **absolut sichere Farbe**, die nie unmodern wird und sowohl tagsüber als auch am Abend getragen werden kann. Nimm einen aus feiner Wolle in einem klassischen, schlichten Schnitt. Lass dich nicht verleiten, den gerade angesagten Pelzkragen oder Stehkragen-Schnitt zu nehmen – nächstes Jahr ist er unmodern. Bleib bei einem klassischen Design, und du wirst ihn jahrelang tragen können.

Länge und Schnitt sind sehr wichtig für die **perfekte Passform**. Ein langer Mantel zu einem kurzen Rock ist eine der modischen Todsünden, also ziehe stattdessen lieber lange Hosen und Schuhe mit Absätzen an, um eine elegantere Silhouette zu bekommen. Vermeide Mohair- oder Angoraschals oder -pullover, wenn dein Mantel aus Filz oder Wolle ist – wenn du aussiehst, als hättest du dich auf der Hundedecke gewälzt, bringt dir das keine Stil-Punkte!

Blazer

Sorge dafür, dass sich in deiner Garderobe ein gut sitzender Blazer befindet, entweder aus Wolle, Kordsamt oder Samt. Der ist so vielseitig, dass du ihn mit allem **kombinieren** kannst – mit Kleidern, Röcken und mit Jeans für einen gepflegten Casual-Look.

Röcke

Ein dunkler, knielanger Rock ist ein absolutes Muss. Ein einfacher Rock kann tagsüber mit einem schlichten taillierten Top oder einer Bluse getragen werden, um dann für den Abend durch ein **sexy schimmerndes** Top aufgemotzt zu werden. Auf den Seiten 194 bis 198 findest du Vorschläge, welcher Rocktyp deiner Figur am besten steht.

Kleider

Das kleine Schwarze ist **ein Must für Partys**. Wähle eins, das einfach und gut geschnitten ist, das tagsüber mit einem Blazer getragen und abends mit Schmuck und schicken Pumps aufgepeppt werden kann. (Siehe die Seiten 213 bis 214 für grundlegende Informationen zu dem kleinen Schwarzen.)

Hosen

Jede Garderobe braucht zumindest zwei schicke, gut sitzende Hosen, die mit allem kombiniert werden können und in denen du dich großartig fühlst. Klassische weite Schnitte oder »Boot-Cut«-Formen **schmeicheln** praktisch **jedem** und passen zu schlichtem oder elegantem Outfit. Es ist auch kein Fehler, zwei gut sitzende klassische Jeans zu haben – eine dunklere für den Winter und eine zweite in helleren Farben für die Sommermonate.

Tops

Taillierte T-Shirts und Blusen in einem breiten Farbspektrum sind die Quelle jeder vielseitigen Garderobe. Stoff mit einem kleinen Stretchanteil wird deine Figur vorteilhaft betonen, ein zu hoher allerdings verrät auch das kleinste Speckröllchen. Eine klassisch **geschnittene Bluse** wird im Büro hervorragend aussehen, kann aber auch am Wochenende zu Jeans getragen werden.

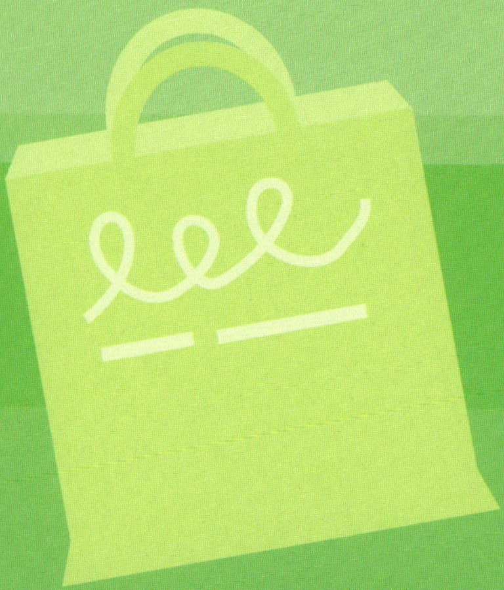

WOFÜR GELD AUSGEBEN

»Kauf immer das Beste« ist als ein gut gemeinter Rat überholt, ganz abgesehen von den finanziellen Folgen, aber bestimmte Dinge sind es noch immer wert, sich in Unkosten zu stürzen. Dafür kannst du bei anderen ruhig zu den preiswerteren Varianten greifen.

ZAHL **SOVIEL DU KANNST** FÜR

- Mäntel
- Hosenanzüge
- Schuhe
- Handtaschen

SPAREN KANNST DU BEI

- Einfachen T-Shirts
- Blusen
- Polohemden
- Sommerkleidern und -röcken
- Schals und Gürteln

★ TIPP Fällt es dir schwer, das Geld für die Kleidung lockerzumachen, die du dir kaufen möchtest? Falls du dich selbst auf zwei Teile im Monat beschränken musst, dann lass eines teuer, aber klassisch sein, das andere preiswert, aber pfiffig und topaktuell. Auf diese Weise kannst du eine spitzenmäßige Garderobe aufbauen und trotzdem trendy bleiben.

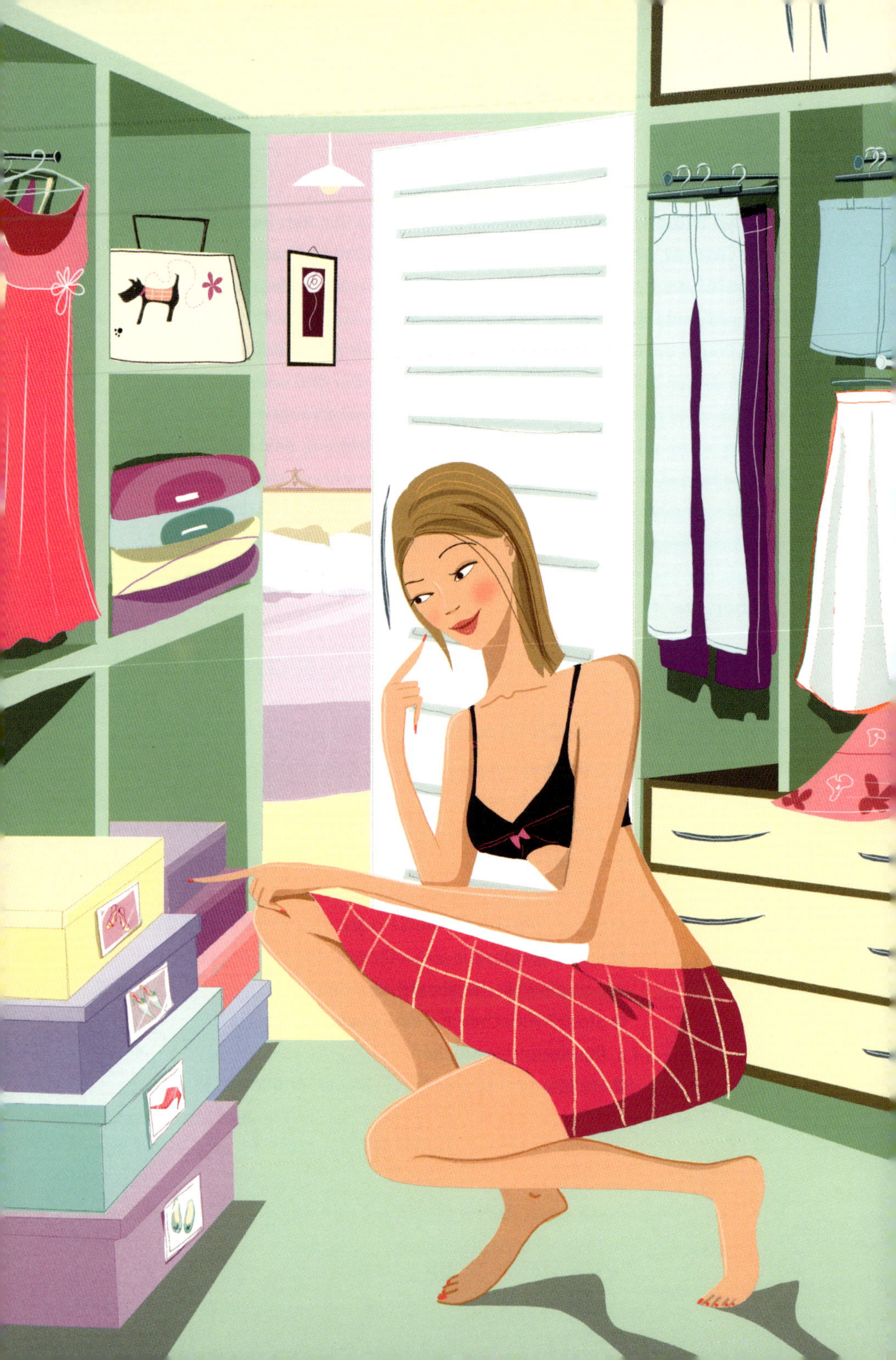

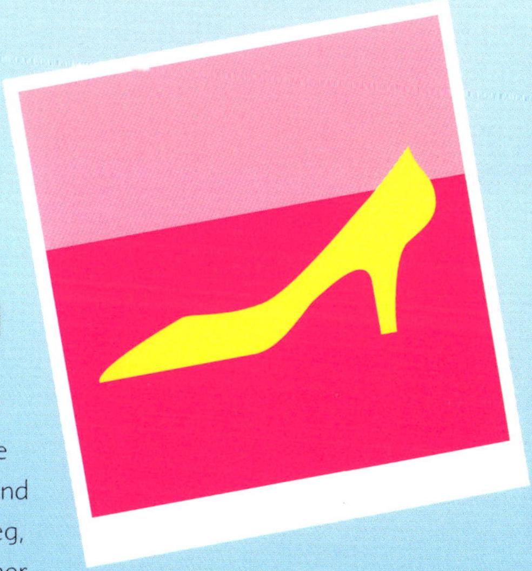

SCHNELLE LAGERLÖSUNGEN

IM **KLEIDERSCHRANK**

Als Erstes kaufst du dir einige hochwertige hölzerne oder gepolsterte Kleiderbügel und wirfst all diese fummeligen Drahtbügel weg, die hässliche Beulen in den Schultern deiner Kleider machen. **Sortiere** deine Garderobe nach Röcken, Kleidern und Jacketts, damit du genau weißt, wo du sie suchen musst. Da du nun sehen kannst, was du alles hast, wirst du deine gesamte Kleidung tragen, anstatt immer nur die Sachen zu nehmen, die am einfachsten zu finden waren. Bewahre Schuhe in ihrem Karton auf, um sie zu schützen, und notiere auf dem Deckel, welche Farbe, Form und Größe sie haben. Dadurch weißt du, was im Karton ist, ohne ihn jedes Mal öffnen zu müssen. Hyperorganisierte Mädels kleben ein **Polaroid-Foto** der Schuhe auf die Vorderseite des Kartons!

REGALE

Lege all deine Pullover und Strickjacken zusammen und stapele sie nach Farbe und Dicke geordnet in Regalen. Das erhält ihre Form länger, du siehst **auf einen Blick**, was du hast – leg die dunklen Farben nach unten und die hellen nach oben. Winterpullover können während des Sommers frisch gewaschen in Plastiktüten gelagert werden, ebenso T-Shirts, Schals und Jeans.

SCHUBLADEN

Schubladenunterteilungen aus Plastik sind eine großartige Anschaffung und können dir wirklich helfen, dich zu **organisieren**. Verwende sie, um deine Strümpfe, Socken und Strumpfhosen für den **schnellen Zugriff** am Morgen zu trennen. Unterteile die Bereiche in Weiß, Bunt und Schwarz; du kannst auch schwarze, dunkelblaue und braune Strumpfhosen trennen, damit du dich morgens im trüben Lampenlicht nicht in der Farbe vergreifst. **Zusätzlichen Lagerraum** schaffst du durch Schubladenboxen aus Pappe, mit denen du den toten Raum auf dem Schrankboden nutzen kannst – sie sind ideal, um Gürtel, Schals oder andere Kleinteile ordentlich aufzubewahren.

★ TIPP Schaffe dir ein paar luftdichte Kunststoffboxen an, in denen du die Sachen aufbewahren kannst, die du saisonal bedingt nicht brauchst. Sie helfen, deine Kleidungsstücke vor Staub und Motten zu schützen.

Tägliche Pflichten

Wenn du dich daran hältst, gehören wüste Kleiderhaufen der Vergangenheit an. Ab sofort musst du jeden Abend:

1. **Saubere Kleidung weglegen, sobald du dein Outfit wechselst.**
2. **Schmutzige Kleidung in den Wäschekorb stecken – nach Farben getrennt, dann wird das Waschen einfacher.**
3. **Was noch einmal getragen werden kann, legst du zusammen und räumst es weg, Jacketts, Hosen und Cardigans hängst du auf, damit du sie nicht aufbügeln musst.**

KÜMMERE DICH UM DEINE KLEIDUNG

Einen Haufen phantastischer Kleidung kaufen ist gut und schön, aber wenn du sie nicht pflegst, werden die Sachen nicht länger als eine Saison halten. Sie aufzuhängen, sobald du sie ausziehst, sie mit der richtigen Temperatur zu waschen und Flecken sofort zu entfernen wird ganz sicher dafür sorgen, dass deine Kleider ein langes, glückliches Leben haben, und – noch wichtiger – du wirst morgens beim Anziehen eine Menge Zeit sparen.

BAUMWOLLE

Die häufigste Naturfaser bei Kleidung ist Baumwolle. Sie ist praktisch und **bequem** und kann zu jeder Jahreszeit getragen werden. Bei höheren Temperaturen läuft sie aber ein, also sorge dafür, dass du sie mit höchstens 60 °C wäschst. Das Gute an Baumwolle ist, dass sie sich leicht bügeln lässt, vor allem, wenn sie noch etwas feucht ist; der Nachteil, dass man sie überhaupt bügeln muss. Polyester und **Baumwoll-Mischungen** sind eher knitterfrei und daher weniger zeitintensiv, weil man nicht so lange zum Bügeln braucht, was sie zu einer guten Alternative macht.

★ TIPP Überprüfe immer die Etiketten der Teile, bevor du sie wäschst! Behalte dabei aber im Hinterkopf, dass viele Hersteller in den Kleidungsstücken »Nur Trockenreinigung« angeben, um sich gegen Haftungsansprüche zu schützen, falls die Teile in der Wäsche beschädigt werden. Mäntel und Hosenanzüge aus Wolle sollten in die Reinigung, aber Gewebe wie Seide und Cashmere können vorsichtig in kaltem Wasser von Hand gewaschen werden.

LEINEN

Als eine der widerstandsfähigsten Naturfasern ist Leinen etwa dreimal so stark wie Baumwolle. Leinen ist sehr **beliebt** für Sommerhosen und -blusen, weil die Faser kühl bleibt und atmungsaktiv ist. Leider neigt Leinen dazu, stark zu knittern, auch wenn es gerade gebügelt wurde. Befolge immer die **Pflegeanleitung** auf dem Etikett, weil manche Teile aus Leinen von Hand gewaschen werden müssen, während andere bei niedrigen Temperaturen in die Maschine können.

WOLLE

Als sehr vielseitige Faser kann Wolle abhängig von der Art sowohl kühl als auch warm sein. Cashmere, eine der teuersten Wollarten, ist eines der weichsten und **leichtesten Garne** und kann bei jedem Wetter getragen werden. Cashmere und ähnlich empfindliche Strickwaren sollten immer von Hand gewaschen oder chemisch gereinigt werden. Inzwischen können einige andere Wollarten im Wollwaschgang gewaschen werden, aber prüfe erst das Etikett – und wasche nie bei höheren Temperaturen, weil dann jede Wolle einlaufen wird. Wolle darf nie in den Trockner, sie muss an der Luft trocknen. Da Wollsachen ihre Form verlieren können, wenn man sie zum Trocknen aufhängt, ist es am besten, sie erst in einem Handtuch einzurollen, um **überschüssiges Wasser herauszudrücken**, dann flach und ohne direkte Hitze zum Trocknen hinzulegen.

SEIDE

Seide ist eine der luxuriösesten Fasern, kann aber spezielle Reinigung erfordern, schau also vorm Waschen immer auf die Pflegeanleitung. Einige Seidensachen können in lauwarmem Wasser mit einem milden Waschmittel von Hand gewaschen werden, andere erfordern **chemische Reinigung**. Falls du Seide von Hand wäschst, achte darauf, dass du zum letzten Spülgang ein paar Tropfen eines milden Weichspülers zugibst, um die statische Aufladung zu verhindern. Seide trocknet sehr schnell und darf nie in den Trockner oder in die Nähe einer Wärmequelle geraten. Bügle Seide **vorsichtig** mit Dampf bei niedriger Hitze und mit einem Tuch, um sie zu schützen.

SYNTHETISCHE FASERN

Einige synthetische Fasern können bei höheren Temperaturen gewaschen werden, aber du solltest immer erst das Etikett überprüfen. Acryl und Nylon können bei mittleren bis hohen Bügeltemperaturen schmelzen, andere synthetische Fasern können sich auflösen.

★ TIPP Statt empfindliche, mit Perlen oder Pailletten besetzte Teile von Hand zu waschen und sie beim Auswringen möglicherweise zu beschädigen, stecke sie in einen dicht verschlossenen Kissenbezug und wasche sie kalt in der Maschine.

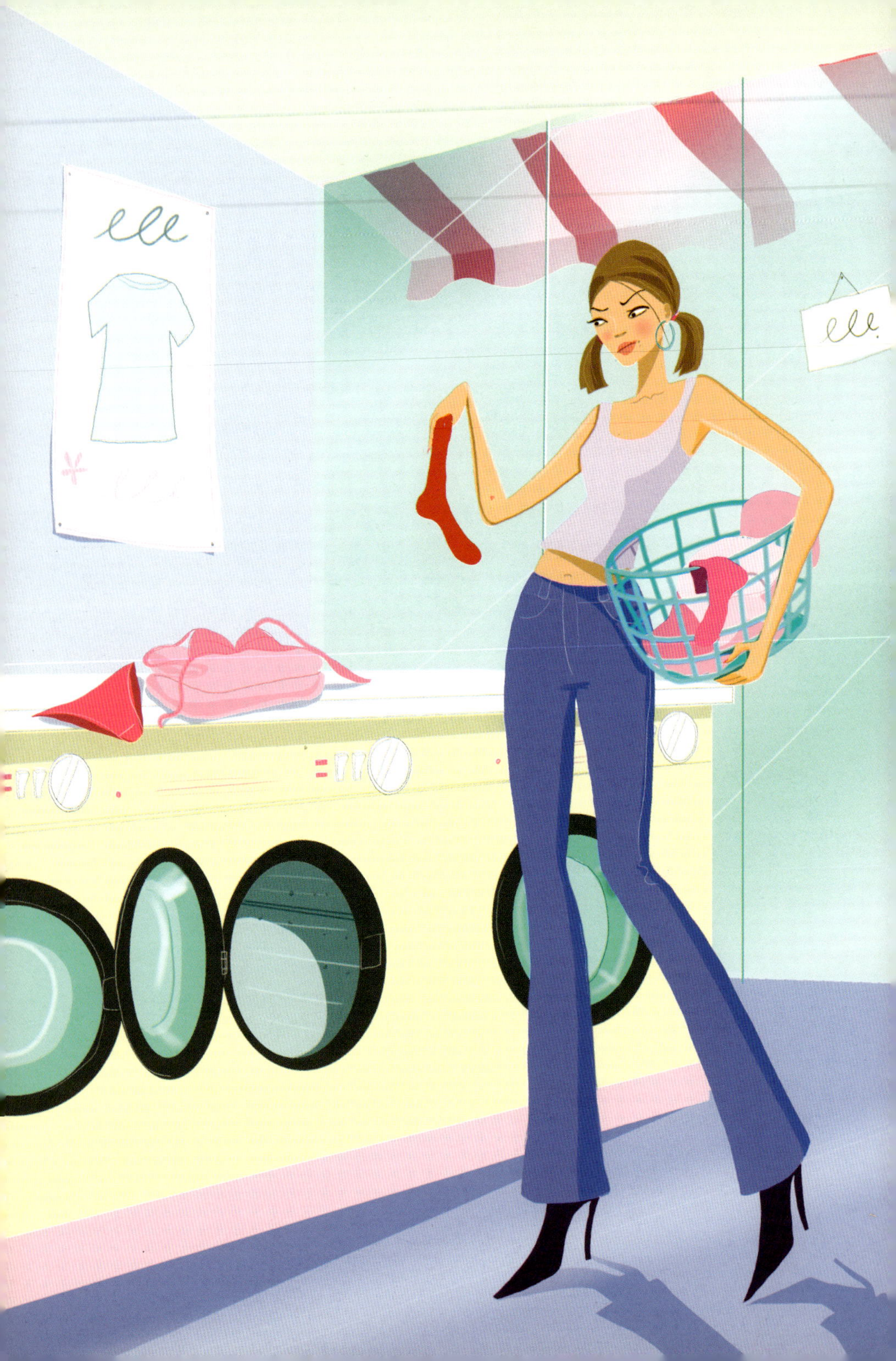
elle
elle

RICHTIG WASCHEN

MASCHINENWÄSCHE

Die wichtigste Regel beim Waschen in der Maschine ist, alle Taschen sorgfältig zu leeren – es gibt nichts Schlimmeres, als eine Maschine dunkler Wäsche auszuladen und zu entdecken, dass alles mit weißen Fitzelchen von einem Papiertaschentuch übersät ist, das du in einer Jeans vergessen hast. Außerdem werden Jeans und Jeansjacken auf links gedreht, damit sie nicht so rasch ausbleichen. Folge deinem gesunden Menschenverstand und wasche bunte, helle und dunkle Sachen immer getrennt, stark verschmutzte Teile am besten ganz separat. Alle Stoffe, die Fasern verlieren – manche Handtücher und Fleece-Sachen –, sollten auch für sich gewaschen werden. Damit verhinderst du, dass alles andere auch verfusselt. Überprüfe immer die Etiketten aller Kleidungsstücke. Stelle sicher, dass du die angegebene Höchsttemperatur nicht überschreitest, damit sie nicht ruiniert werden. Mach die Maschine immer voll, aber **überlade** sie nicht – zu viel oder zu wenig Wäsche in der Trommel bedeutet, dass die Maschine nicht effizient wäscht. Eine zu hohe Beladung kann auch die Lebensdauer deiner Waschmaschine verkürzen. Viele Maschinen haben einen Schnellwaschgang, falls du einmal in großer Eile bist und keine Zeit für das volle Programm hast.

★ **TIPP** **Wenn du Weichspüler zur Wäsche gibst, lässt sie sich leichter bügeln, und du kannst Zeit sparen.**

HANDWÄSCHE

Heißes oder warmes Wasser bei der Handwäsche zu verwenden ist ein verbreiteter Fehler. Benutze immer kaltes Wasser, um die empfindlichen Fasern nicht zu beschädigen, und lasse die Teile nie zu lange einweichen, sonst können sie einlaufen! Gib die empfohlene Menge Handwaschmittel zum kalten Wasser und bewege das Kleidungsstück vorsichtig darin, rubbele nicht, sondern drücke leicht. Spüle sorgfältig mit frischem, kaltem Wasser, bis es klar abläuft, und drücke vorsichtig das Wasser aus, **ohne zu wringen,** oder wickle das Teil in ein Handtuch, um überschüssiges Wasser aufzusaugen. Lege es flach zum Trocknen, wenn es aus Wolle ist. Manche Waschmaschinen haben einen Schonschleudergang für empfindliche Stücke. Das spart Trockenzeit.

TROCKNEN

Wenn du die Maschine auslädst, solltest du die Wäschestücke gleich ausschütteln, um Falten zu vermeiden; es wird dir Bügelzeit ersparen. Ein Trockner kann ein Geschenk Gottes sein, wenn es darum geht, Trockenzeit und -platz zu sparen, aber überlade ihn nicht – und fülle nur ähnliche Textilien und Fasern zusammen ein. Trockne lange genug, um Feuchtigkeit und Schleuderfalten zu entfernen, aber sei vorsichtig, denn zu langes Trocknen kann durch die Hitze Knitter, statische Aufladung und Einlaufen verursachen. Hänge deine Kleidungsstücke auf, sobald sie aus der Maschine oder dem Trockner kommen, um Bügelzeit zu sparen. Teile, die nicht in den Trockner dürfen, sollten auf einem Bügel an der Luft trocknen. Unempfindliches kann auch rasch auf einem nicht zu heißen Heizkörper getrocknet werden.

BÜGELN

Vielleicht die langweiligste Aufgabe, die die Menschheit kennt! Versuche, das Bügeln zu minimieren, indem du alles gleich zum Trocknen aufhängst; mit etwas Glück musst du es gar nicht bügeln. Falls doch, schau auf der **Pflegeanleitung** nach der richtigen Temperatur. Bügle keine Sachen mit Flecken, denn durch die Hitze werden Flecken oft erst versiegelt und lassen sich schwerer entfernen. Alles Empfindliche sollte von links gebügelt werden oder unter einem (feuchten) Tuch, um die Faser zu schonen.

SÜSSE DÜFTE

Duftwässer, zum Beispiel Lavendelwasser, sind eine prima Methode, deiner Kleidung einen feinen Geruch zu verleihen. Gib das Duftwasser in das Bügeleisen, wenn du mit Dampf bügelst, und sprühe einen Hauch über die Kleidung. Auf diese Weise kannst du auch wunderbar deine **Sachen** nach langer Lagerung **auffrischen**.

★ TIPP **Wenn du deine Anziehsachen am Abend vorher heraussuchst, sparst du dir am nächsten Morgen Zeit und Stress. So vermeidest du auch diese zeitaufreibenden Kleiderwühl-Szenen, bei denen du alles, was du hast, anprobierst, um zuletzt doch bei dem zu bleiben, was du zuerst anhattest!**

Kleidercheck

1 **Nimm dir eine Stunde pro Woche Zeit zum Bügeln, Knöpfe annähen, Säume zu säubern oder Sachen in die Reinigung zu bringen, damit du die morgendliche Panik in letzter Sekunde vermeidest.**

2 **Mache einen Abend in der Woche zum »Waschtag«. Klingt nicht prickelnd, aber du vermeidest so, dass das Top, das du anziehen möchtest, gerade schmutzig ist.**

3 **Erkundige dich nach dem Lieferservice deiner Reinigung. Es kann dein Leben erleichtern, wenn sie die Teile abholen und zurückbringen.**

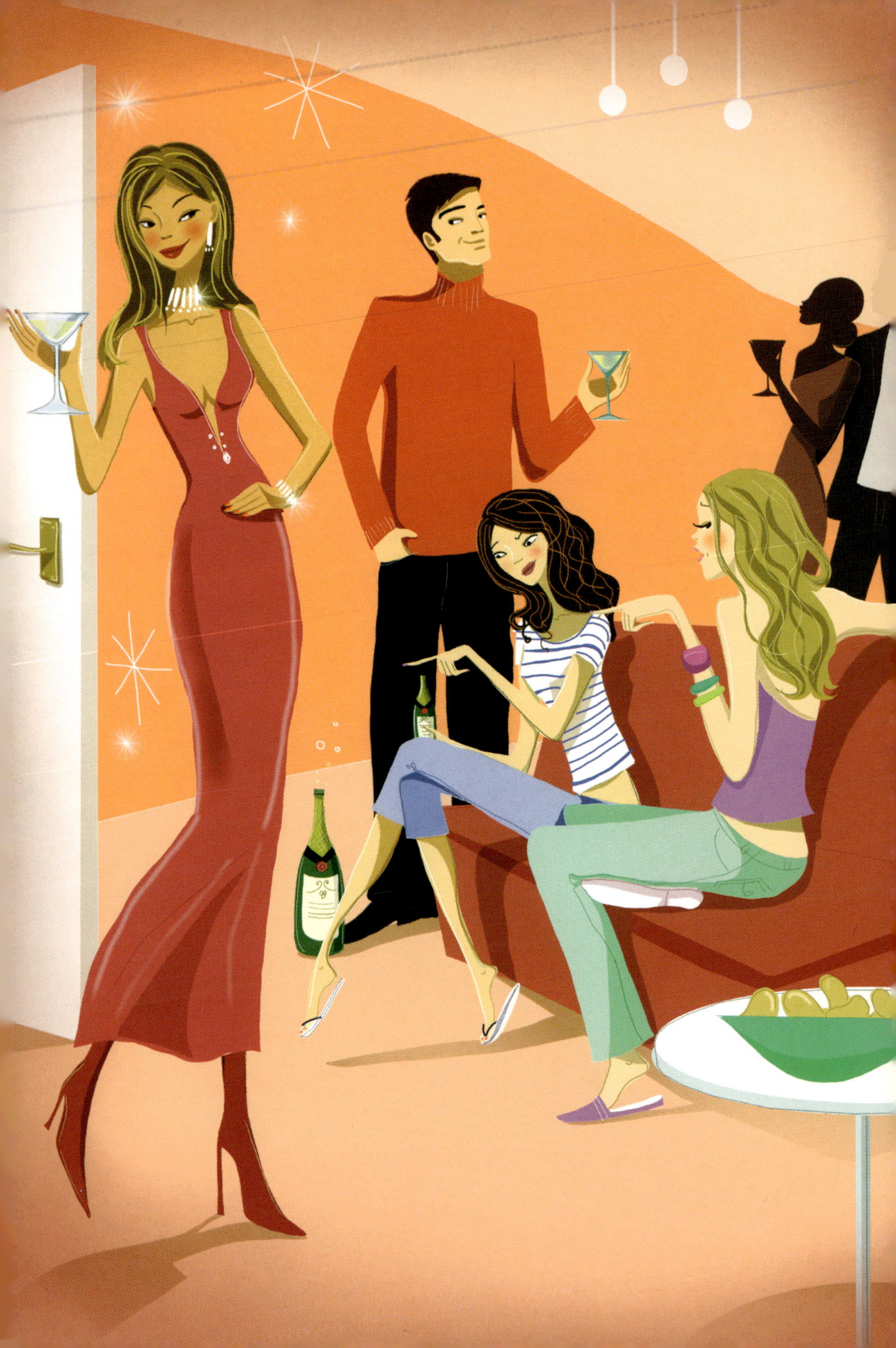

WELCHE STYLE-PERSÖNLICHKEIT BIST DU?

Wenn du die Art der Kleidung benennen kannst, die dich am meisten begeistert, wird dir das helfen, deinen persönlichen Look zu kreieren, was dir beim Shoppen oder den Vorbereitungen zum Ausgehen eine Menge Zeit spart. Beantworte die folgenden Fragen, falls du dir nicht klar darüber bist, welchem Stiltyp du nun folgen möchtest.

F1 DIE MODE WELCHEN JAHRZEHNTS IS DIR AM LIEBSTEN?

A 2030!
B 1890er.
C 1940er.
D Jetzt.
E 1980er.

F2 DU KOMMST ZU EINER PARTY UND MERKST, DASS DU TOTAL OVERDRESSED BIST. WIE GEHST DU MIT DER SITUATION UM?

A Ich genieße es, im Rampenlicht zu stehen.
B Ist mir ziemlich egal – ich bin es gewohnt, mich etwas anders als andere zu kleiden.
C Ich ziehe mein Jackett aus und verschwinde in der Toilette, um Make-up und Accessoires zu reduzieren.
D Ich verlasse die Feier sobald wie möglich.
E Ich fühle mich etwas gehemmt, vergesse das Ganze aber nach ein paar Drinks.

F3 DU WIRST ZUM ESSEN AUSGEFÜHRT. WOHIN MÖCHTEST DU AM LIEBSTEN GEHEN?

A Zu dem Restaurant, das gerade en vogue ist.
B Zu einem kleinen, romantischen Italiener.
C In dein Lieblingsrestaurant, von dem du weißt, dass das Essen phantastisch sein wird.
D Irgendwo, wo du dir gesundes Essen schmecken lassen kannst, zum Beispiel der Japaner in deiner Nachbarschaft.
E Irgendwohin, Hauptsache teuer, damit du dich bis zum Anschlag aufbretzeln kannst.

F4 DU TRIFFST DICH MIT DEINEN MÄDELS. WAS ZIEHST DU AN?

A Ich trage das modischste Jacket und die Schuhe, die ich letzte Woche in einer Designerboutique gekauft habe.

B Ich trage mein perlenbesetztes Lieblingstop und einen Rock mit hübschem Blumenmuster.

C Ich trage etwas Klassisch-Dezentes, etwa eine weiße Bluse, einen dunkelblauen Blazer und Jeans.

D Ich trage etwas Bequemes – ich muss vor meinen Freundinnen nicht angeben.

E Ich trage ein sexy Outfit – man weiß nie, wen man trifft …

F5 WELCHE MUSIK MAGST DU?

A Ich höre mir alles an, was neu im Radio läuft. Auf diese Art weiß ich, was im Moment »in« ist.

B Jazz oder Klassik mag ich am liebsten.

C Ich höre die Musik meiner Lieblingsbands und -sänger und kaufe all ihre CDs.

D Alles, was schnell und fröhlich ist.

E Etwas Langsames mit Sexappeal.

F6 WAS IST DEIN LIEBLINGSKLEIDUNGSSTÜCK?

A Ein eng geschnittener Blazer.

B Eine Vintage-Bluse.

C Ein Cashmere-Pulli.

D Ein bequemer Trainingsanzug.

E Ein sexy schwarzes Kleid.

F7 WAS IST DEIN LIEBLINGSSTOFF?

A Denim.

B Spitze.

C Cashmere.

D Fleece.

E Seide.

F8 WAS BESCHREIBT AM BESTEN DIE ART KLEIDUNG, DIE DU LIEBST?

A Kraftvoll, kreativ und figurbetont.

B Weiblich, weich und fließend.

C Klassisch, zurückhaltend und elegant.

D Einfach, locker und bequem.

E Schick, sexy und verführerisch.

ÜBERWIEGEND »A« – DER TRENDSETTER

Es ist dir wichtig, immer die aktuellsten Sachen zu tragen, und deine getreue *Vogue* ist stets in deiner Nähe. Du magst es, mit Make-up und mit Form und Farbe deiner Frisur zu **experimentieren**, aber sobald alle anderen es dir nachtun und eine bestimmte Mode sich ausbreitet, hörst du sofort damit auf. Du hast **den Laufsteg im Blick** und suchst das Ungewöhnliche in der Mode, daher solltest du dies auch zum Leitthema deines Stils machen und dich auf Ideen aus aller Welt stützen, um deinen individuellen Look zu finden.

Wie du vermeidest, der Mode zum Opfer zu fallen

- Pass auf, dass du nicht zu viel Geld für kurzlebige Modetrends verschwendest. Überprüfe dafür die letzten fünf Sachen, die du gekauft hast – wenn drei oder mehr davon als »Must-Have« der Saison einzustufen sind, läufst du Gefahr, ein Modeopfer zu werden.
- Frage dich vor dem Kauf, wie sehr du dieses Teil wirklich magst und ob du es nächstes Jahr immer noch tragen kannst.
- Mische nie mehr als zwei verschiedene Modetrends.
- Denk daran, dass Models und Promis ihren Look oft übertreiben, um eine maximale Aufmerksamkeit zu erzielen. Vermutlich lässt sich dies aber nicht so gut auf deinen Alltag übertragen.

ÜBERWIEGEND »B« – DIE SCHÖNE VON GESTERN

Du liebst Kleider und Schmuck im Vintage-Stil und verbringst Stunden damit, in Secondhandläden oder auf Flohmärkten außergewöhnliche, aber schön gemachte Dinge zu finden. Du bevorzugst lockere, fließende und **sinnliche Kleidung**; für dich ist das Gefühl und die Farbe des Stoffes genauso wichtig wie der Schnitt. Moden sind dir egal, und du bist an den neuesten Trends nicht interessiert. Du bist sehr kreativ, aber ein wenig auch eine Träumerin.

Wie du vermeidest, in der Vergangenheit hängen zu bleiben

- Versuche, ein paar zeitgemäße Sachen in deine Garderobe zu integrieren.
- Schau nach modernen Ausführungen früherer Kleidung, zum Beispiel Blusen mit Puffärmeln im viktorianischen Stil.
- Schau nach Modeschmuck im Vintage-Stil – der kostet deutlich weniger, sieht aber trotzdem sehr authentisch aus.

ÜBERWIEGEND »C« – DIE KLASSISCHE

Dein Stil ist ein Muster an Ausgewogenheit und Harmonie, was deiner Umwelt zeigt, dass du ein feines Gespür dafür hast, was es heißt, sich gut anzuziehen. Du bist bei den aktuellsten Modetrends auf dem **neuesten Stand**, ohne ihnen aber sklavisch zu folgen, was dich von den anderen abhebt. Stil ist für dich eingefangen in einem kleinen Detail eines Kleidungsstücks und wie es entworfen wurde. Dein Stil beinhaltet **Einfachheit und Eleganz**, kombiniert mit Zeitlosigkeit, was dein großartiges Gefühl für die passende Gelegenheit widerspiegelt. Perfekt gestyltes Haar und Make-up sind sehr wichtig für dich.

Wie du verhinderst, dass deine Garderobe öde wird

- Elegante Mädels bleiben oft bei Neutralem, was für die meisten Sachen deiner Garderobe in Ordnung ist. Farbe ist aber auch notwendig, um Glamour und Pep hineinzubringen – wenn du damit umzugehen verstehst.
- Wähle einige Schlüsselteile, wie Tops oder Accessoires, um deinem Look etwas Farbe einzuhauchen.
- Entferne dich aber nicht zu weit von deinem normalen Stil, weil du einen natürlichen Instinkt dafür hast, was dir steht.

ÜBERWIEGEND »D« – **SPORT BABE**

Du liebst es, in der freien Natur zu sein, und verbringst viel Zeit beim Training. Du magst qualitativ hochwertige Sportbekleidung, um mit deinem straffen Körper anzugeben, der dich so viel Mühe gekostet hat. Du magst dein Haar und Make-up einfach und pflegeleicht.

Wie du **sportlich** aussiehst, ohne den Schick zu verlieren

- Bügle deine Kleidung und halte sie in einem gutem Zustand.
- Stimme deine Kleidungsstücke aufeinander ab und trage einen Blazer.
- Kopfbedeckungen wie Baseball-Caps können vielen locker-eleganten Outfits eine entspannte sportliche Note verpassen.

ÜBERWIEGEND »D« – DIE **LOCKENDE VERSUCHUNG**

Kleidung ist für dich ein Weg, deine Sexualität zu unterstreichen und deine anziehende Persönlichkeit auszudrücken. Glamour ist das Wichtigste, und du brauchst ewig, bis du fertig bist. Man hat dich noch nie ohne Make-up gesehen, und du magst Kleidung, die deinen Körper betont. Mörderisch hohe Absätze sind die Basis deiner enormen Schuhsammlung.

Wie du Überreizung **vermeidest**

- Trage fleischfarbene Unterwäsche zu heller Kleidung und zu allem Durchsichtigen. Sichtbare Unterwäsche ist nie sexy.
- Falls du große Brüste hast, solltet du keine langen Anhänger tragen, die sich in dein Dekolleté schmiegen – das sieht billig aus.
- Gib an mit deinen Brüsten, deinen Beinen, deinem Hintern – aber immer nur mit einem zur gleichen Zeit.

★ TIPP Welche Style-Persönlichkeit auch immer du bist, verschwende beim Einkaufen keine Zeit und kein Geld, sondern beziehe dich auf die drei Worte, die du beim Persönlichkeitstest angekreuzt hast, um die Art Kleidung zu beschreiben, die du magst. Falls du »weiblich, weich, und fließend« angekreuzt hast, solltest du dich ehrlich fragen, ob die Sachen wirklich dem entsprechen. Obwohl nicht alles, was du kaufst, in exakt dem gleichen Stil sein muss, kann es dir eine objektivere Sicht auf die Dinge geben, wenn du dich fragst »Bin ich das wirklich?«

SEI DEIN EIGENER PERSÖNLICHER SHOPPER

Nachdem du deine Garderobe durchforstet und eine bessere Vorstellung deiner individuellen Style-Persönlichkeit bekommen hast, ist es Zeit zu shoppen! Jetzt wollen wir mit dir die Lücken in deinem Kleiderschrank ausfüllen – aber dabei jegliche Spontankäufe vermeiden.

HOL DAS BESTE HERAUS AUS DEINER SHOPPING-TOUR

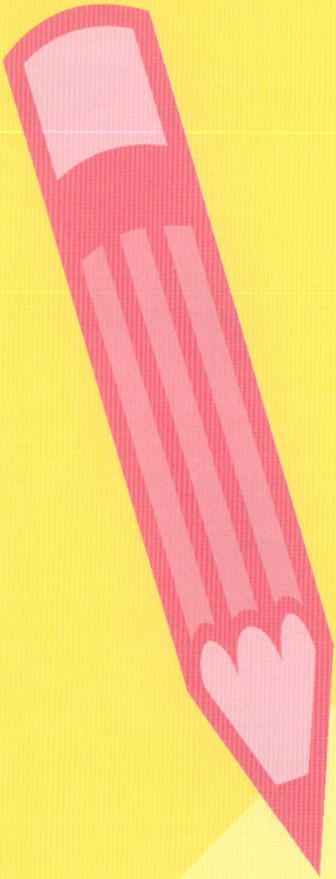

- **Wirf einen Blick** in deinen Kleiderschrank, bevor du shoppen gehst – damit du wirklich weißt, was du schon hast.
- Heb dir Zeitungs**ausschnitte** auf. Jedes Mal, wenn dir ein Top oder ein Rock in einem Magazin gefällt, reißt du es raus und bewahrst es in deiner Handtasche zur Inspiration auf.
- Mach dir eine **Liste**, was du tatsächlich brauchst – sei es ein Mantel, ein Paar schwarze Stiefel oder ein Top, das zu diesem einen Rock passt, zu dem du nie etwas Passendes gefunden hast.
- Setz dir ein **Preislimit**. Du musst dir einen Preisrahmen setzen, darfst diesen nicht überschreiten und musst streng zu dir sein. Falls du weißt, dass du dich nicht beherrschen kannst, holst du dein Tagesbudget vom Geldautomaten und lässt alles Plastikgeld zu Hause.
- Setz **Prioritäten**. Was ist das wichtigste Stück, das du kaufen musst? Falls du nicht zufrieden bist, solange du nicht mit dem perfekten Mantel nach Hause gehst, solltest du dir nicht erlauben, dich von anderen Teilen ablenken zu lassen, bis du ihn gefunden hast.

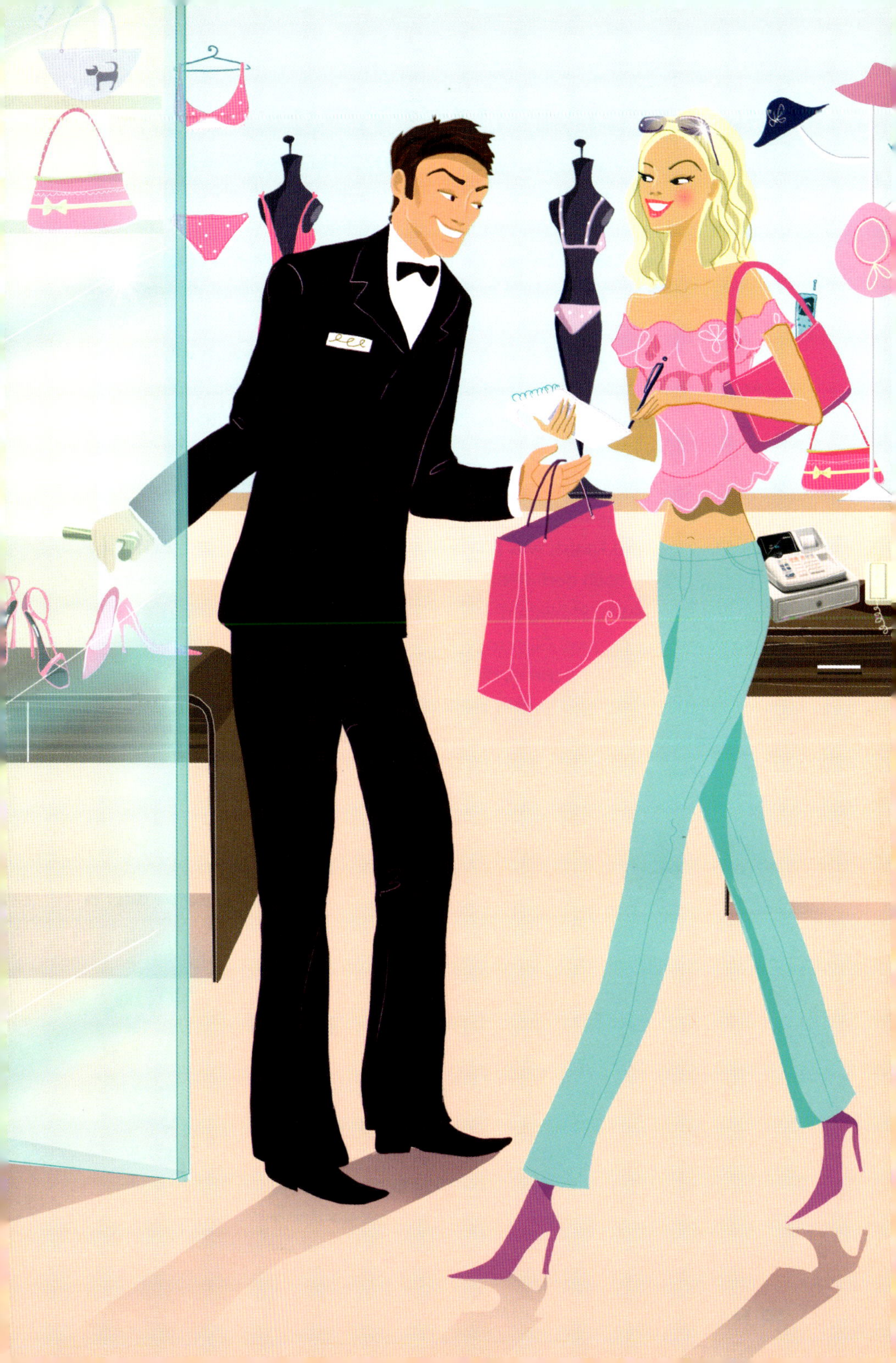

ANZIEHEN, WAS ZU DEINER FIGUR PASST

Wenn es darum geht, schnell fertig zu werden, willst du nicht lange in deinem Kleiderschrank nach einem passenden Outfit suchen. Es ist besser, einige wenige Regeln zu beachten, wie du dich deiner Figur entsprechend anziehst. Wenn du sie befolgst, kannst du dir sicher sein, dass all deine Sachen so gekauft wurden, dass sie dir stehen und dir schmeicheln. Es gibt vier Grundtypen der Figur. Such den aus, der dir am ehesten entspricht, und lies weiter, um zu erfahren, was du tragen solltest.

APFEL

HAUPT-EIGENSCHAFTEN

- Du neigst zu Fettansatz in der Körpermitte.
- Du hast eine runde Taille, runde Schultern und eine große Oberweite.
- Dein Hintern ist klein und flach.
- Deine Schultern wirken breiter als deine Hüften.
- Deine Taillenweite entspricht etwa deiner Hüftweite.
- Deine Oberschenkel sind eher schlank und haben wenig überschüssiges Fett.

DIE BESTE KLEIDUNG FÜR DEINE FIGUR

- Versuche es mit untaillierten Jacketts über relativ eng anliegenden Kleidern.
- Lass deine Figur mit ihrem hohen Schwerpunkt größer und schlanker erscheinen, indem du alles unifarbig trägst.
- Betone schmale Hüften durch sexy Bleistiftröcke.
- Wähle eng geschnittene Hosen mit geradem Bein, um deine schlanken Beine hervorzuheben.
- Trage kurze Röcke. Lass deine Beine nackt oder trage fleischfarbene Strumpfhosen, um die Aufmerksamkeit auf deine gut geformten Beine zu lenken.

VERMEIDE

- taillierte Blusen und Jacketts, sie ziehen nur die Aufmerksamkeit auf deinen üppigen Oberkörper,
- aus dem gleichen Grund grob gestrickte Pullover und Cardigans.

BIRNE

HAUPT-**EIGENSCHAFTEN**

- Du neigst zu Fettansatz am Po und an den Hüften.
- Du hast eine gut geformte Taille und einen großen runden Po.
- Deine Hüften sind breiter als deine Schultern.
- Deine Oberweite ist ziemlich klein.
- Dein Bauch ist recht weich.
- Deine Oberschenkel neigen zur Üppigkeit.

DIE **BESTE KLEIDUNG** FÜR DEINE FIGUR

- Versuche es mit Gürteln, um deine Taille zu betonen, aber schnalle sie nicht zu eng, sonst hebst du dadurch deine Hüften hervor.
- Trage Muster am Oberkörper, um von deinem Unterkörper abzulenken.
- Wähle gerade geschnittene Hosen und Boot-Cuts, um deine kräftigen Oberschenkel zu verbergen.
- Nimm taillierte Jacketts und Blusen, die deinen Po überdecken.
- Trage Schmuck oder Schals, die die Aufmerksamkeit auf sich ziehen und von deinen Hüften ablenken.

VERMEIDE

- eng anliegende Hosen und Bleistiftröcke, weil sie deine Oberschenkel üppiger wirken lassen,
- sehr kurze Röcke und Kleider; deine Hüften sehen breiter und deine Beine kürzer aus,
- jede Kleidung, die zu eng anliegt – die nächstgrößere Größe wird dich schlanker erscheinen lassen. Niemand wird je erfahren, welche Größe du wirklich trägst.

SANDUHR

HAUPT-**EIGENSCHAFTEN**

- Der Fettansatz ist bei dir gleichmäßig über den Körper verteilt.
- Deine Hüften und Schultern sind etwa gleich breit.
- Du hast sehr »weibliche« Formen.
  Deine Hüften sind schmal und gut geformt.
- Dein Bauch ist flach und straff.
- Deine Oberschenkel können kräftig aussehen.

DIE **BESTE KLEIDUNG**
FÜR DEINE FIGUR

- Mach durch eng anliegende Kleider das Beste aus deiner sexy Figur.
- Wähle Kleidung, die deine schmale Hüfte betont.
- Nimm schmale statt breite Gürtel, um deine Taille noch stärker zu betonen.
- Kaufe dir hochwertige Unterwäsche, um deiner Oberweite und deinem Po Unterstützung und Form zu verleihen.
- Versuche es mit Kleidern im Stil der 1940er oder Glamour-Roben aus den 1950ern, um deine gute Figur zu zeigen.

VERMEIDE

- sehr kurze Röcke, weil sie deinen Hintern größer erscheinen lassen,
- hängende, formlose Kleidung, die deine Kurven versteckt und dich dicker aussehen lässt, als du bist.

SPORTLICHER TYP

HAUPT-**EIGENSCHAFTEN**

- Deine Oberweite und deine Hüftweite sind etwa gleich.
- Deine Brüste sind ziemlich klein.
- Deine Taille ist nicht ausgeprägt.
- Dein Körper weist keine ausgeprägten Kurven auf.
- Dein Po ist klein und flach.
- Deine Beine sind lang und schlank.

DIE **BESTE KLEIDUNG** FÜR DEINE FIGUR

- Betone deine Taille durch einen Gürtel, egal ob schmal oder breit, der die Blicke auf sich zieht.
- Trage von Kopf bis Fuß eine einzige, elegant wirkende Farbe.
- Suche dir aufwändige Halsketten und Ohrringe, um die Aufmerksamkeit auf deinen schlanken Hals und die Schultern zu lenken.
- Wähle weiche, fließende Stoffe, die deine Figur weicher erscheinen lassen und dir zusätzlich Weiblichkeit verleihen.
- Bevorzuge Schnitte, die deine Taille akzentuieren, wie etwa Hosen mit Kordelbund oder Kleider mit Gürtel.

VERMEIDE

- alles mit eckigen oder breiten Schultern – es wird die Aufmerksamkeit auf deine fehlenden Kurven lenken,
- eng taillierte Hosenanzüge, die dich figurlos wirken lassen können,
- Hosen mit weit geschnittenen Beinen – sie werden schlicht deinen Kurvenmangel hervorheben.

SCHLANKE KLEIDUNG

Keine Frau ist hundertprozentig glücklich mit ihrem Körper; wenn es also darauf ankommt, und du zehn Pfund leichter aussehen – und dich fühlen – willst, kannst du es mit einem der folgenden, punktgenau auf deine Problemzonen wirkenden optischen Tricks versuchen.

ÜPPIGE OBERWEITE

Ein ärmelloser Turtleneckpullover **lenkt die Aufmerksamkeit** von einer üppigen Oberweite auf die Arme. Entsprechend zieht ein kurzes Jackett die Blicke auf die Hüfte. Trage immer einen gut stützenden BH, der deine Brüste hebt.

KRÄFTIGE BEINE

Boot-Cut-Hosen und Röcke mit einem **kurzen Seitenschlitz** funktionieren gut. Trage Hosen und Röcke, die eher zu weit als zu eng sind. Alles, was wirkt, als würden gleich die Nähte platzen, wird dich nur dicker aussehen lassen.

BREITE HÜFTEN

Wähle **ausgestellte Röcke** und unauffällige Farben. Vermeide außerdem glänzende Satinstoffe und bunte Röcke oder Hosen, die die Aufmerksamkeit auf deine Reiterhosen ziehen.

DICKE KNÖCHEL

Trage keine feinen, geschnürten Schuhe mit hohem Absatz, weil diese die Blicke auf die Füße lenken. Vermeide auch **flache Ballerinas**, Pumps oder Schuhe mit Riemchen, die über die Knöchel gehen und sie dadurch dicker wirken lassen.

ÜPPIGER PO

Ein lang geschnittener Blazer wird dein Hinterteil kaschieren und gibt dir das Selbstbewusstsein, ein **körperbetontes Kleid** oder Jeans mit geradem Bein zu tragen. Vermeide String-Tangas, weil die einen breiten Hintern betonen können, nimm stattdessen ein Miederhöschen mit einem hohen Lycra-Anteil, um deinen Po zu stützen.

Wie du den **besten Bikini** findest

Zum Sonnenbaden am Strand lassen die meisten von uns so ziemlich alles fallen. Es ist also kein Wunder, dass das ziemlich entmutigend sein kann! Ganz egal, wie gesund oder fit du auch bist, es gibt immer einige Körperzonen, die dir Kummer bereiten. Wenn du die nachstehenden Ratschläge befolgst, kannst du sicher sein, dass du den richtigen Bikini für deine Figur auswählst.

★ **Kurzer Hals**
Wähle eine tief ausgeschnittene Nackenlinie, aber halte dich von Oberteilen mit Nackenverschluss fern, sie betonen das Problem.

★ **Schmale Schultern**
Versuche es mit dem Bustier-Stil oder Bandeau-Tops, die deine Schultern breiter wirken lassen.

★ **Breite Schultern**
Nackenverschlüsse lenken am besten von breiten Schultern ab.

★ **Üppige Oberweite**
Nimm ein Teil, das deine Brüste gut stützt.

★ **Flache Brust**
Körpchenpolsterung lässt deine Brüste voller wirken.

★ **Kurzer Rumpf**
Nimm senkrechte Streifen, sie strecken optisch deinen Körper.

★ **Spitzbauch**
Verstecke einen üppigen Bauch mit einem einteiligen Badeanzug.

★ **Breite Hüften**
Nimm farbenfrohe Oberteile um von deinen Hüften abzulenken.

★ **Stämmige Schenkel**
Trage einen Sarong über deinem Bikini oder nimm größere Unterteile im Shortsstil.

★ **Großer Hintern**
Wähle einen Bikini in hellen Farben, das hat einen verkleinernden Effekt.

★ **Kurze Beine**
Nimm einen knappen Bikini mit hohem Beinausschnitt.

★ **TIPP** **Gehe niemals ohne deinen Sarong an den Strand. Du kannst damit eine Vielzahl kleiner Sünden verdecken. Wickle ihn um und binde ihn im Nacken, und schon hast du ein Sundress, mit dem du direkt vom Strand die Bar entern kannst.**

WIE MAN KLEIDUNG EINSETZT, UM SCHLANKER ZU WIRKEN

TRAGE gemusterte Teile mit dunklem Hintergrund, um generell schlanker zu erscheinen.

TRAGE Unifarben von Kopf bis Fuß – es kann einen enorm schlank machenden Effekt haben.

TRAGE Hosenanzüge statt Kleider. Je mehr Nähte und Säume es gibt, desto weniger Aufmerksamkeit bleibt für irgendwelche Pölsterchen.

TRAGE Kleider im Empire-Stil. Sie haben hohe Taillen, sind ausgestellt und berühren deinen Körper von den Brüsten abwärts kaum. Sie sind gnädiger zu Zonen wie den Hüften oder dem Bauch.

VERMEIDE Falten – sie tragen auf.

VERMEIDE Braun oder Dunkelblau, weil du denkst, sie haben den gleichen schlank machenden Effekt wie Schwarz – haben sie nicht!

VERMEIDE Lycra oder andere elastische Stoffe – sie verzeihen nichts!

★ **TIPP** **Sei vorsichtig mit Mustern, weil sie einen starken optischen Eindruck hervorrufen können. Vergiss nie, dass kleine Muster ein großes Mädchen größer erscheinen lassen und große Muster ein kleines Mädchen zum Zwerg machen.**

WIE MAN KLEIDUNG EINSETZT, UM GRÖSSER ZU WIRKEN

TRAGE einen passenden Rock oder Hosenanzug in einer kräftigen Farbe, um eine lange schlanke Kontur zu erzeugen.

TRAGE schlichte, klassische Kleider, meide verspielte Details.

TRAGE Schuhe, Strumpfhose, Rock und Jackett im gleichen Farbton. Das wird deine Silhouette verlängern und dich größer aussehen lassen.

VERMEIDE Schuhe mit zu hohen Absätzen. Das wirkt unproportioniert.

VERMEIDE Rüschen und Schleifen. Sie lassen dich kleiner erscheinen.

WIE MAN KLEIDUNG EINSETZT, UM KLEINER ZU WIRKEN

TRAGE zweireihige Jacketts. Sie schmeicheln sehr und helfen, extreme Proportionen auszugleichen.

TRAGE große Schmuckstücke, damit alles im Verhältnis wirkt.

VERMEIDE irgendwelche knappen oder zu kurze Sachen. Jacketts sollten bis über die Hüften reichen.

VERMEIDE völlig flache Schuhe. Ein kleiner Absatz schafft eine bessere Balance.

VERMEIDE Sachen, die zu streng sind. Ein solider, dunkler, klassisch geschnittener Hosenanzug kann ziemlich maskulin erscheinen, also brich diese Linie mit weicheren, fließenden Stoffen in hellen Farben.

WAS SOLL ICH ANZIEHEN?

Der Schlüssel zu einem guten Stil besteht in dem Wissen, was man wo und wann anzieht. Um das erfolgreich zu beherrschen, musst du deine Garderobe für dich arbeiten lassen. Das heißt, sie muss **flexibel** einsetzbar sein, damit du für **jede Gelegenheit** etwas findest. Angemessenheit ist hier entscheidend. Am Wochenende kannst du tragen, was dir gefällt, wenn du aber zu einem Vorstellungsgespräch oder zur Hochzeit deiner besten Freundin gehst, musst du bestimmte Regeln einhalten, um Eindruck zu machen.

AUF DER ARBEIT

Die richtige Kleidung am Arbeitsplatz kann deiner Karriere nutzen, während unangemessene Outfits dazu führen können, dass du bei der **Beförderung** übergangen wirst. Heutzutage genügt es aber nicht mehr, einen Hosenanzug zu tragen – was du trägst, hängt davon ab, wo du arbeitest. Hier steht, wie du dich anziehst, um im Büro Beachtung zu finden.

DEIN ERSTER JOB

Wenn du zu einem Bewerbungsgespräch eingeladen bist, versuche herauszufinden, was die anderen Angestellten tragen. Nachdem du zu arbeiten angefangen hast, ist es wichtig, aus den **richtigen Gründen** aufzufallen, also durch deine Fähigkeiten im Job und nicht durch verrückte Outfits. Trage einen Hosenanzug, wenn es angemessen ist, oder – für ein weniger formelles Aussehen – eine gut sitzende Hose mit einem taillierten Top oder einer Bluse in einer Farbe, die zu deinem Teint passt. Zieh dich für den **Job** an, **den du** haben **willst**, nicht für den, den du hast. Selbst wenn du nur das Abteilungsküken bist: Die Präsentation eines gepflegten Images kann dir helfen, deine Karriere zu beschleunigen.

IM BANKENVIERTEL

Dunkle Farben wirken professioneller als leuchtende, zieh also etwas Schick-Neutrales an. Ein sexy, perfekt geschnittener Anzug ist ideal für die Arbeit in dieser mit Adrenalin voll gepumpten Umgebung. Schau nach eng sitzenden, aber hübsch geschnittenen Blusen in feinsten Stoffen, aber überreize nicht.

KREATIV-JOB

Falls dein Job von dir verlangt, künstlerisch tätig zu sein, können ein Klecks Farbe oder ein schräges Top oder Jackett die richtigen Signale aussenden, um dir Aufmerksamkeit zu verschaffen. Du musst deine Kreativität und dein Auge für **Details** beweisen, dabei aber immer professionell aussehen. Trage also Teile, die für sich selbst sprechen und gleichzeitig etwas über deine Persönlichkeit aussagen – etwa eine **coole** Uhr, einen extravaganten Ring oder eine schräge Handtasche. Zusätzliche trendige Akzente kannst du durch den aktuellsten Haarschnitt oder wild lackierte Fingernägel setzen.

MANAGEMENT-NACHWUCHS

Falls dein Job von dir Verantwortung verlangt, muss deine Garderobe völlig harmonieren. Denke **elegant** statt hoch modisch, und meide Sachen, die zu girliehaft oder niedlich sind. Investiere mehr in Schuhe und Handtaschen, um dein **geschliffenes** Äußeres zu vervollständigen. Falls du einen Großteil des Tages sitzend verbringst, solltest du Stoffe bevorzugen, die ein wenig Stretch enthalten. So kannst du Knitterfalten vermeiden und siehst nie ungepflegt aus.

Modesünden, die du vermeiden musst, wo immer du arbeitest

- ★ **Röcke, die zu kurz sind.**
- ★ **Tops, die zu viel Dekolleté zeigen.**
- ★ **Bauchfreie Tops.**
- ★ **Ungeputzte Schuhe oder Sportschuhe.**
- ★ **Ungebügelte Kleidung.**
- ★ **Kleidung mit Schmutzflecken.**

AUF EINER **HOCHZEIT**

Wir haben es alle schon getan oder kennen jemanden, dem es passiert ist ... Ich rede davon, etwas Unpassendes zu einer Hochzeit zu tragen. Es ist eine knifflige Sache: Wenn du ein zu kurzes oder ein zu tief ausgeschnittenes Kleid nimmst, fühlst du dich später vielleicht unwohl und für den Rest des Tages **fehl am Platze**. Hier kommen ein paar Tipps, wie du es richtig machst.

Versuche nicht, der **Braut die Schau zu stehlen**. Trage nie Weiß – stell dir einfach vor, wie du dich im umgekehrten Fall auf deiner Hochzeit fühlen würdest.

Berücksichtige das Wetter. Glaub nicht, dass du mit einem fließenden Chiffon-Fetzchen durchkommst, wenn die Hochzeit an einem eisigen Februarmorgen stattfindet. Umgekehrt wirst du mitten im August in einem taillierten Hosenanzug vermutlich zerfließen.

Denke an das **Schuhwerk**. Falls die Hochzeit bis in den Abend geht, solltest du Schuhe anziehen, in denen du den ganzen Tag (durch-)stehen kannst, sonst wird er zu einer Qual für dich.

Wenn das Fest tagsüber beginnt und **bis in den Abend** geht, solltest du auch ein Outfit wählen, in dem du von morgens bis abends hübsch aussiehst – zum Beispiel mit einem (auf-)reizenden Kleid unter einem schlichten Jackett, das du später ablegen kannst.

Vermeide sehr blasse Farben, wenn der Alkohol in Strömen fließt. Lass dir nicht den Tag durch Essens- oder Rotweinflecken verderben – bleibe besser bei lebhaften Farben, die sich leicht waschen lassen.

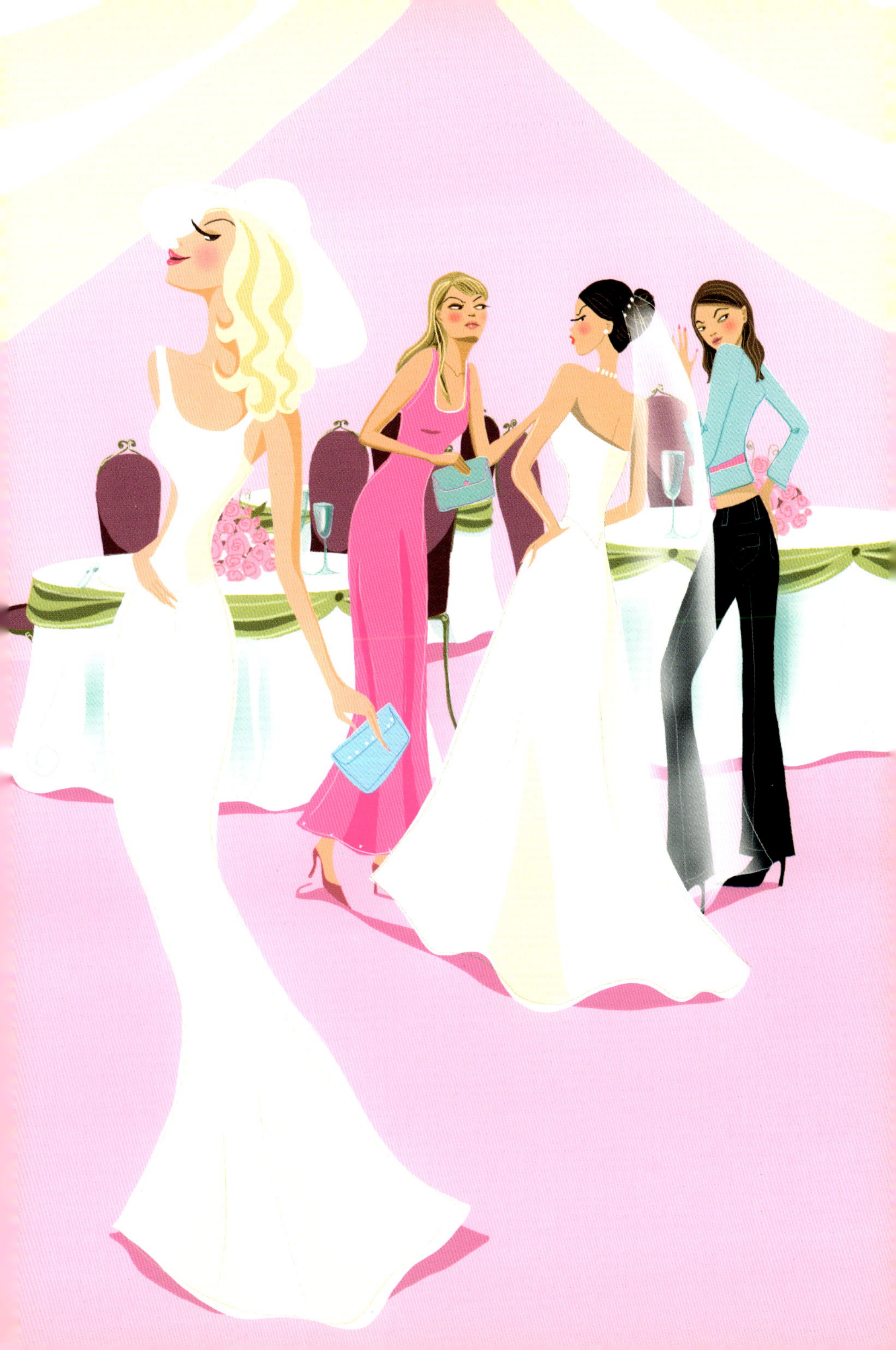

ZUM TRAINING

Wenn es an den Workout geht, macht dir das Trainieren gleich viel mehr Spaß, wenn du weißt, dass du gut aussiehst. Das Problem besteht darin, den Anschein von **Coolness** und Ruhe aufrechtzuerhalten, während du schwer zu verbrennende Kalorien bekämpfst und deine Muskeln straffst. Weiche, **bequeme Stoffe** sind ein Fitnesstrend, der wohl nie unmodern werden wird. Du solltest dir Kleidung aussuchen, die so hart arbeitet wie du, achte also auf Stoffe, die die Feuchtigkeit absorbieren, damit du beim Training eine trockene Haut behältst. Nimm **figurbetonte** Kleidung, die deine Bewegungen nicht einschränkt. Du musst in deinem Yogakurs Dehnübungen und in deinem Karatekurs Sidekicks machen können, also nimm Stoffe, die nachgeben und deine Bewegungen nicht behindern.

Zum guten Aussehen gehören Stil und Farbe genauso wie das Gewebe. Wenn du ein oder zwei sexy Trainingsoutfits hast, kann das auch zusätzliche Motivation sein, dich ins Fitness-Studio zu treiben. Schwarz ist eine beliebte Farbe, weil es gut aussieht und man keine Schwitzflecken sieht. Lass einige Schattierungen Bleu, Rot oder Pink dabei sein. Falls du vorhast, im Freien zu trainieren, solltest du mehrere dünne Schichten tragen, die du ausziehen kannst, sobald dir warm wird (»Zwiebeleffekt«).

ZUM AUSGEHEN

DEN DRESS CODE KNACKEN

Falls du eine Abendeinladung bekommst, achte genau auf die Wortwahl: Sorgfältiges Lesen hilft, **Peinlichkeiten** beim Outfit zu vermeiden. Wenn du immer noch nicht weißt, wie es gemeint ist, halte dich an folgenden Leitfaden, um die Party-Outfit-Sprache zu verstehen.

LOCKERE KLEIDUNG (DRESS SMART)

Das bedeutet, dass du dir schon etwas Mühe geben, dich aber nicht streng oder im Business-Stil kleiden sollst. Eine sexy geschnittene Hose mit einem **klassischen** Abendtop ist genau richtig, ebenso wie ein schickes Kleid. Das einzig wirkliche No-No in diesem Fall sind Jeans.

PINKFARBENE KLEIDUNG (DRESS PINK)

Lass dich davon nicht irritieren. Nur, weil eine Party ein Farben-Thema hat, heißt das nicht, dass du dich von Kopf bis Fuß im gleichen Farbton kleiden musst. Es ist viel cooler, das Thema mit nur einem Teil aufzugreifen, zum Beispiel einem pinkfarbenen Rock. Du kannst sogar noch gelassener sein und schlicht **pinkfarbenen Nagellack** oder einen pinkfarbenen Gürtel tragen.

SCHICKE KLEIDUNG (DRESS UP)

Um es deutlich zu sagen, hier geht es nicht ums Verkleiden! Im Grunde heißt es nur »**streng dich** ein bisschen **an**«. Das kann ganz unaufdringlich sein, ein Paar sexy High Heels oder Hose und Top mit etwas glitzerndem Schmuck aufgepeppt. Trage nur nicht das gleiche Outfit, das du am Abend in der Kneipe anziehen würdest.

COCKTAIL-KLEIDUNG

Das heißt, dass es Zeit für dein kleines Schwarzes ist – oder ein hinreißendes Kleid anderer Farbe aus deinem Kleiderschrank. Falls du schon seit einer Weile ein Auge auf ein tolles Kleid geworfen hast, aber immer dachtest, dass es dir an **besonderen Anlässen** fehlt: Jetzt ist es Zeit, es zu kaufen. Falls du Kleider wirklich hasst, genügt eine schicke schwarze Hose, dazu hohe Absätze und ein **bezauberndes Top**, vor allem mit etwas glitzerndem Schmuck.

UMWERFENDE KLEIDUNG (DRESS TO IMPRESS)

Falls du Mode liebst, die die Blicke auf sich zieht, kannst du dich hier völlig ausleben. Denk an rote Teppiche und Filmpremieren und schau nach den aktuellsten, heißesten Outfits. Mörderabsätze sind ein Muss, ebenso wie eine gut geplante Frisur und entsprechendes Make-up. Die sorgfältige Auswahl der Accessoires ist der Schlüssel zu umwerfender Kleidung.

ZUM ERSTEN DATE

Es kann knifflig sein, für das alles entscheidende erste Date das Richtige zum Anziehen zu finden. Du möchtest Eindruck schinden, ohne zu übertreiben. Falls du vorhast, ihm den Atem zu rauben, musst du etwas mit Sexappeal wählen, das dein bevorzugtes Merkmal betont, wie etwa ein tiefer V-Ausschnitt, der dein Dekolleté erahnen, oder ein geschlitzter Rock, der deine wohlgeformten Beine beim Gehen aufblitzen lässt. Greife dabei lieber zu etwas **Erprobtem**, in dem du dich auch wohl fühlst, wenn du mit deinen Freundinnen zum Essen gehst. Vielleicht solltest du dein Outfit am Abend vorher testen. Geh darin umher und probiere das Hinsetzen – du wirst sofort merken, ob du dich darin gut fühlen wirst. Hohe Absätze sind eine prima Möglichkeit, den **Sexappeal zu steigern**, aber trage nie neue Schuhe, oder der Abend wird für dich vorzeitig in Qualen enden. Und schließlich: Wenn dir Leute immer wieder sagen, dass du in einer bestimmten Farbe großartig aussiehst – trage sie!

Sei bereit für besondere Einladungen

Frage dich, »Was würde ich anziehen, wenn ich eingeladen würde zu …?

… einer Hochzeit, an diesem Wochenende?«

… zu einer Party, heute Abend?«

… zu einem Vorstellungsgespräch in der nächsten Woche?«

… zu einem Date morgen Abend?«

Nun prüfe, ob du ein wirklich passendes Outfit für jede Gelegenheit hast. Falls nicht, sollte das, was fehlt, deine nächste Investition sein. Wiederhole das ab jetzt alle drei Monate, und du wirst immer etwas zum Anziehen haben, falls du Einladungen in letzter Minute erhältst.

ZIEH DICH RICHTIG AN FÜR DIE PARTY IM BÜRO

WAS DU AN DIESEM MORGEN TUN MUSST

Wasch dir die Haare, dusche und creme deine Haut mit Body Lotion ein, damit sie zart ist für den Abend. Um dir den ganzen Ärger mit einem Outfit zum Wechseln zu ersparen, kannst du etwas anziehen, das mit einigen wenigen cleveren Accessoires aufgepeppt werden kann. Zieh ein **glitzerndes Top** unter deinen Hosenanzug, wenn du zur Arbeit gehst, und nimm ein Paar hauchdünne Strumpfhosen mit, um sie vor der Party gegen deine dickeren vom Morgen auszutauschen. Denke aber daran, dass das Outfit für einen Abend mit den Mädels auf Tour (ein enormer Ausschnitt und gaanz viel Bein) vermutlich nicht der beste Look für einen Abend mit den Kollegen ist und deinen Boss nicht beeindrucken würde – oder sollte.

PROBLEME UND IHRE LÖSUNG

Problem

Du hast keinen Platz, um ein extra Paar Partyschuhe ins Büro mitzunehmen, kannst dir aber nicht vorstellen, den ganzen Tag in Mörderabsätzen auszuhalten.

Lösung

Versuche es mit Einlagen, die du in den meisten Drogerien bekommen kannst. Sie werden deine Füße polstern sowie stabilisieren und so Schmerzen in den Füßen und im Rücken vorbeugen, damit du **durch die Nacht tanzen** kannst!

Problem

Unerwünschte Wölbungen und Pölsterchen.

Lösung

Gut stützende Unterwäsche ist ein Muss, damit du schlank und schnittig wirkst in deinem Partyoutfit. Schau nach einem **einteiligen Bodysuit**, der deinen Bauch flacher macht, deine Hüften formt und deinen Hintern stützt.

Problem

Gesplitterte Nägel.

Lösung

Schnell trocknendes Polish. Lackierte Nägel lassen dich zwar sofort gepflegter erscheinen, brauchen aber ewig zum Trocknen. Löse dein Problem, indem du eines dieser neuen **Blitz-Polishs** aufträgst, während du am Computer sitzt. Die meisten trocknen in weniger als einer Minute, die Gefahr, etwas zu verschmieren, ist also gering.

Problem

Dick aussehende Waden.

Lösung

Vaseline. Falls deine Beine nackt sind und du fürchtest, dass sie zu dick aussehen, trägst du eine Linie aus Vaseline oder **Babyöl** längs der Mitte deiner Schienbeine und Waden auf. Sobald sich das Licht darin fängt, erzeugt das die **Illusion** schmaler Waden.

Tipps für die **Weinachtsfeier**

- ★ Trag einen langen Mantel oder Umhang, der dich auf dem Weg warm hält. Er lässt dich unterwegs würdevoll auftreten und sorgt für einen echten Auftritt, wenn du ihn ablegst. Du wirst auch dankbar für ihn sein, wenn du nach der Feier auf ein Taxi wartest!
- ★ Nimm eine gold- oder silberfarbene Handtasche und die passenden Sandalen – sie werden selbst dem einfachsten Kleid Glamour verleihen.
- ★ Trage Schuhe, in denen du laufen und tanzen kannst – spätestens um Mitternacht wirst du froh darüber sein!
- ★ Vermeide alle Teile, in denen du dich nicht wohlfühlst – du wärst nicht in der Lage, dich zu entspannen, und würdest unvorteilhaft aussehen.
- ★ Trage keinen Schmuck, wenn du Angst haben müsstest, ihn zu verlieren. Weihnachtsfeiern sind nicht gerade für ihren ruhigen Verlauf bekannt, und der Verlust eines Familienerbstücks würde dir ganz sicher den Abend verderben.

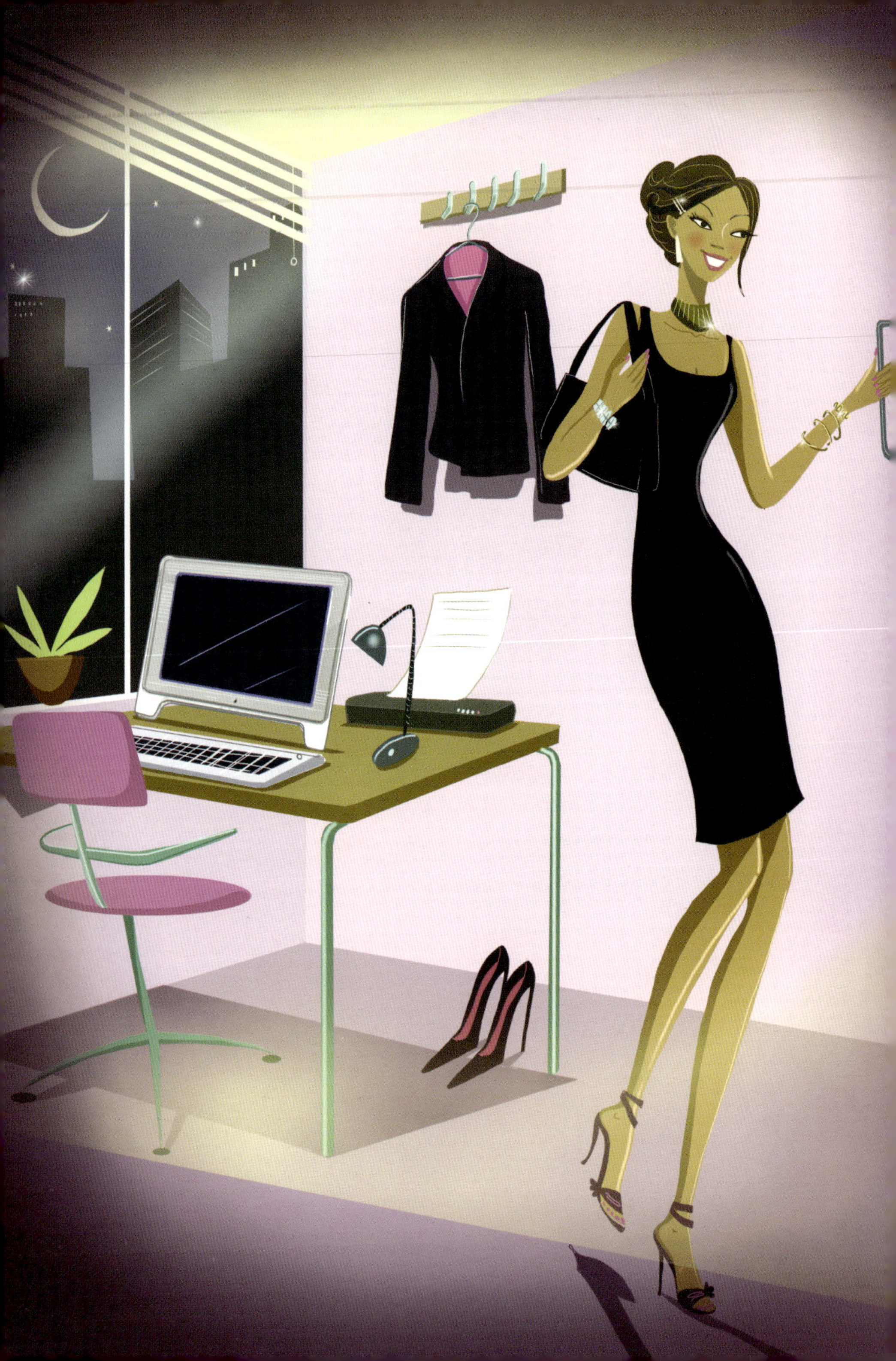

DAS KLEINE SCHWARZE

Ein gut geschnittenes, kleines schwarzes Kleid (das Kleine Schwarze, KS) ist die beste Freundin eines jeden Busy Girls. Es ist zeitlos sexy und kann, wie jeder echte Klassiker, immer wieder neu erfunden werden. Nichts lässt Haut nackter erscheinen als Schwarz, was es zu einer echt **sinnlichen Wahl** für Frauen macht. Es lohnt sich, viel Geld in ein Kleid zu investieren, das aus sich selbst heraus gut aussieht. Wähle einen Schnitt, der deiner Figur **schmeichelt**. Nimm zum Beispiel keine ultraschmalen Träger, wenn du deine Arme nicht magst, und vermeide Lycra, wenn du ein Spitzbäuchlein hast.

Eines der besten Dinge am KS ist, dass du so viele verschiedene Stilrichtungen finden kannst. Wie auch immer gerade der aktuellste Trend, dein Budget oder dein Geschmack sind, du kannst immer ein Teil finden, das (zu) dir passt.

FÜNF MÖGLICHKEITEN, DEIN KS ZU TRAGEN

1. Falls es umwerfend ist, überlass ruhig alles dem Kleid. Verdirb nicht einen scharfen Schnitt durch ein Zuviel an Accessoires.

2. Suche die **perfekten Schuhe** dazu. Eine Regel lautet, tagsüber bei flachen Schuhen, flacheren Pumps oder hohen Stiefeln zu bleiben und abends das Ganze mit Riemchen-High Heels **aufzupeppen**.

3. **Donnere es auf**, falls es schlicht und einfach ist. Versuch es mit schrägen Accessoires, einem funky Gürtel oder einem Seidenschal in leuchtenden Farben beispielsweise.

4. Schmücke dich mit tollem Schmuck. **Faszinierende** Ohrringe oder Halsketten können das schlichteste Kleid in etwas ganz Besonderes verwandeln.

5. Gib dir immer **besondere Mühe** mit deinen Haaren und Make-up, um seine Wirkung zu verstärken.

FÜNF **UNMÖGLICHKEITEN,** DEINE KS ZU TRAGEN

1 Trage nie mehr als zwei schwarze Teile auf einmal. Wähle deine Schuhe und Handtasche in **helleren** Farben.

2 Trage nie Strumpfhosen zu deinem KS. Nackte, frisch rasierte und gebräunte (fake oder echt) **Beine** sehen viel **sexier** aus.

3 Deine **BH-Träger** dürfen niemals zu sehen sein. Sie würden das niveauvolle Erscheinungsbild des KS ruinieren.

4 **Knausere nicht** und kaufe kein schlecht sitzendes oder billig gemachtes KS.

5 Trage keine weiten, weißen Schlüpfer unter deinem KS – es fällt schwer, sich sexy zu fühlen, wenn sich nicht alles von innen heraus aufbaut. Trage also immer **aufreizende schwarze Dessous**.

Blackout

Schwarz ist als klassische und zugleich stylische Farbe eine hervorragende Grundfarbe für fast jede Garderobe, die dann mit helleren, leuchtenderen Farben aufgepeppt werden kann. Es muss dir nicht peinlich sein, jede Menge Schwarz in deinem Kleiderschrank zu haben. Es ist die modischste Farbe überhaupt – und sie wird es immer bleiben.

Schwarze Must-haves

- ★ **Wintermantel**
- ★ **Klassisches Poloshirt**
- ★ **Knielanger Rock**
- ★ **Stiefel**
- ★ **Pumps**
- ★ **das Kleine Schwarze**

FINDE DIE **PERFEKTE JEANS**

Eine gut sitzende Jeans ist der ultimative Modegrundstock. Aber die richtige zu finden ist manchmal ein schwieriges Unterfangen. Wenn du dir überlegst, dass Jeans vermutlich **die am härtesten geprüften Teile** deiner Garderobe sind, sollte es dir wert sein, dir etwas Zeit zu nehmen und gut zu überlegen, was dir und deiner Figur am besten steht, bevor du mit deiner hart verdienten Kohle herausrückst.

FALLS DU …

… kurze Beine hast

Halte dich fern von kurzen Schnitten, Umschlägen, extrem weiten oder ausgestellten Stilen – sie alle betonen die Kürze deiner Beine. Schau stattdessen bei den leicht taillierten Jeans oder denen mit leichtem Boot-Cut, um ein stämmiges Fahrgestell zu verlängern. **Bodenlange** Jeans, getragen mit Absätzen, geben noch ein paar extra Zentimeter drauf.

… lange Beine hast

Du kannst beinahe **jeden Schnitt und jede Form** tragen. Betone deine Beine durch einen tief sitzenden Bund bei gerade und eng geschnittenen Jeans, und kremple die Hosenbeine im Sommer hoch, damit es lässig aussieht. Schau, ob du extra lange Modelle von Standardjeans finden kannst, die werden inzwischen von den meisten Herstellern angeboten.

… einen langen Oberkörper hast

Meide Jeans, die einen sehr tiefen Bund haben, weil sie deinen Oberkörper noch länger aussehen lassen. Trage besser Jeans, die gerade so deine Hüften bedecken, damit dein Körper kürzer wirkt.

Hochziehen?

Der Bund der Jeans ist in den letzten Jahren **immer tiefer** gerutscht, trotzdem solltest du besser nach einer mit halb hoher Taille suchen, falls du nicht extrem dünn bist und einen perfekt flachen Bauch hast.

… breite **Hüften** hast

Jeans, die unten an den Beinen leicht ausgestellt sind, können das Problem mit den breiten Hüften etwas **ausbalancieren**. Trage sie tief sitzend, auch das streckt den Körper.

… **stämmige** Oberschenkel hast

Bleibe bei dunklerem Denim, das **kaschiert** Rundungen und Pölsterchen. Ausgewaschene Jeans solltest du meiden, denn die betonen deine Schenkel. Du kannst es auch mit Herren-Jeans versuchen, die sind an den Schenkeln meist großzügiger geschnitten.

… üppigen **Hintern** hast

Vermeide gerade geschnittene Beine, die deinen kräftigen Hintern akzentuieren könnten, und nimm Jeans mit **weitem Schnitt**, die ab dem Knie leicht ausgestellt sind.

Wie du deine Jeans trägst

Verrenne dich nicht in einen Jeansstil – hier sind ein paar Möglichkeiten, mit deiner Lieblingsjeans zu spielen und sie für jede Gelegenheit anzupassen.

- **Bringst du es nicht fertig, ohne deine Jeans das Haus zu verlassen, musst aber zum Lunch oder zur Arbeit erscheinen? Dann kombiniere die Jeans mit hohen Schuhen, dunklem Blazer und einer weißen Bluse zu einem lässig-eleganten Outfit.**
- **Hochgerollte Jeans mit Sandalen oder Flip-Flops und einem weiten Baumwoll-Top ergeben das perfekte Outfit für träge Sommertage.**
- **Falls du Hochhackige zur Jeans trägst, besteht der Trick darin, den Saum gerade oberhalb des Absatzansatzes enden zu lassen.**

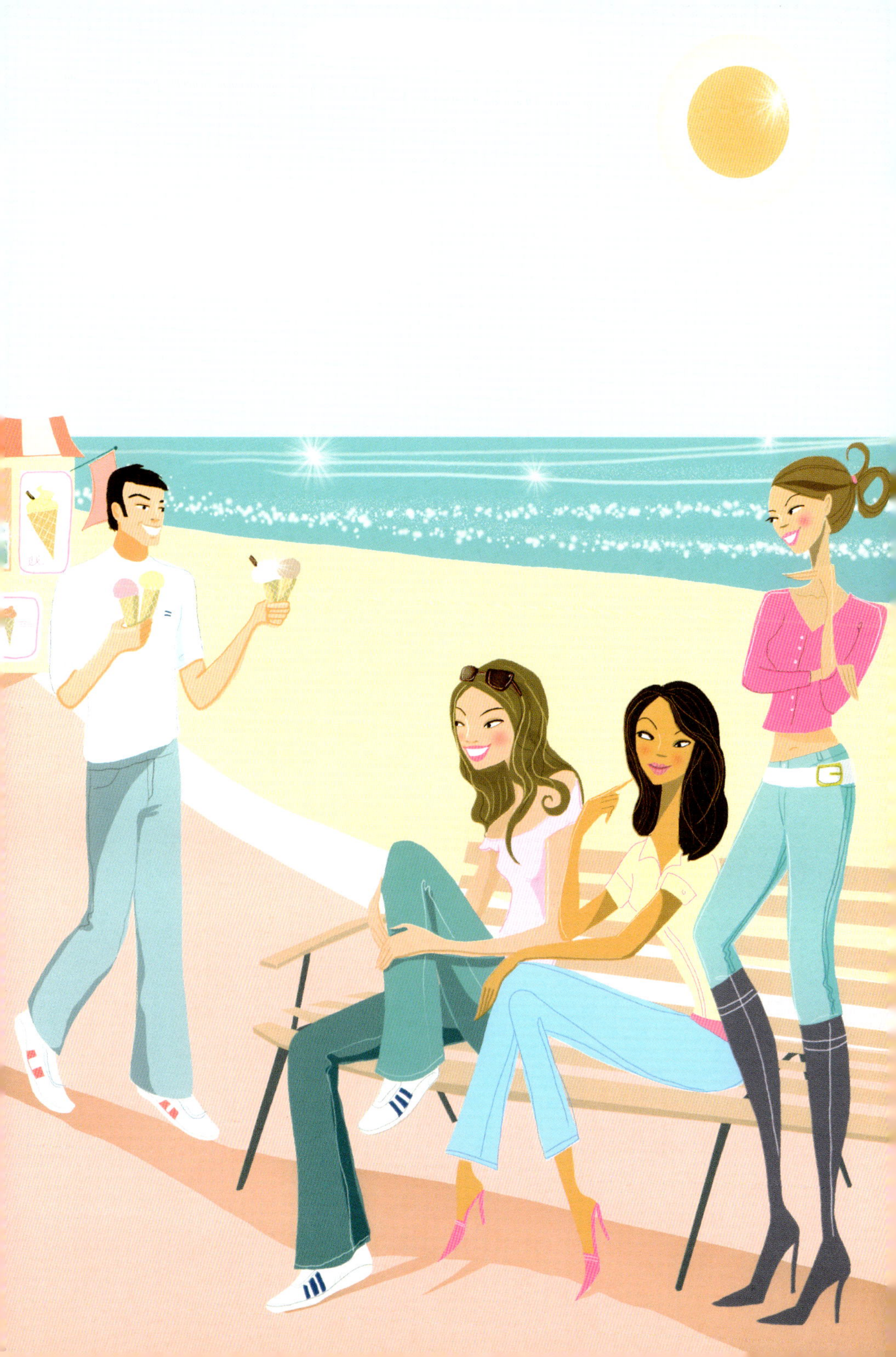

FÜNF TIPPS FÜR ERFOLGREICHEN JEANSKAUF, WELCHE GRÖSSE DU AUCH HAST

Wähle eine gute Passform

Kaufe nie eine Jeans, nur weil die Größe auf dem Etikett gut aussieht – Größen und Schnitte variieren sehr stark und sind von der Machart abhängig. Fang mit der Größe an, die dir normalerweise passt, aber scheue dich nicht, die **nächste Größe** anzuprobieren, wenn die erste sich nicht gut anfühlt. Eine bequeme, gut passende Jeans wird an dir am besten aussehen, egal welche Größe darin steht.

Je dunkler, desto besser

Wenn du nicht gerade extrem schlank bist, solltest du die Finger von sehr hellen oder stonewashed Jeans lassen. Dunkle Jeans lassen jeden **schlanker aussehen** und passen zu fast allem. Sie sehen auch eleganter aus.

Nimm die Langversion

Trage beim Einkaufen keine ganz flachen Schuhe, am klügsten die, die du sonst zu Jeans anziehst. Denk daran, dass Jeans **einlaufen** können und dass sie dann auch in der Länge schrumpfen. Es ist also besser, die längere Hose zu nehmen. Selbst vorgewaschene Jeans laufen bei der ersten Wäsche noch ein, falls du also die lange Version gekauft hast, musst du sie erst waschen, bevor du sie umnähen lässt.

Versuche, Boot-Cut-Jeans zu bekommen

Lass die Finger von weit ausgestellten Jeans, die knäulen nur. Jeans mit Stiefelschnitt haben genau den richtigen Kurvenverlauf am Ende des Hosenbeins, um stylisch auszusehen und deine Beine länger wirken zu lassen.

5

Versuche es mit dem **aktuellsten Teil**

Wenn du dich so danach gesehnt hast, eine dieser Hüftjeans mit ganz tiefem Bund anzuprobieren, dann tu es. Sei dir selbst nur sicher, dass du dich darin wohl fühlst und dass sie nicht so weit runtergehen, dass du **jede Menge nackter Haut bloßlegst**, sobald du dich bückst.

Jeans in **gutem Zustand** erhalten

Die meisten Denimspezialisten empfehlen, Jeans schön in Ruhe zu lassen. Wasche sie also nur, wenn es wirklich nötig ist. Denim ist ein strapazierfähiges Gewebe, das nicht so leicht Schmutz oder Gerüche annimmt. Falls du damit nicht leben kannst, sorge wenigstens dafür, dass die Jeans kalt gewaschen wird. Wende sie vorher auf links. Der beste Weg, dunkle Indigofarben frisch zu erhalten, sie mit nur wenig Waschmittel in kaltem Wasser zu waschen und in Innenräumen zu trocknen. Beim Trocknen im Freien auf der Leine können sie durch die Sonne ausbleichen. Gebügelt werden Jeans von links, um glänzende Bügelstreifen zu vermeiden.

★ TIPP **Probiere im Kaufhaus verschiedene Schnitte von unterschiedlichen Jeansherstellern an. Suche die Jeans heraus, die am besten zu dir passt und in der du dich wohl fühlst. Das erspart dir beim nächsten Kauf die Qual der Wahl.**

DIE PERFEKTE URLAUBSGARDEROBE

Wer ist nicht schon mit schwerem, aus allen Nähten platzendem Gepäck in den Urlaub gefahren, nur um die Hälfte der Sachen ungetragen wieder mit nach Hause zu nehmen? Um dies zu vermeiden, musst du lernen, nur die Sachen einzupacken, die du brauchst, um trotzdem immer genügend Kleidung dabei zu haben, sodass du an jedem Tag deiner Ferien großartig aussieht.

Schreibe als Erstes immer eine Liste, bevor du packst – so sparst du letztlich Zeit und kannst sicher sein, dass du nichts vergessen und keine Berge überflüssiger Sachen eingepackt hast. Liste alles auf, vom Shampoo bis zu den Shorts, denke dabei jeweils in kompletten Outfits, und versuche, alles zu koordinieren, was du einpackst.

DEIN ELEMENTARER REISEBEDARF

Eine Woche am Meer

Falls du einen Strandurlaub in warmen Gefilden machst, fängst du mit deinen Badesachen an, weil du die die meiste Zeit tragen wirst. Packe einen Badeanzug und zwei Bikinis ein, alles in leuchtenden, kräftigen Farben, und nimm einige passende Sarongs, Tops und Tuniken mit. Steck ein Paar Flip-Flops und ein Paar hübsche Sandalen für den Abend ein, dazu die Sonnenbrille und einen Sonnenhut. Zu guter Letzt packst du ein vielseitig tragbares Outfit ein, zum Beispiel eine Leinenhose und ein Baumwolltop mit langen Ärmeln, das du beim Shopping, bei Museumsbesuchen oder generell in Gebäuden mit Klimaanlage tragen kannst.

Ein Wochenende auf dem **Land**

Im Winter packst du eine Hose und eine Jeans ein, dazu zwei Pullover und zwei Tops für den Abend. Als Laufwerkzeug nimmst du ein Paar bequeme Wanderschuhe und ein Paar eleganterer Schuhe für den Abend mit.

Im Sommer packst du eine Baumwollhose mit einem T-Shirt und einem leichten Pullover ein, dazu ein hübsches Trägertop für den Abend. Packe auch ein Sommerkleid ein, das du sowohl am Tag als auch am Abend tragen kannst. An Schuhen brauchst du zwei Paar Sandalen, eines mit flachen Absätzen zum Herumlaufen und eines mit höheren Absätzen für den Abend.

Eine zweitägige **Städtetour**

Denk an Audrey Hepburn in Paris – schick und stylisch –, und schon kannst du nicht mehr viel falsch machen. Nimm eine Hose oder Caprihose mit einem Pulli für tags und einem Abendtop zum Aufpeppen für die Piste. Am zweiten Tag trägst du ein einfaches Kleid mit flachen Pumps. Ein Paar Killerheels und schlichter Schmuck verwandeln deinen Look später in ein sexy Abendoutfit.

Packtipps

Wenn du nur wenig Platz hast, rolle deine Sachen auf. Es ist erstaunlich, wie klein sie werden, und wie viel mehr du demzufolge in deine Tasche packen kannst. Am Ziel wirst du außerdem Zeit sparen, weil du nicht (so viel) zu bügeln brauchst.

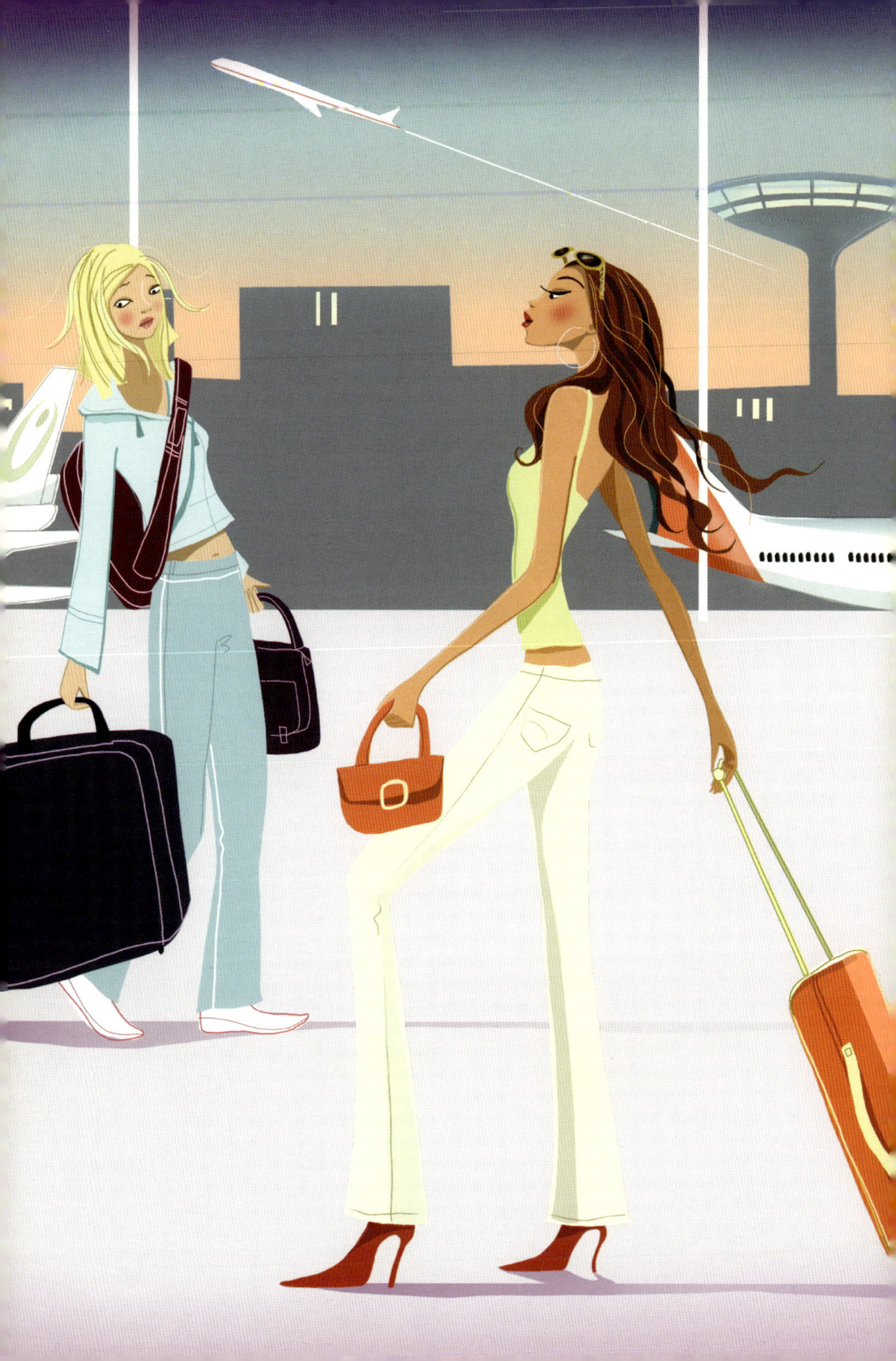

WELCHE TASCHE NEHMEN

Die richtige Tasche wird dir am Flughafen **Zeit und Ärger** sparen. Hier steht, welche du wann nehmen solltest.

Die **harte** Tour

Ein Hartschalenkoffer ist die Lösung, wenn du Kleidung mitnimmst, die bei der Ankunft **gut aussehen** muss, oder falls du zerbrechliche Teile dabeihast. Vorsichtiges Schichten zusammengelegter Sachen zwischen Seidenpapier bedeutet, dass du sie nach dem Auspacken nicht bügeln musst. Nimm einen Koffer mit Rollen, um deine Schultern und den Rücken zu schonen.

Nichts für **Softies**

Falls du eine gestresste Mutter bist, die mit dem Baby im Schlepptau auf Wochenendtour geht, dann ist eine große, weiche Reisetasche genau das, was du brauchst. Die Nachgiebigkeit macht sie ideal dafür, in den Kofferraum gequetscht zu werden, außerdem ist sie **leicht und strapazierfähig**. Du darfst nur nichts Zerbrechliches darin transportieren oder erwarten, dass deine Kleidung faltenfrei ankommt. Um knittrige Kleidung zu vermeiden, solltest du unempfindliche Teile wie Pullover und Cardigans einpacken, die aus Jersey oder Tactel hergestellt sind.

Der ist **Toll,** ey

Falls du nicht länger als eine Woche unterwegs bist und diszipliniert genug beim Packen sein kannst, dann ist ein Trolley eine der stressfreiesten Möglichkeiten zu reisen. Prüfe erst, ob die Abmessungen und das Gewicht den Vorschriften der Airline entsprechen (die sich von Gesellschaft zu Gesellschaft unterscheiden können), damit du dir die Peinlichkeit ersparst, am Flugsteigcounter abgewiesen zu werden.

Handgepäck

Bitte vermeiden. Eine Handtasche mit Pass, Ticket und Brieftasche sollte genügen. Schwere Taschen verursachen nur Probleme und machen das Reisen wesentlich mühseliger.

SCHICKE SCHUHE

Gute Schuhe sind essentiell – sie haben die Macht, ein Outfit zu **krönen** oder zu **ruinieren**. Es wird dir viele qualvolle Stunden ersparen, wenn du das perfekte Paar zu jedem Outfit hast. Denke aber daran, dass dir nicht jeder Schuh schmeichelt.

SCHUHTYPEN

Riemchensandalen

Der perfekte Schuh für Sommerabende, hervorragend geeignet, Beine schlanker aussehen zu lassen, und viel vorteilhafter für kräftige Knöchel als geschlossene Fersen.

Knöchelriemchen

Solltest du meiden, wenn du nicht sehr lange und schlanke Beine hast, denn sie lassen deine Beine dicker und kürzer aussehen.

Slingpumps

Diese universell schmeichelhafte Schuhform kann jede tragen; sie werten jedes Outfit auf.

High Heels

Verlängern deine Beine und formen Waden und Knöchel.

Slipper

Ideal für Sommertage, da sie sowohl zu Hosen als auch zu Röcken gut aussehen; eine leichte Ferse passt zu allen Beinformen und Größen.

D'Orsay-Pumps

Der vordere Fuß und die Ferse sind geschlossen. Weil sie barfuß getragen werden, bieten sie einen guten Kompromiss zwischen Sandalen und Schuhen.

Geschlossene Sandalen

Falls du es hasst, Riemchensandalen zu tragen, aber trotzdem glamourös aussehen möchtest, ist dies die Lösung. Mit einem Absatz sehen sie »herausgeputzt« und sexy aus.

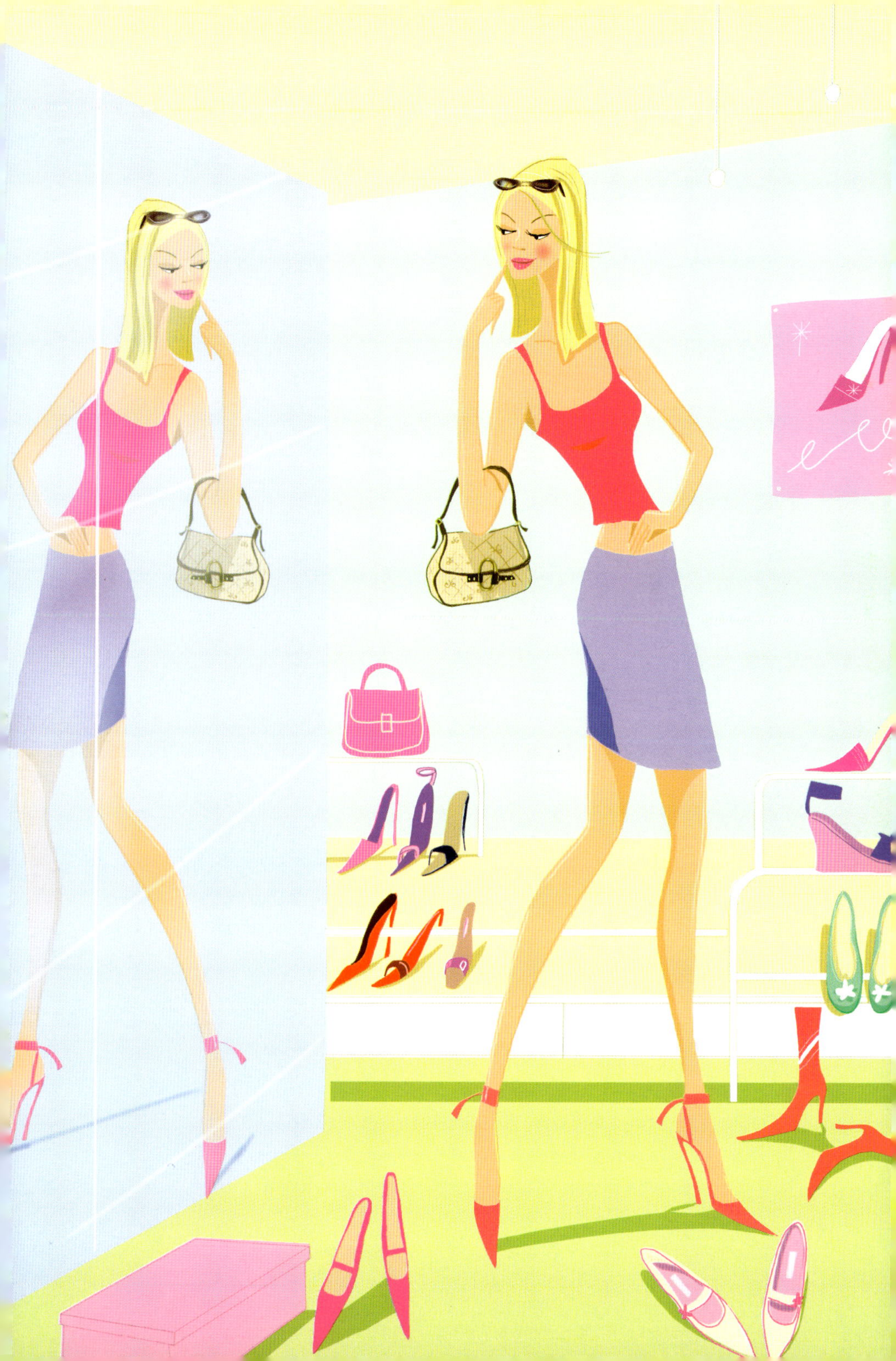

FARBE

Einige Paare unauffälliger Schuhe in deinem Kleiderschrank sind immer nützlich. **Passende Farben** können fad wirken, trotzdem sollten deine Schuhe nie zu dunkel oder zu hell für dein Outfit sein. Eine gute Regel ist, sie auf eine weniger dominanten Farbe abzustimmen, ob das nun ein Farbwirbel auf deinem Rock ist oder eine Perle in deinem Ohrring. Falls dein Outfit unifarben ist, dürfen deine Schuhe nicht exakt diese Farbe haben, sonst siehst du aus wie eine Brautjungfer! Nimm stattdessen Schuhe in einem anderen Ton. Es ist im Allgemeinen vorteilhafter, wenn die Schuhe etwas dunkler sind.

Lebhafte Farben können mir nichts, dir nichts ein Tages- in ein Abendoutfit verwandeln oder einem gedeckten Kleid einen Hauch Flair verleihen. Sei risikobereit. Wenn du es edgy liebst, kannst du deine Schuhe mit deinem Outfit kollidieren lassen: Trage zum Beispiel rote Schuhe zu einem pinkfarbenen Kleid. Aber sei gewarnt: Es braucht viel **Selbstvertrauen**, das durchzustehen. Auch wirken Füße in leuchtend gefärbten Schuhen größer.

KOMFORT-RATGEBER

Halte diese Hinweise beim Schuh-Shopping im Gedächtnis:

- Je dicker die Spitze des Absatzes, desto bequemer und stabiler fühlt sich der Schuh an.
- High Heels verlagern das Gewicht auf die Ballen deiner Füße, kontrolliere also, wie gut dieser Bereich gepolstert ist.
- Schau, ob du bei geschlossenen Schuhen mit den Zehen wackeln kannst. Falls nicht, sind sie zu eng und können die Blutzirkulation unterbrechen.
- Um eine bessere Vorstellung davon zu bekommen, wie die Schuhe passen werden, solltest du sie gegen Ende der Shoppingtour anprobieren, wenn deine Füße am heißesten und geschwollensten sind.

These boots are made for walking!

Kniehohe Stiefel sind das ultimative Schuhwerk und können zu allem getragen werden. Wenn du also in ein gut sitzendes Paar aus qualitativ gutem Leder investierst, werden sie dir ewig die Treue halten.

KOMM AUF DIE FÜSSE

Sechs Fuß-Fauxpas, die du vermeiden solltest

1

Dein Outfit ist sehr dunkel, aber deine **Schuhe sind hell**, oder umgekehrt.

2

Offene Sandalen zu tragen, wenn deine Zehennägel ungepflegt sind. Falls du vorhast, deine Füße zu zeigen, solltest du dir am Abend vorher eine Pediküre gönnen und deine Nägel lackieren..

3

Ausgelatschte, schmutzige oder verzweifelt nach Pflege lechzende Schuhe zu tragen. Das wird dein Outfit komplett ruinieren.

4

Bis zur letzten Minute warten, bevor du die Absätze erneuern lässt. Das Scheuern könnte **bleibende Schäden** am Leder verursachen.

5

Strumpfhosen zu Sandalen tragen. Die meisten Modeexperten stimmen überein, dass es nichts Schlimmeres gibt. Plane also voraus und rasiere oder wachse deine Beine am Abend vorher, danach trägst du Bräunungscreme auf.

6

Nackte Beine im Winter. Weiße, nackte Stelzen zu zeigen sieht unschön aus. Leg dir also gleich einen ganzen Stapel cool gemusterter Stumpfhosen zu.

Schuhpflege

- ★ **Stell dir ein Pflegeset zusammen: Schuhcremes in den Farben deiner Schuhe, Pflegespray für Wild- und Nubukleder, Wildlederbürste und Schuhweißer für deine Sneakers.**
- ★ **Putze deine Schuhe einmal im Monat. Gleichzeitig kannst du prüfen, ob der eine oder andere neue Sohlen bzw. Absätze braucht.**
- ★ **Such dir einen Schuh-Reparatur-Dienst, bei dem eine chemische Reinigung in der Nähe ist, so kannst du beide Pflichten auf dem gleichen Weg erledigen.**

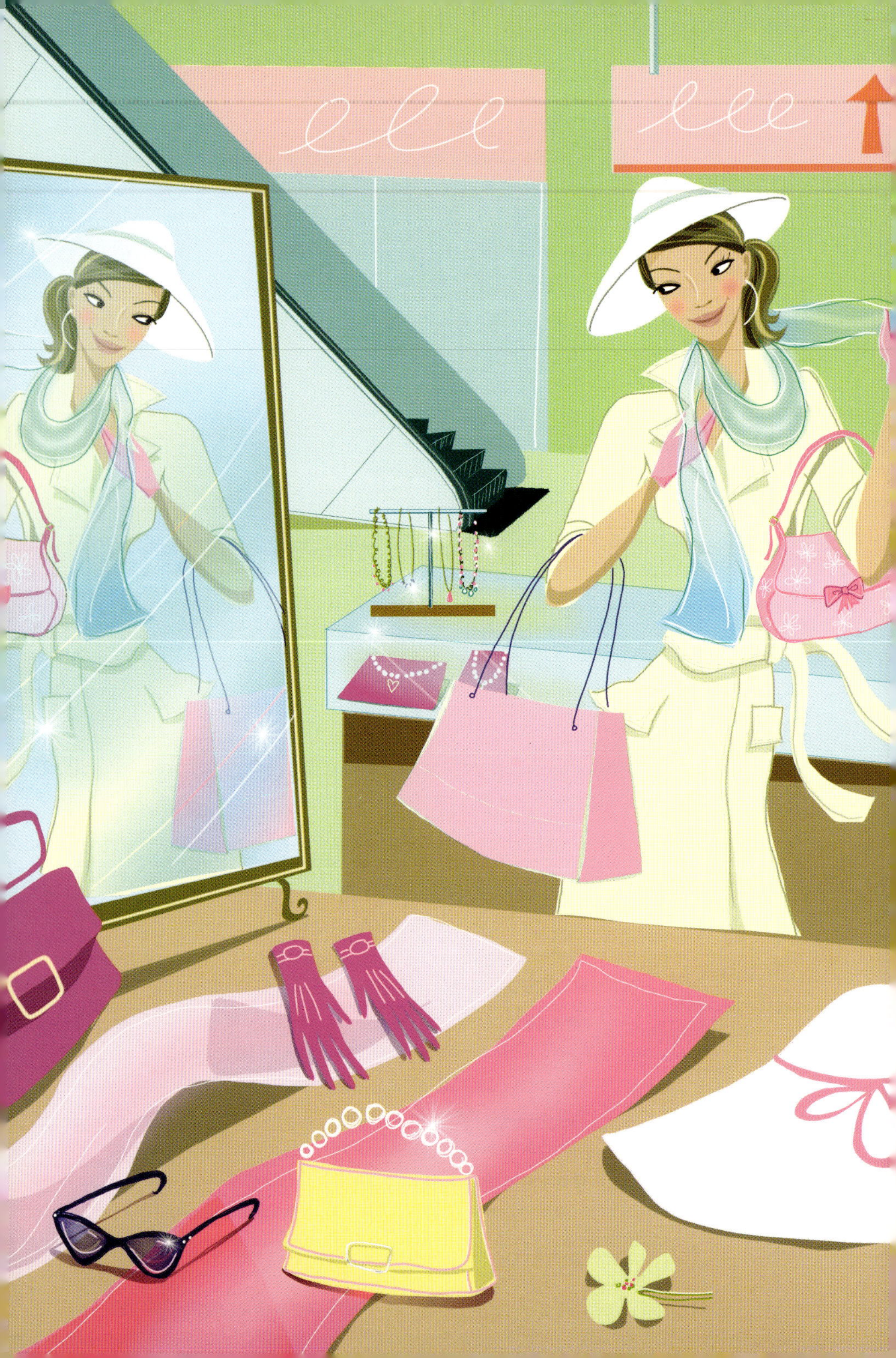

ACCESSOIRES ZU DEINEN DIENSTEN

Die Schublade mit schmückendem Zubehör ist deine Trickkiste, wenn es um das Aufpeppen eines Outfits oder um das **Aufwerten** eines sonst langweiligen Looks geht. Fülle sie mit reichlich preiswerten Gürteln, Schals und Schmuck, und kaufe jedes Jahr einige neue Stücke dazu, damit du immer trendy aussiehst. Du solltest auch dafür sorgen, dass du ein gutes Sortiment an Taschen passend für jeden (All-)Tages- und Abendanlass hast. Der Trick besteht darin, dass du einen guten Fundus an Dingen hast, die dein Aussehen mit minimalem Aufwand und Stress so verändern, dass du maximale Wirkung erzielst. Hier steht, wie du ein wenig **Glamour** und Style hinzufügst, ohne es zu übertreiben.

- Achte darauf, dass die Accessoires in der richtigen **Proportion** zu dir stehen – sehr große Teile lassen kleine Frauen schrumpfen, während kleine, feine Dinge eine große oder kräftige Person größer wirken lassen.
- Paare verspielte, auffällige Ohrringe und Gürtel mit glatten, schlichten Outfits.
- Benutze die Accessoires, um die **Aufmerksamkeit** auf die Teile deines Körpers zu lenken, die du magst.
- Knapp bei Kasse? Bevor du ein neues Outfit für einen bestimmten Anlass kaufst, solltest du schauen, ob nicht ein alter Liebling mit ein paar coolen Accessoires **aufgemöbelt** werden kann.
- Übertreibe es nicht! Um **maximale Wirkung** zu erreichen, solltest du dich jeweils auf ein oder zwei Stücke beschränken.
- Kaufe dir einige einfarbige Seiden- oder Woll-**Pashminas**. Sie sehen sommers wie winters über Abendkleidern um ein Vielfaches besser aus als ein unförmiges Jackett.

ZEHN MÖGLICHKEITEN,
UM IN SEKUNDEN DEINEN LOOK ZU VERÄNDERN

Zieh ein glänzendes Top unter einen Hosenanzug

Selbst die langweiligste Bürokleidung lässt sich durch die Kombination mit einem Bustier oder einem rückenfreien Top in ein Outfit verwandeln, in dem du durch die Nacht tanzen kannst.

Perlen

Der **Glanz von Perlen** wird das langweiligste Outfit aufpeppen. Investiere in einige mit Perlen oder Pailletten besetzte Accessoires, beispielsweise Portemonnaie, Gürtel oder Halsketten. Deponiere sie in deiner Schreibtischschublade im Büro, um dich für einen spontanen After-Work-Event herausputzen zu können.

Brillanten

Brillanten verbreiten augenblicklich Glamour, aber falls du dir die echten Dinger nicht leisten kannst, tut es **Modeschmuck** genauso. Steck deine Haare mit einer Strassspange hoch oder hefte dir eine Brosche ans Top.

Einwickeln

Ein schönes Halstuch oder ein Pashmina verleihen augenblicklich Eleganz. Ein Chiffontuch sieht großartig aus zu einfachen, trägerlosen Kleidern, während ein **grob gestricktes** Jeans und Stiefel aufwertet.

Wähle die perfekte Tasche

Die Auswahl ist unendlich, aber tagsüber ist Wildleder bestens geeignet, während **goldenes oder silbernes** Leder abends Chic verleihen.

Schlüpfe in sexy Schuhe, um deinen Look aufzubrezeln

Trage sie zu allem, angefangen von Hosen, bis zum Kleinen Schwarzen.

Kombiniere **Ohrringe** mit …

Hochgesteckte Haare und Ohrringe ändern sofort die Wirkung eines Outlooks. Kreolen und Vintage-Perlenohrringe passen zu den meisten Kleidern und liefern einen interessanten Blickfang für ansonsten schlichte Looks.

Leave your hat on

Nichts zieht die Aufmerksamkeit so auf sich wie ein Hut. Es verlangt Selbstvertrauen, einen zu tragen, also wähle **klassische Formen** wie einen Fedora oder ein Béret, damit der Look nicht ruiniert wird.

Nimm die richtige Sonnenbrille

Eine tolle Sonnenbrille wird dir einen Hauch von **Filmstar-Glamour** verleihen und stylisch aussehen, selbst wenn du sie im Haar trägst.

Zieh einen **Blazer** an

Damit werden schlichte schwarze Hosen oder Jeans eleganter aussehen, und **einfache weiße** Blusen bekommen Klasse.

Gold und Silber **mischen**

Die Schmucketikette verlangte, dass Gold und Silber nie zusammen getragen werden, aber das hat sich in den letzten Jahren geändert. Falls du einen eher klassischen Look anstrebst, ist es nach wie vor besser, es zu trennen. Falls du aber einen eigenen Stil verfolgst, dann kann es das Mischen der Metalle bringen. Viele Designer stellen heute Schmuck her, bei dem Gold und Silber in einem Stück vereint ist, was es leichter macht, sie mit anderen Teilen und zu kombinieren.

SCHNELL, RUF DIE MODEPOLIZEI!

Selbst die Stylischsten unter uns machen ab und zu Fehler. Hier steht, wie du die schlimmsten darunter vermeiden kannst.

DEINE KLEIDUNG IST ZU ENG

Wir haben uns schon alle mal in eine Größe gequetscht, die nicht die unsere war – wir fühlen uns schlanker, wenn wir sagen können »Ich passe in eine 38!«, wenn eine 40 in Wahrheit viel bequemer gewesen wäre. Tatsächlich gibt es nichts, was dich **dicker aussehen** lässt als zu enge Kleidung. Trage immer deine richtige Größe – niemand sonst wird sie wissen.

DEINE SACHEN SIND ZU WEIT

Ein anderer, weit verbreiteter Fehler ist, zu weite Sachen zu tragen, um überflüssige Pfunde zu kaschieren. Aber sei gewarnt – das **schlägt erst recht Pfunde auf.** Anstatt alles zu verstecken, solltest du deine vorteilhaften Stellen betonen und mit deinen Rundungen protzen. Taillierte Tops und Hosen sind viel **schmeichelhafter** als zeltähnliche Kleider in Übergrößen.

DU MISCHST ZU VIELE VERSCHIEDENE STILE

Hüte dich davor, in einem Outfit allen aktuellen Modetrends gerecht zu werden – du läufst Gefahr, **lächerlich** auszusehen.

DEINE SACHEN SIND NICHT GEBÜGELT

Wo ist der Sinn, wenn du Stunden beim Aussuchen des perfekten Outfits verbringst, nur um es dann ungebügelt anzuziehen? Keine Kleidung sieht knittrig gut aus, egal, wie teuer sie war, also halte immer ein gutes **Dampfbügeleisen** griffbereit. Falls du Bügeln wirklich hasst, kaufe lieber Sachen aus Stoffen, die nicht so stark knittern. Falls du unterwegs bist und kein Bügeleisen hast, kannst du die Sachen ins Bad hängen, weil der Wasserdampf von Bad und Dusche helfen, die Falten herauszubekommen. Falls alles andere versagt und du es dir leisten kannst, engagiere jemanden dafür, deine Sachen zu waschen und zu bügeln, damit du dir darüber nie mehr Gedanken zu machen brauchst!

DEINE UNTERWÄSCHE SCHAUT HERAUS

Ein großartiges Outfit kann durch sichtbare Unterwäsche ruiniert werden, also leiste dir ein paar gut sitzende, **glatte** Dessous. Falls deine Unterwäsche noch immer sichtbar ist, ist deine Hose oder dein Rock vielleicht zu eng.

ZU VIELE MUSTER

Versuche nicht, Muster zu mischen oder zu kombinieren, sonst wird dein Look schnell unmöglich aussehen. Wähle ein Muster, **entweder für Ober- oder für Unterteil**, aber nie beides. Und denk daran, dass gemusterte Teile nicht jeder stehen, selbst wenn du eine der Frauen bist, die in praktisch allem gut aussehen.

DIE FALSCHEN ACCESSORIES

Kröne deinen Look mit Accessoires, die zu deinem Style passen. Nimm eine Halskette in der richtigen Länge, damit sie zum **Ausschnitt** deines Tops oder Kleides passen. Kurze Halsketten und -bänder lassen deinen Hals dicker erscheinen. Und trage nie, nie eine Halskette über einem Sweater!

DEIN ROCK IST ZU KURZ

Es könnte zwar sexy aussehen, aber wenn du dich nicht wohl fühlst, wirst du ständig versuchen, den Saum herunterzuziehen. Mach den Test: Prüfe, ob du dich **hinsetzen** kannst, ohne dir Sorgen machen zu müssen, welche Körperteile du entblößt.

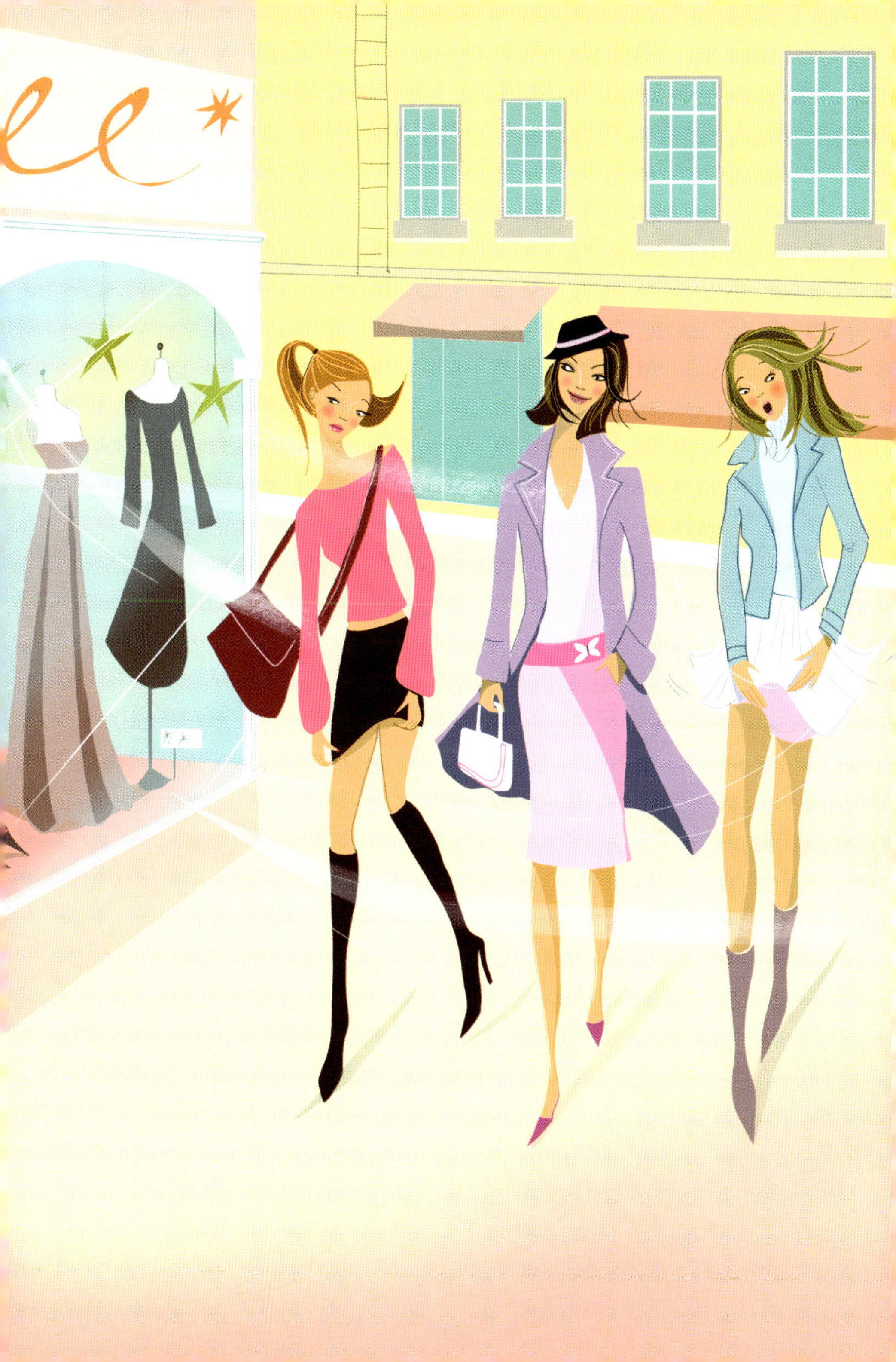

SCHNELLE TIPPS, DIE EINE GUTE PASSFORM GARANTIEREN

Du ersparst dir zu Hause Stunden vor dem Spiegel, wenn du bei jedem Einkauf gleich die **perfekte Passform** erwischst.

- Überprüfe jedes Mal die Passform vor einem **dreiteiligen Spiegel**, damit du das Teil von allen Seiten sehen kannst, bevor du es kaufst.
- Setz dich jedes Mal hin, wenn du ein Kleidungsstück anprobierst. Was im Stehen wunderbar passen kann, könnte spannen oder **klaffen**, wenn du dich hinsetzt.
- Entsprechend solltest du ein Stück damit laufen. Viele Röcke und Kleider sehen im Stehen fantastisch aus, aber **rutschen** dann beim Gehen **hoch**.
- Dein Rockbund sollte **weder Falten werfen** noch sich aufrollen.
- Ärmel von Jacketts und Mänteln sollten knapp zum Handgelenk reichen.
- Der Stoff sollte an Problemzonen weder auftragen noch spannen, ziehe also nichts an, was zu eng ist.
- Verschiebe deine Garberobenkäufe nicht, bis du abgenommen hast. Wähle stattdessen Sachen, die deine Problemzonen **kaschieren**.
- Investiere in **Veränderung**. Kleidung, die nicht passt, wird nie deinen Schrank verlassen.
- Vergiss die Mode. Finde die **Saumlänge**, die dir am meisten **schmeichelt,** und bleibe dabei!

Fünf Modeteile, die du um jeden Preis **meiden** solltest

1 Stiefeletten

Wenn du eher klein bist, verkürzen sie die Beine, was dich gedrungen wirken lässt.

2 Bauchfreie Tops

Die sollten nur von denen unter 18 oder mit Waschbrettbauch getragen werden.

3 Alle Arten von Tierdrucken

Sie sehen immer billig aus, selbst wenn ein Topdesigner das Teil gemacht hat.

4 Superenge Röhrenjeans

Diese stehen nur den wenigen Gesegneten mit Supermodellproportionen (endlose Beine, winziger Hintern, superschlanke Schenkel, keine Hüften).

5 Weiße Hosen

Sie können furchtbar aussehen, wenn du nicht schlank bist. Trage also nur welche, falls sie weit geschnitten und aus einem guten, nicht durchscheinenden Stoff sind.

KATASTROPHEN UNTERWEGS – UND WIE DU SIE RASCH BEHEBEN KANNST

DU HAST EINE LAUFMASCHE IN DEINER STRUMPFHOSE

Was du tun kannst

Hab immer farblosen **Nagellack** in deiner Handtasche. Wenn du den auf das Laufmaschenende aufträgst, hört sie auf zu laufen.

Vorbeugende Taktik

Achte darauf, dass die Strumpfhosen die richtige Größe haben, wenn du dir welche kaufst. Wenn sie zu klein sind, ist die Gefahr umso größer, dass sie Laufmaschen bekommen. Nimm also stets die nächst **größere** Größe.

DEIN DEO HAT WEISSE RÄNDER AUF DEINEM DUNKLEN TOP HINTERLASSEN

Was du tun kannst

Die meisten Deoflecken können vorsichtig mit einem Schwamm und viel warmem Wasser entfernt werden.

Vorbeugende Taktik

Benutze ein Antitranspirant, das speziell dafür entwickelt wurde, keine Flecken auf der Kleidung zu hinterlassen.

JEMAND HAT ROTWEIN AUF DEIN WEISSES OUTFIT GEGOSSEN

Was du tun kannst

Frag den Gastgeber oder Barkeeper nach **Sodawasser** oder **Weißwein**. Dies sind die geeignetsten Flüssigkeiten, um Rotweinflecken vorsichtig mit einem Schwamm auszutupfen.

Vorbeugende Taktik

Zieh keine weißen Sachen an. Sei vorsichtig und bleibe bei Schwarz als Partyfarbe, vor allem, wenn reichlich Alkohol fließt!

DU HAST DICH IN EINEN **KAUGUMMI** GESETZT

Was du tun kannst

Entferne so viel Kaugummi wie möglich mit einem Messer. Halte dann einen **Eiswürfel** auf den Fleck, bis er hart wird. Es sollte dann möglich sein, den Rest abzukratzen. Zum Schluss tupfst du den Bereich mit heißem Wasser ab.

Vorbeugende **Taktik**

Schau immer erst, wo du dich hinsetzt!

DEINE KATZE HAT ÜBERALL AUF DEINEM **SCHWARZEN MANTEL HAARE** HINTERLASSEN.

Was du tun kannst

Wenn du keine Kleiderbürste zur Hand hast, funktioniert **Klebeband** genauso gut. Wickle einen Streifen um deine Hand und tupfe damit die Haare auf.

Vorbeugende **Taktik**

Das ist ein häufiges Problem. Du kannst immer eine kleine Rolle Klebeband in deiner Handtasche haben oder **die Katze rasieren**!

DU HAST **WASSERFLECKEN** AUF NEUE WILDLEDERSACHEN BEKOMMEN

Was du tun kannst

Bearbeite die Flecken vorsichtig mit einer Nagelfeile, pass dabei aber gut auf, das Leder nicht zu beschädigen. Damit solltest du die Flecken loswerden.

Vorbeugende **Taktik**

Kauf dir ein Imprägnierspray und behandle deine Schuhe oder dein Jackett alle paar Wochen damit.

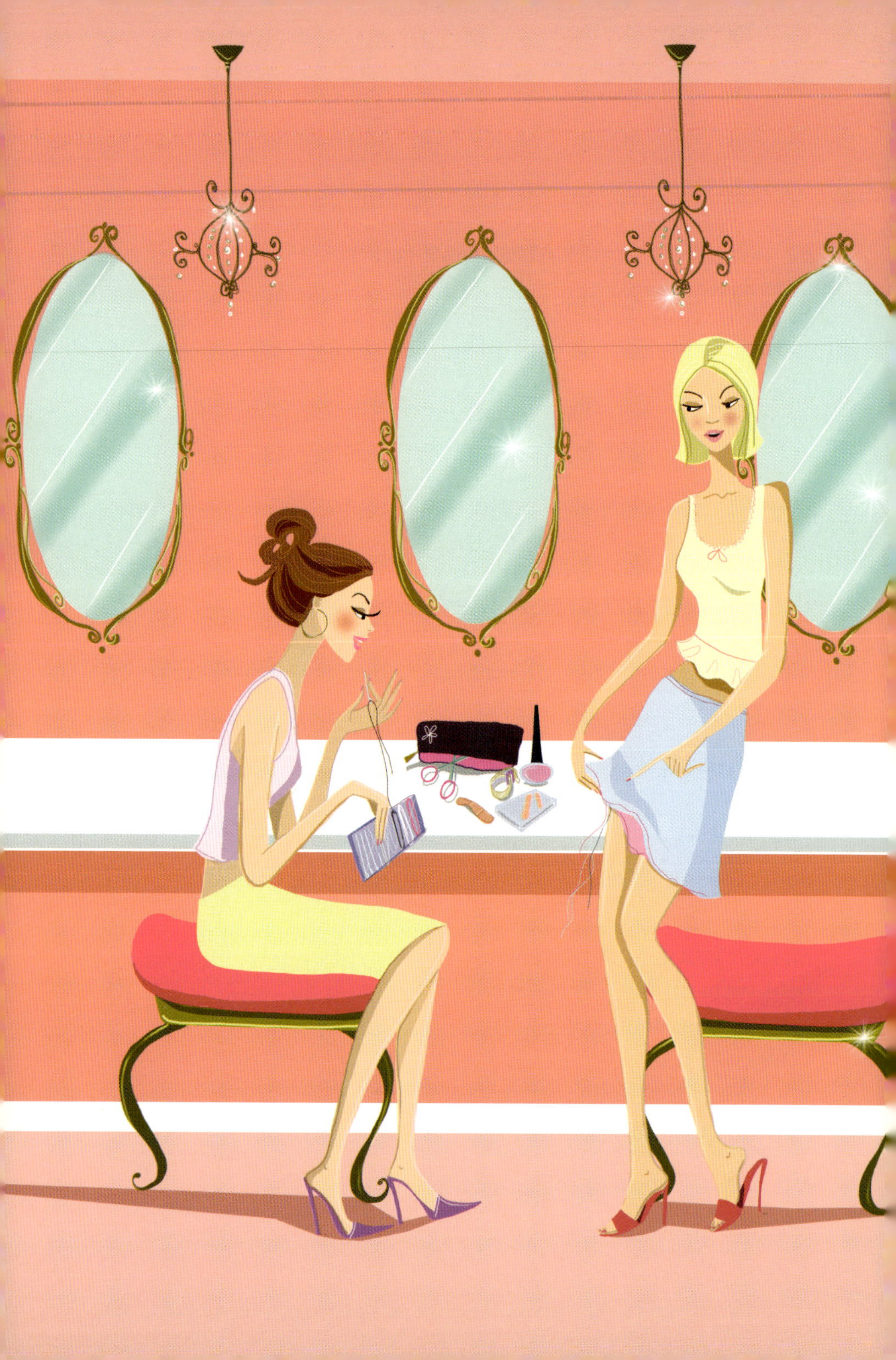

DEIN **ABSATZ** IST ABGEBROCHEN

Was du tun kannst

Gehe gleich zu einem Schuhschnelldienst und schau, ob sich der Schuh retten lässt. Falls nichts geht, wirst du beim nächsten Schuhgeschäft Halt machen und ein Paar neue Schuhe kaufen müssen.

Vorbeugende **Taktik**

Bleib bei flachen Schuhen, wenn du größere Strecken laufen musst, und lege dir für Notfälle wie diesen immer ein Paar **Ersatzschuhe** ins Büro.

DER **RIEMEN** DEINER HANDTASCHE IST **GERISSEN**

Was du tun kannst

Rette den Riemen, indem du ihn zurück an die Tasche knotest, bis du ihn **nähen lassen** kannst. Falls du ihn nicht bergen konntest, schneidest du den Rest ab und benutzt die Tasche als Unterarmtasche, bis du den Riemen ersetzen lassen kannst.

Vorbeugende **Taktik**

Pass auf, dass du nicht zu viel in deine Handtasche stopfst. Zusätzliche Belastung könnte den Riemen reißen lassen. **Räume** deine Handtasche einmal wöchentlich **aus**, um zu prüfen, ob du nicht jede Menge Krempel mit herumschleppst, den du im Moment nicht brauchst.

★ TIPP Mach aus deiner Handtasche eine Mini-Reparaturbox, die mit jedem Notfall klarkommt. Wenn du eine kleine Flasche farblosen Nagellack, eine winzige Rolle Klebeband, eine Nagelfeile, eine kleine Schere und eine Ersatzstrumpfhose dabeihast, solltest du für die meisten Eventualitäten gerüstet sein.

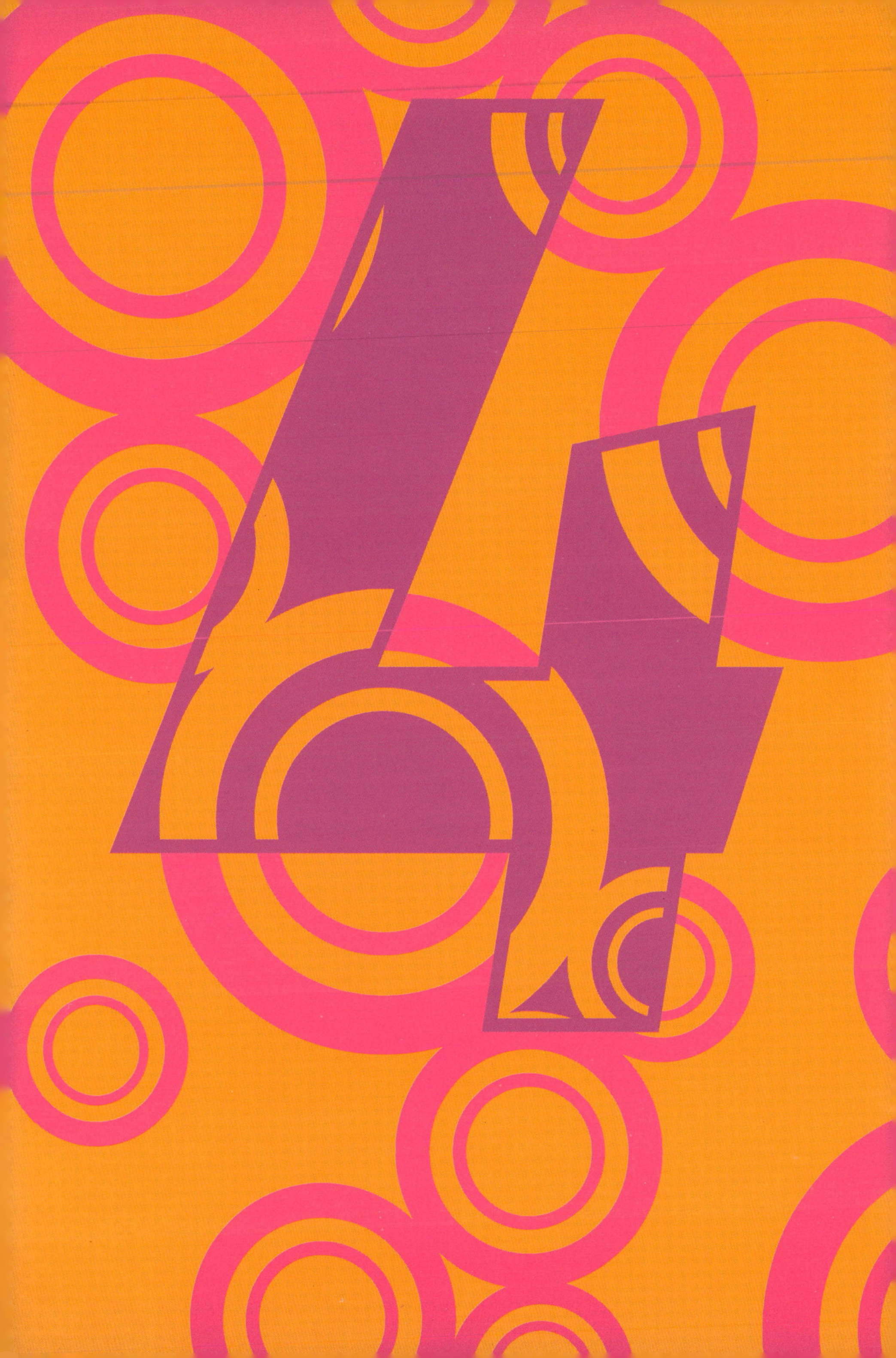
4

KAPITEL 4
BEAUTY

HINREISSEND SCHÖN – ABER SCHNELL!

Und nun zum kosmetischen Schliff, um die Verwandlung aller Busy Girls zu vollenden – im Handumdrehen fabelhaft auszusehen.

Jetzt geht es deinen Problemen mit den Haaren, dem Make-up und der Hautpflege an den Kragen.

Hast du das Gefühl, dass du immer **rennen** musst, um von der Arbeit zur Party oder vom Familienessen zum Treff mit Freundinnen zu kommen? Immer unterwegs zu sein lässt einem Mädchen nicht viel Zeit, ihre Haare oder ihr Make-up zu richten. Zum Glück muss es keine Stunden dauern, sich herzurichten. Mit ein paar wenigen **cleveren Tricks** kannst du dich selbst in wenigen Augenblicken **schick** und **hinreißend** aussehen lassen – selbst dann, wenn du einen extremen Terminplan mit Arbeit, den Freundinnen oder deiner Fitness hast.

Ob du nun ein spontanes Date hast oder gerade in einem irren morgendlichen Gehetze bist, um fertig zu werden – die **Beauty-Tipps** hier werden dich schön machen, und zwar fix. Und du wirst nie wieder einen dieser »zu-beschäftigt-um-gut-auszusehen«-Momente haben!

Du wirst lernen, wie du deinen Hauttyp erkennen kannst und wie du ihn am besten unterstreichst. Wie du ein **perfektes Gesicht** hinbekommst, und das mit beinahe überhaupt keinem Zeitaufwand. Du wirst lernen, deine Handtasche zu verschlanken, indem du alle unnötigen Gegenstände rauswirfst, bis sie nur noch Wesentliches enthält. Außerdem bekommst du Lösungsmöglichkeiten zur sekundenschnellen Behebung aller üblichen Beauty-Katastrophen und Anleitungen, dein Gesicht für ein Date oder eine Last-Minute-Party herzurichten.

Die Ratschläge in diesem Abschnitt umfassen auch Tipps, wie du dir selber zu Hause in wenigen Minuten eine wirksame, aufbauende Gesichtsmaske mit einigen Vorräten aus deinem Kühlschrank machen kannst, und quasiprofessionelle **Minimaniküren** – alles darauf ausgelegt, dir Zeit und Geld zu sparen, und dich dabei gepflegt und überwältigend aussehen zu lassen.

WELCHER HAUTTYP BIST DU?

Eine gute Haut zu haben ist die absolute Voraussetzung, wirklich gut auszusehen, wie aber alle Busy Girls wissen, lässt ein hektisches Leben oft nur wenig Zeit zu ihrer Pflege. Der erste Schritt zu **schneller Hautpflege** ist, deinen Hauttyp zu kennen, damit du weißt, welche Produkte du anwenden und wie du unverzüglich alle eventuell auftauchenden Probleme bekämpfen kannst. Falls du noch nicht sicher bist, wie du deinen Hauttyp bezeichnen sollst, wird dir dieses Mini-Quiz helfen, es herauszufinden.

F1 WIE FÜHLT SICH DEINE HAUT AN, WENN DU SIE MIT WASSER UND SEIFE WÄSCHST?

A Gespannt und unangenehm.
B Zart und angenehm.
C Trocken und juckt hier und da.
D Gut, ziemlich angenehm.
E An einigen Stellen trocken, an anderen zart.

F2 WIE FÜHLT SICH DEINE HAUT AN, WENN DU SIE MIT EINEM REINIGER AUF ÖLBASIS REINIGST?

A Relativ angenehm.
B Zart und angenehm.
C Manchmal angenehm, manchmal juckt sie.
D Überall fettig.
E An einigen Stellen fettig, an anderen zart.

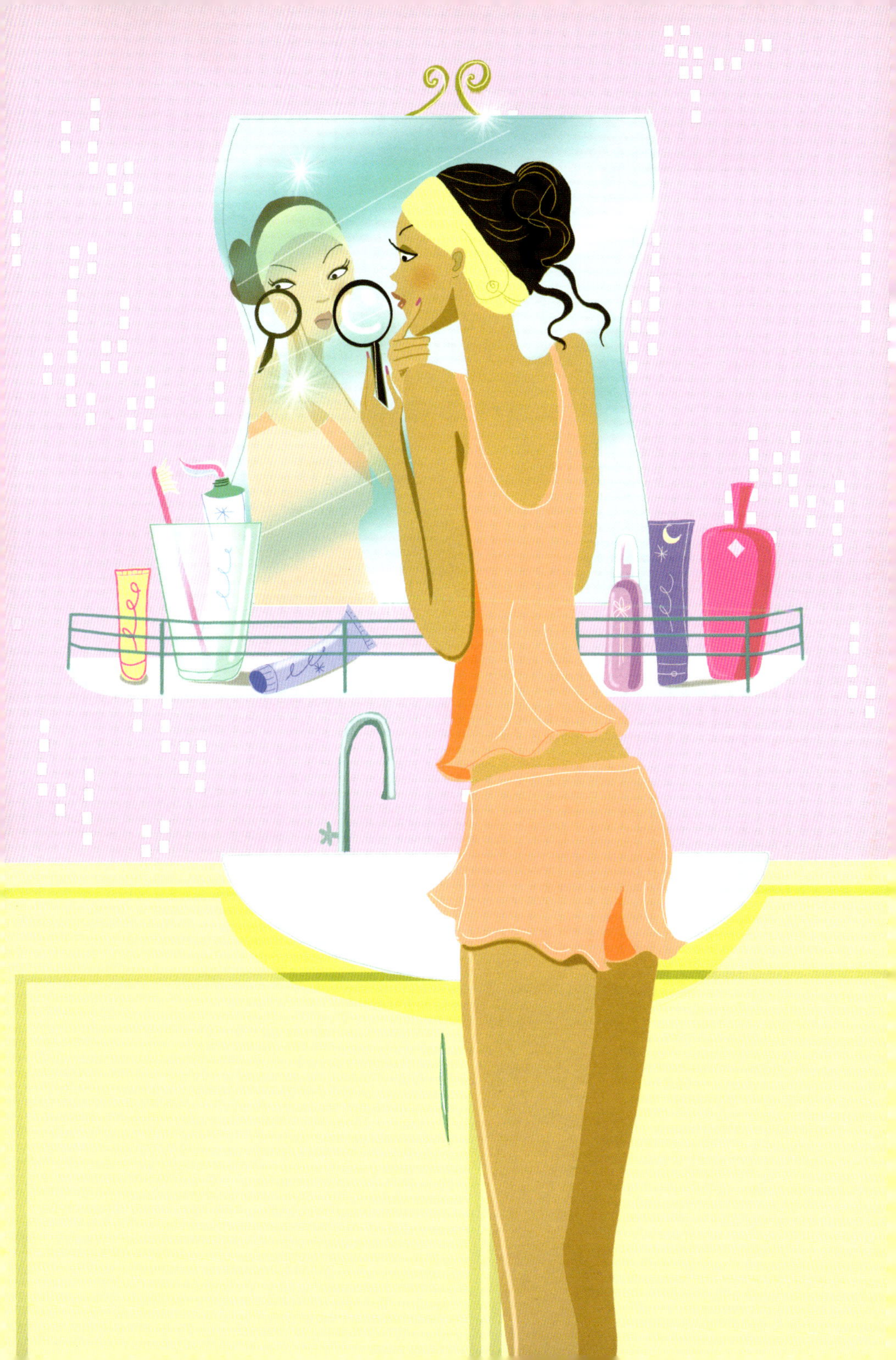

F3 WIE SIEHT DEINE HAUT NORMALERWEISE ZUR MITTAGSZEIT AUS?

A Schuppig und trocken.
B Frisch und sauber.
C Schuppige Stellen, die teilweise gerötet sind.
D Überall glänzend.
E Nur in der T-Zone (Stirn, Nase, Kinn) glänzend.

F4 WIE OFT HAST DU PICKEL?

A Fast nie.
B Nur unmittelbar vor deiner Periode.
C Gelegentlich.
D Häufig und überall.
E Häufig, aber nur in der T-Zone.

F5 WIE REAGIERT DEINE HAUT, WENN DU GESICHTSWASSER BENUTZT?

A Sie brennt.
B Sie ist in Ordnung.
C Sie brennt und juckt.
D Sie fühlt sich frisch und sauber an.
E Sie fühlt sich in einigen Bereichen frischer an, in anderen brennt sie.

F6 WIE REAGIERT DEINE HAUT AUF EINE GEHALTVOLLE NACHTCREME?

A Sie fühlt sich sehr angenehm an.
B Sie fühlt sich angenehm an.
C Manchmal fühlt sie sich angenehm an, manchmal gereizt.
D Sie fühlt sich richtig fettig an.
E Sie fühlt sich in der T-Zone fettig an, aber angenehm an den Wangen.

ÜBERWIEGEND »A« – **TROCKENE HAUT**

Deine Haut neigt dazu, schuppig zu werden. Sie fühlt sich nur gut an, wenn du gerade Moisturizer aufgetragen hast. Sie sieht wegen ihrer **Unfähigkeit, Feuchtigkeit zu speichern**, »ausgetrocknet« aus und spannt oft. Diese Trockenheit wird verschärft durch Wind, extreme Temperaturen und Klimaanlagen. Ohne **sorgfältige Pflege** neigt dieser Hauttyp zu vorzeitiger Alterung.

Was du tun kannst

- Nimm kein Leitungswasser und keine Seife – beides trocknet zu sehr aus. Verwende stattdessen eine pflegende Lotion zur Reinigung.
- Massiere dich jeden Abend mit Feuchtigkeit spendendem Balsam, um die Talgdrüsen zu stärkerer Produktion anzuregen.
- Sei in dem Bereich um die Augen, wo sich winzige Fältchen bilden können, großzügig mit Augencreme.

ÜBERWIEGEND »B« – **NORMALE HAUT**

Deine Haut ist zart und glatt, ohne sichtbare Makel oder große Poren und ohne fettige oder schuppige Stellen. Dieser Hauttyp **sprüht vor Gesundheit**, was auf eine gute Durchblutung zurückzuführen ist. Du bekommst diese elenden Pickel wegen erhöhter Hormonaktivität kurz vor deinen Tagen, aber sie verschwinden bald wieder. Um deine Haut musst du dich trotzdem kümmern. Wenn du sie vernachlässigst, kann das zu vorzeitiger Alterung und zu Faltenbildung führen.

Was du tun kannst

- Die einzige Pflege, die dieser Hauttyp braucht, ist eine sanfte Gesichtsreinigung und Wasser zweimal täglich. Danach ein mildes Gesichtswasser, etwa Rosenwasser.
- Verwende täglich eine leichte Feuchtigkeitscreme mit einem Lichtschutzfaktor (LSF) von mindestens 15, um deine Haut vor schädigenden UV-Strahlen zu schützen.
- Bringe einmal in der Woche die Durchblutung auf Touren und glätte gleichzeitig deine Hautoberfläche durch eine straffende oder Feuchtigkeit spendende Gesichtsmaske.

ÜBERWIEGEND »C« – EMPFINDLICHE HAUT

Du hast eine dünne, feine Haut. Sie reagiert schnell auf Hitze oder Kälte, was bedeutet, dass sie **zu Trockenheit** und Sonnenbrand **neigt**. Im Allgemeinen ist sie trocken, empfindlich, mit einer Neigung zu allergischen Reaktionen. Temperaturveränderungen, bestimmte Reinigungsmittel und Kosmetika können Reizungen hervorrufen, die die Haut gerötet und fleckig aussehen lassen.

Was du tun kannst

- Trage jeden Tag einen **Sonnenschutz** auf, um deine Haut vor Umwelteinflüssen zu schützen. Wähle einen für empfindliche Haut mit einem LSF von mindestens 30.
- Nimm Produkte, die kein Parfüm, keine Farbstoffe oder andere potenzielle Allergene enthalten. Achte auf den Aufdruck **»Hypoallergen«**. Personen mit spezifischen Allergien sollten immer zuerst die Zutatenliste prüfen, denn hypoallergen bedeutet nur, dass es einige Stufen eines Hauttests durchlaufen hat – es heißt nicht, dass du nicht allergisch auf dieses Mittel reagierst.
- Reinige dein Gesicht mit einer **milden** Lotion, die mit Watte entfernt werden kann. Wasser könnte deine Haut reizen.

★ **TIPP** **Falls du eine kosmetische Gesichtsbehandlung buchst, solltest du die Kosmetikerin vorab wissen lassen, dass du eine empfindliche Haut hast, und alle Produkte oder Zutaten erwähnen, auf die du – tatsächlich oder anscheinend – früher schon reagiert hast.**

ÜBERWIEGEND »D« – **FETTIGE HAUT**

Du hast glänzende Haut mit großen Poren und einer Neigung zu Mitessern und Pickeln. Bei diesem Hauttyp sind die fettproduzierenden Talgdrüsen überaktiv und geben **mehr Fett als nötig** ab. Das kann genetisch angelegt sein und durch eine Schwangerschaft, bestimmte Anti-Baby-Pillen oder großen Stress verstärkt werden – jedes Einzelne davon regt die Fettproduktion der Haut an. Der positive Aspekt fettiger Haut ist, dass sie **langsamer** als andere Hauttypen **altert**.

Was du tun kannst

- Fettige Haut braucht eine **sanfte Reinigung** mit Seife oder einer Waschlotion, um oberflächliches Fett zu entfernen. Vermeide aber zu scharfe Produkte, die deiner Haut das Fett entziehen, weil das die Talgdrüsen erst recht zu Überstunden animiert, um dadurch den Verlust des natürlichen Fettes zu kompensieren.
- Verwende **fettfreie Moisturizer**, damit dein Teint nicht glänzt.
- Verwende ein oder zweimal pro Woche tiefenreinigende Gesichtsmasken aus **Heilerde**, um Mitesser zu verhindern.
- Wähle Kosmetika und Hautpflegeprodukte, die speziell für fettige Haut hergestellt werden. Achte auch darauf, dass die Produkte deine Poren nicht verschließen und keine Unreinheiten auslösen.

★ **TIPP** **Lass nicht aus lauter Furcht vor zu viel Fett auf deiner Haut den Sonnenschutz außen vor – du wirst die Schäden durch UV-Strahlen später bereuen. Nimm einfach ein leichtes Gel oder eine Lotion, die speziell für fettige Haut bestimmt sind.**

ÜBERWIEGEND »E« – MISCHTYPEN

Deine Haut ist eine Kombination aus fettig und trocken. Es gibt ein T-förmiges fettiges Feld, das aus deinem Kinn, der Nase und der Stirn gebildet wird, während deine Wangen und die Umgebung deiner Augen zur Trockenheit neigen. Dieser Hauttyp ist sehr verbreitet und sollte so behandelt werden, als würde er aus zwei verschiedenen Hauttypen bestehen.

Was du tun kannst

- Verwende eine **leichte Reinigungslotion**, die genug Feuchtigkeit spendet, um die Wangenregion zu **beruhigen**, aber ebenso effektiv das Fett aus der T-Zone entfernt.
- Verwende ein leicht adstringierendes Gesichtswasser für die T-Zone, lass aber die Wangen aus.
- Trage nur auf die Wangen einen **leichten Moisturizer** auf, und benutze eine Augencreme, um erste feine Fältchen zu verhindern.

gute Hautpflege

- **Damit deine Haut in einer hervorragenden Verfassung bleibt, und um Probleme zu minimieren, solltest du versuchen, regelmäßig einmal im Monat zu einer kosmetischen Gesichtsbehandlung zu gehen – es wird den Zustand deiner Haut wirklich verbessern.**
- **Nimm dir zu Hause 30 Minuten in der Woche Zeit für eine Minigesichtsbehandlung. Beginne mit der Reinigung und mache dann ein Peeling. Trage eine Gesichtsmaske auf, wasche sie nach dem empfohlenen Zeitraum ab und trage eine feuchtigkeitsspendende Lotion auf. Wenn du dich an diese einfachen Regeln hältst, wird deine Haut zwischen den Behandlungen zart und sauber bleiben.**
- **Gönne dir täglich eine Multivitamindosis, um deine Haut von innen gesund zu erhalten. Du kannst dir spezielle Vitamine kaufen, um deine »Haut, Haare und Nägel« zu fördern. Sie enthalten eine ausgewogene Balance aus Vitaminen, Mineralstoffen und Antioxidantien. Deine Haut wird weiter gesund aussehen und sich auch so fühlen.**

GESICHTSBEHANDLUNG
ZUM SELBERMACHEN

Hast du je einen Termin bei deiner Kosmetikerin platzen lassen, weil du auf der Arbeit dringend etwas fertig machen musstest oder um eine Freundin treffen zu können? Mach dir nichts draus. Mit all diesen Hightech-Produkten, die es heutzutage gibt, kannst du jetzt professionelle Resultate **ganz bequem zu Hause** erzielen. Du solltest die folgende 60-minütige Intensivbehandlung einmal im Monat als Ergänzung zu deiner wöchentlichen Mini-Behandlung durchführen.

EINSEIFEN

Bevor du anfängst, solltest du sorgfältig dein Augen-Make-up mit einem Wattepad und dem entsprechenden Produkt entfernen. Dann massierst du eine sanfte **schäumende Waschlotion** für etwa eine Minute mit auf und ab kreisenden Bewegungen in deine Haut ein. Konzentriere dich dabei auf Bereiche, die stark durchblutet werden, etwa die Stirn und um die Nase herum. Damit werden Make-up und oberflächlicher Schmutz entfernt. Nach dem Abspülen wiederholst du das Ganze – die doppelte Reinigung ist ein Trick in den Salons, um wirklich saubere Haut zu garantieren.

ABRUBBELN

Ein gründliches Peeling lässt jedes Pflegeprodukt, ob Maske oder Moisturizer, effektiver arbeiten. Sie können besser in deine Haut eindringen, wenn sie nicht durch eine Schicht toter Hautzellen daran gehindert werden. Besorge dir ein Peeling, das aus feinen, abgerundeten Partikeln besteht, massiere es mit kreisenden Bewegungen in deine Haut, und spüle es dann ab. Sei dabei **sanft** – das Ziel ist es, deine Haut **zart** zu hinterlassen, nicht rot geschrubbt! Falls du sensible Haut hast, solltest du dir eine Peelingcreme besorgen, die Fruchtsäure enthält. Diese herrlichen, nicht aggressiven Produkte kannst du auch einfach wie eine Maske auf der Haut lassen.

★ TIPP Benutze nie ein Körperpeeling im Gesicht. Die Partikel sind zu grob und könnten der empfindlichen Gesichtshaut schaden.

MASKERADEN

Gesichtsmasken haben heutzutage viele Funktionen und können eine ganze Bandbreite unterschiedlicher Hautprobleme behandeln. Für fettige Haut gibt es die klassische Heilerde-Variante, die Fett absorbiert und die **Poren frei macht**. Gel- oder Crememasken eignen sich perfekt, um trockene Haut mit Feuchtigkeit zu versorgen. Kühlende und entzündungshemmende Masken beruhigen empfindliche Haut. Wenn du eine Mischhaut hast, trägst du einfach eine Heilerde-Maske in der T-Zone auf und eine Feuchtigkeitsmaske auf den Wangen.

Nachdem du die Maske die angegebene Zeit hast einwirken lassen, spülst du sie gründlich ab. Dann behandelst du die Haut mit einem sanften, alkoholfreien Gesichtswasser. Um in den **vollen Genuss der Behandlung zu kommen** trägst du zum Abschluss einen vitaminhaltigen Moisturizer auf, der zu deinem Hauttyp passt. Versuche, deine Eigen-Gesichtskosmetik so zu legen, dass du gerade zur Schlafenszeit fertig wirst, dann kann sie während der Nacht die Nährstoffe aufnehmen, die du aufgetragen hast. Du wirst mit einem frischen, leuchtenden Teint aufwachen.

Mineralbad zu Hause

Dir selber zu Hause eine »Spa-Anwendung« zu gönnen ist eine hervorragende Möglichkeit, auf deine Beauty-Bedürfnisse einzugehen. Auch wenn du dir nur eine Stunde gönnst, um deinen ganzen Körper von Kopf bis Fuß zu verwöhnen, du wirst dich nicht nur gepflegter und hinreißender fühlen, sondern auch deinen Stress abgebaut haben.

- **Schaffe eine entspannte Atmosphäre , indem du Kerzen anzündest, Duftöl versprühst und ruhige Musik hörst.**
- **Lass den Anrufbeantworter alle Anrufe annehmen.**
- **Füge dem Badewasser Duftöle oder Duftschaumbad zu.**
- **Fange damit an, deinen Körper abzubürsten oder zu peelen, trage dann eine Haarpackung und eine Gesichtsmaske auf, lehne dich zurück und entspanne für 20 Minuten.**
- **Danach, wenn deine Haut noch ganz zart ist, zupfst du dir die Brauen und machst dir eine Maniküre (siehe auch Seite 306 f.).**

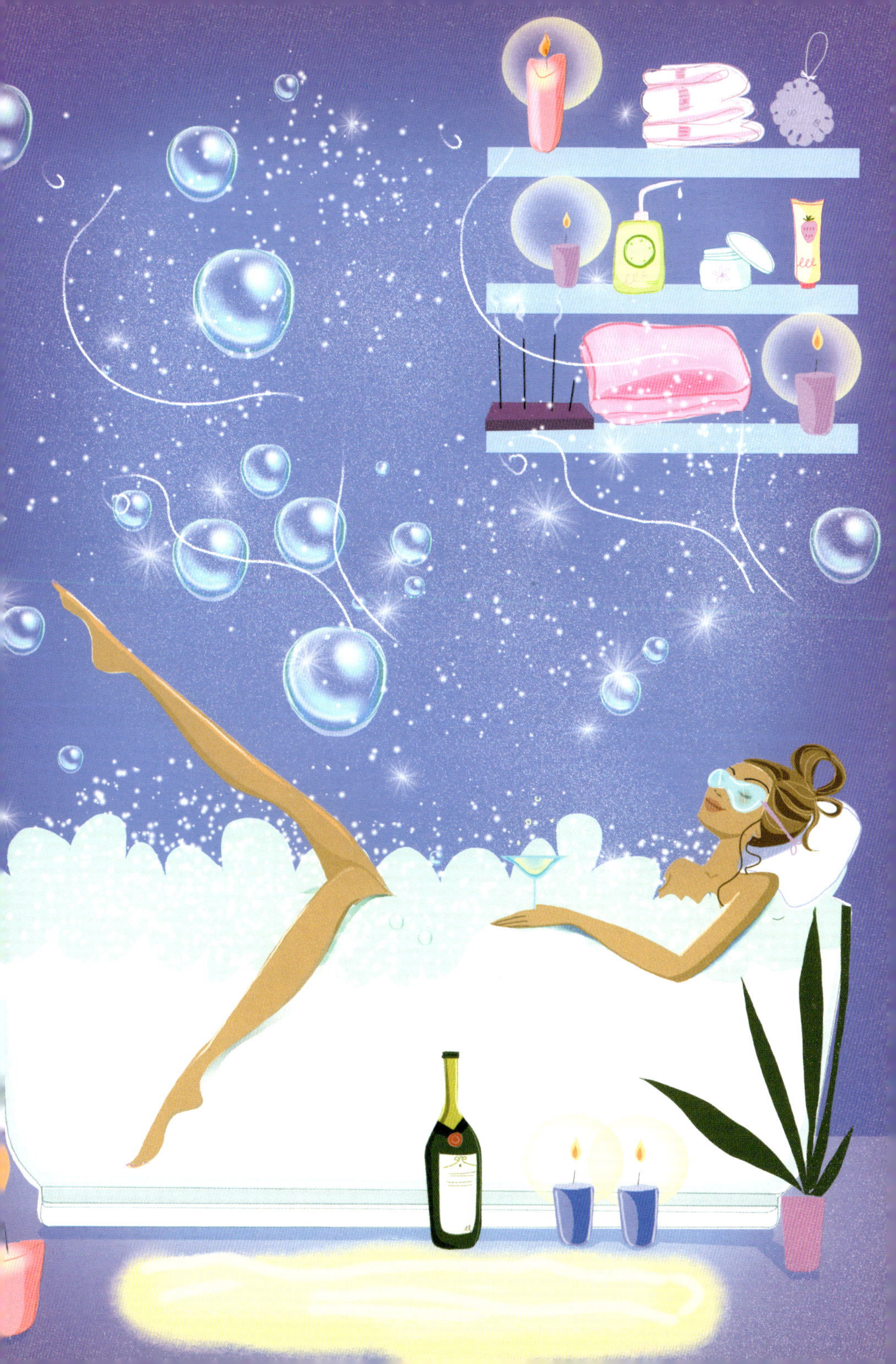

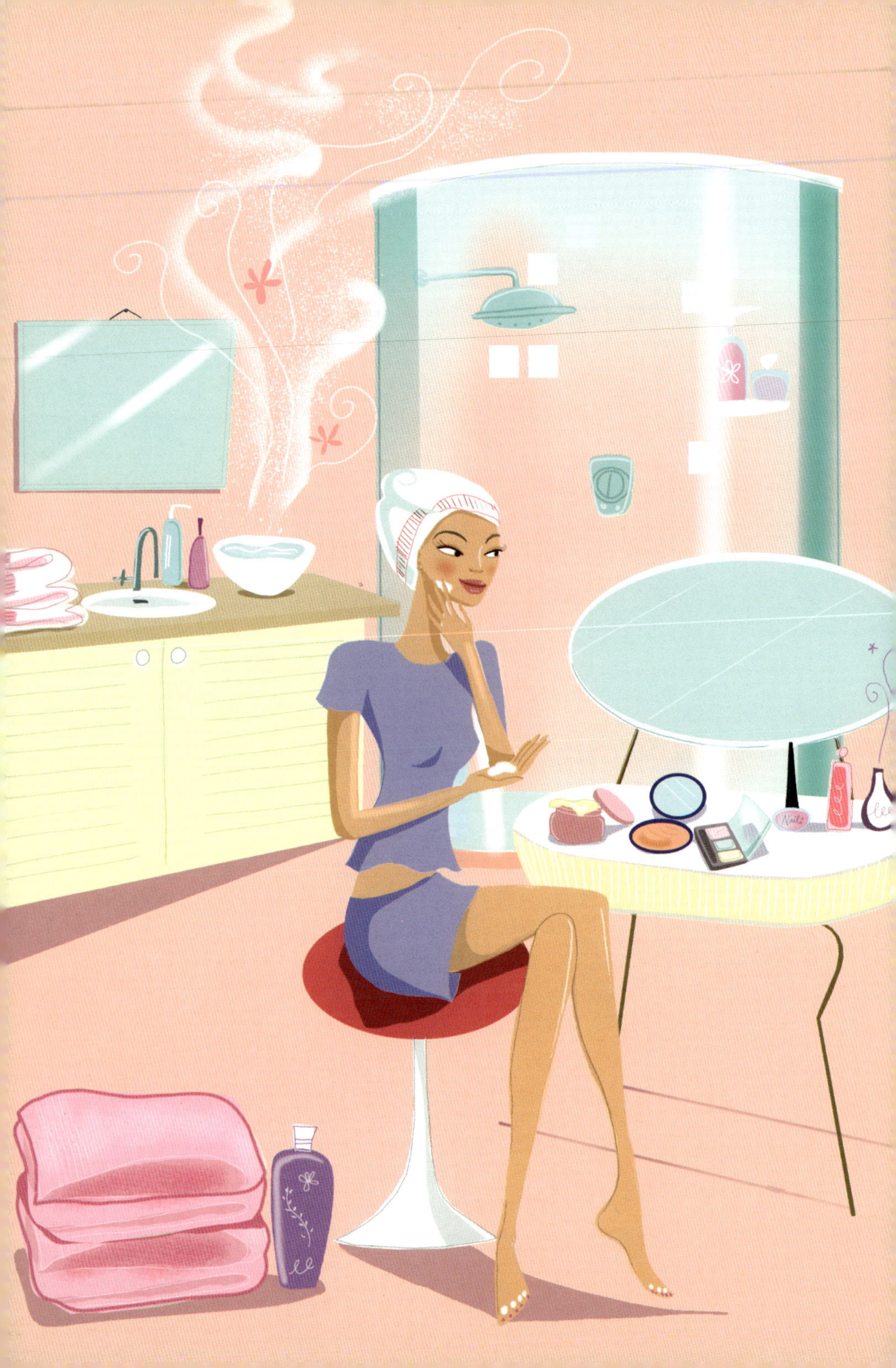

DAMPFEN

Ein Gesichtsdampfbad wird den Reinigungsprozess noch vertiefen. Es erlaubt der Haut, Schadstoffe auszuschwitzen, was eine ihrer natürlichen Funktionen ist, um den Körper von innen heraus zu **reinigen**.

Pass auf, dass du dein Gesicht nicht zu dicht über den Dampf hältst, weil dies die Kapillaren schädigen könnte. Ein Dampfbad kann auch deiner Haut Feuchtigkeit entziehen. Um das zu verhindern, solltest du eine dünne **Schicht Feuchtigkeitscreme** auftragen, bevor du dich dem Dampf aussetzt. Falls du eine sehr empfindliche Haut hast, beschränkst du die Dampfsession auf die Zeitspanne, die dein Gesicht ohnehin der täglichen heißen Dusche ausgesetzt wäre – das ist bei weitem sanfter.

1 Fülle eine Schüssel mit heißem Wasser und tropfe etwas **Duftöl** hinein – Teebaumöl ist gut bei fettiger Haut, Rosenöl beruhigt empfindliche oder reife Haut, Lavendel passt hervorragend zu allen Hauttypen. (Falls du schwanger bist, solltest du auf jeden Fall einen Experten befragen, weil einige Öle schädlich sein können.)

2 Lege dir ein Handtuch über den Hinterkopf, beuge dein Gesicht über die Schüssel und decke alles mit dem Handtuch ab. Lass den Dampf **fünf Minuten** einwirken.

3 Das Dampfbad wird alle fettigen Pfropfen, die die **Poren** verstopfen, weich werden lassen, also vor allem die Mitesser. Um sie zu entfernen, wickelst du Kosmetiktücher um zwei Fingerspitzen und drückst von beiden Seiten, wobei du den Bereich sanft massierst, bis der Mitesser herausflutscht.

HILFE AUS DEM KÜHLSCHRANK

Du hattest nicht genug Zeit, deine Vorräte an Beauty-Produkten aufzustocken, aber deine Haut schreit nach intensiver **Zuwendung?** Dann schau mal in deinen Vorrats- oder Kühlschrank, wo du einen ganzen Stapel an Hautmittelchen finden wirst, die du sogar essen kannst! Das Beste dabei ist, dass sie alle natürlich und frei von diesen üblen Zusätzen und Parfüms sind. Versuche ein paar davon, und du wirst in kürzester Zeit einen gesunden Teint dein eigen nennen.

BANANEN MASKE

Eine **Conditioning-Maske**, die gut für normale Haut ist.

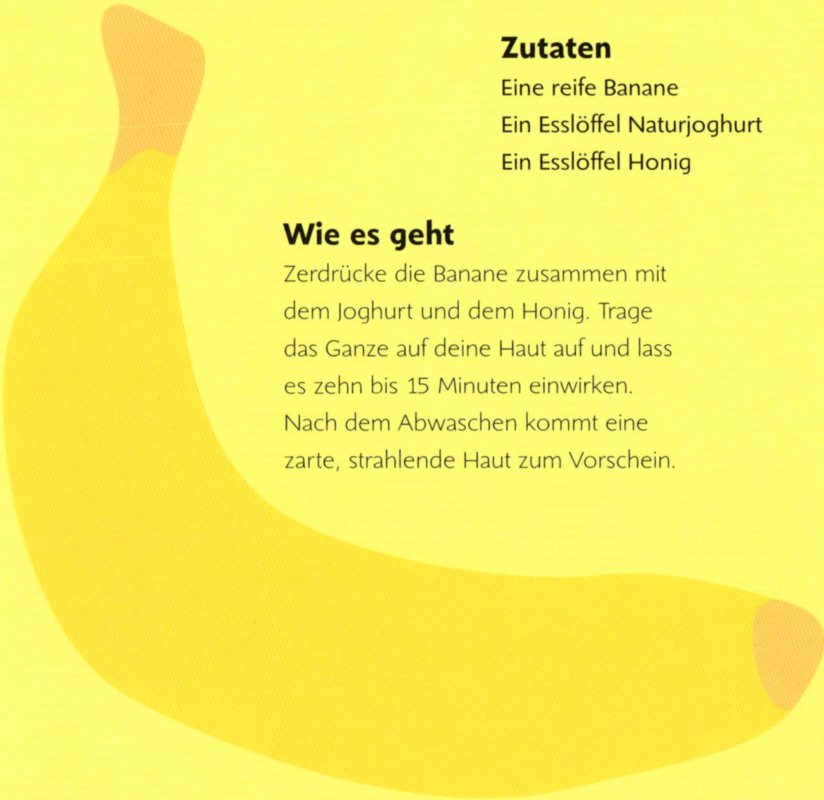

Zutaten

Eine reife Banane
Ein Esslöffel Naturjoghurt
Ein Esslöffel Honig

Wie es geht

Zerdrücke die Banane zusammen mit dem Joghurt und dem Honig. Trage das Ganze auf deine Haut auf und lass es zehn bis 15 Minuten einwirken. Nach dem Abwaschen kommt eine zarte, strahlende Haut zum Vorschein.

GURKEN-AUGENMASKE

Eine **beruhigende** Maske, um den empfindlichen Bereich um die Augen wieder aufzuhellen. Hervorragend nach einer langen Nacht.

Zutaten

Eine halbe Gurke
Ein Esslöffel Naturjoghurt

Wie es geht

Rasple die Gurke und mische sie mit dem Joghurt. Mache mit einem Küchentuch zwei teebeutelgroße Päckchen und lege sie für etwa fünf Minuten in den Kühlschrank. Dann hole sie heraus und lege sie auf deine Augen. Zum Schluss lehnst du dich zurück und entspannst einfach zehn Minuten lang.

TOMATENMASKE

Die ist eine **adstringierende** Maske, ideal zum Ausgleichen fettiger Haut.

Zutaten

Eine reife Tomate
Ein Esslöffel Naturjoghurt

Wie es geht

Zerdrücke die Tomate und mische sie mit dem Joghurt. Trage die Masse auf deine Haut auf und lasse sie für zehn Minuten einwirken. Diese Maske ist für sensible Haut nicht geeignet, da die Säure der Tomate empfindliche Haut reizen kann.

HONIGMASKE

Eine reiche, **nährende** Maske, die gut für trockene Haut ist.

Zutaten

Zwei Eigelb
Zwei Esslöffel Honig
Ein Teelöffel Mandelöl

Wie es geht

Verrühre das Eigelb zusammen mit dem Honig und dem Mandelöl im Mixer. Trage die Masse auf deine Haut auf und lasse sie zehn Minuten trocknen. Nach dem Abspülen kommt eine wunderbar zarte Haut zum Vorschein.

MORGENDLICHE HAUTPFLEGE ROUTINEN

Wenn dich morgens wirklich die Zeit drängt, solltest du dir eine einfache, **stressfreie** Routine angewöhnen.

1 Gib der **Hautreinigung** die höchste Priorität und wähle eine Waschlotion oder eine Reinigungsmilch, die mühelos und schnell ist. Nimm eine mit hautberuhigenden Inhaltsstoffen, die morgendliche Rötungen und Aufgequollenheit vermindert.

2 Lass das Gesichtswasser ausfallen, nimm nur den **Moisturizer**, wo es dein Gesicht nötig hat.

3 Mache allen Macken durch einen schnellen Tupfer **Teebaumöl** direkt auf den Punkt den Garaus.

4 Falls du wirklich gar keine Zeit für Gesichtskosmetik hast und dich selbst eine 15-Minuten-Maske ins Schleudern bringt, solltest du es mit den neuesten, schnell aktivierenden Produkten versuchen. Viele Hautpflegeserien bieten inzwischen **blitzschnell anzuwendende** Masken und Peelingcremes an, die nur zwei bis drei Minuten einwirken müssen. Gerade genug Zeit, dein Top zu bügeln, wenn du dich zum Losgehen fertig machst.

RASCHE **HAUTRETTER**

Wir haben alle schon mit diesem »Aaaarghh«-Gefühl nach dem Aufwachen vor dem Spiegel gestanden. Hier erfährst du, wie du ein paar der schlimmsten **Schlechte-Haut-Momente** minutenschnell bekämpfen kannst.

EIN **GROSSER PICKEL**

Lass deine Finger davon – du machst es nur schlimmer. Halte stattdessen für eine Minute einen Eiswürfel darauf, um die Schwellung zu verringern, tupfe dann mit einem Wattebausch oder -stäbchen etwas antiseptisches **Teebaumöl** darauf, verstecke ihn mit einem Abdeckstift und lass ihn in Ruhe!

VERSCHWOLLENE AUGEN

Das übliche Ergebnis eines zu langen Abends. Mach nicht den Fehler zu versuchen, sie unter viel Make-up zu verstecken. Lege stattdessen fünf Minuten lang eine kalte Kompresse oder eine **Augenmaske** auf, dann hellst du den ganzen Bereich mit einer dünnen Schicht reflektierendem Concealer auf.

SPRÖDE LIPPEN

Nimm eine alte Zahnbürste, tauch sie in Vaseline oder Lippenbalsam und reibe sanft mit kreisenden Bewegungen über deine Lippen, um die trockenen Hautstückchen zu entfernen. Wisch alles ab und trage für ein superweiches Schnütchen eine neue Schicht Vaseline auf.

STUMPFE HAUT

Greife dein Gesichtspeeling und rubble sanft alle überflüssigen Hautpartikel weg. Als Nächstes nimmst du ein Effekt-Fluid, um deine Haut zu straffen, die Durchblutung zu fördern und dir einen gesunden Glanz zu geben. Zum Schluss legst du einen Hauch pinkfarbenes Creme-Rouge auf deine Wangen.

FLECKEN

Lege für zehn Minuten eine beruhigende Maske auf. Nimm eine, die nicht austrocknet, aber **entzündungshemmende Inhaltsstoffe** enthält, wie Himbeerblätter, Kamille oder Calendula, wodurch die Rötung verschwindet. Wenn du die Maske abgespült hast, trägst du eine dünne Schicht getönter Feuchtigkeitscreme auf, um einen gleichmäßigen Hautton zu bekommen.

SONNENBRAND

Nimm ein Aspirin, um die Entzündung zu hemmen, und trage eine **beruhigende After-Sun-Lotion** auf – wähle eine, die Aloe-Vera-Auszüge enthält, das ist am angenehmsten. Versuche nicht, die Rötung mit Grundierungscreme zu überdecken, verwende nur ein wenig getönte Feuchtigkeits- und Bräunungscreme, um auszugleichen. Vorbeugen ist immer besser als heilen, also achte darauf, dass du das nächste Mal an der Sonne einen hohen LSF aufträgst!

GLÄNZENDE T-ZONE

Eine schnelle Abhilfe hierfür ist das Abtupfen mit einem Kosmetiktuch und das anschließende Auftragen eines **mattierenden Puders** mit einem großen Pinsel, der auch gleich den überschüssigen Puder wegwischt.

WIE DU AFTER-PARTY-HAUT RETTEST

Lange Abende, zu viele Cocktails und nicht genug Wasser bedeuten echte Probleme für deinen Teint. Wenn du am nächsten Morgen in den Spiegel schaust, blickt dich ein verschwollenes Gesicht mit tiefen Augenringen, trockener, schuppiger Haut und etlichen großen roten Flecken an – **was kannst du tun**?

- Das größte Problem ist deine ausgetrocknete Haut. Als sofortige Hilfsmaßnahme musst du **den Durst deiner Haut** mit einer Feuchtigkeitsmaske löschen. Trage sie auf dem ganzen Gesicht auf, einschließlich der Augenlider, und lasse sie drauf, so lange du kannst, bevor du dein Make-up auflegst.
- Falls du daran denkst und dazu noch in der Verfassung bist, trägst du **Moisturizer** auf, bevor du nach einem langen Abend ins Bett sinkst. Dieser kleine Aufwand wird es dir wert sein, wenn deine Haut am nächsten Morgen super aussieht.
- Wenn es darum geht, die Schäden des Vorabends zu vertuschen, machen die meisten Frauen den Fehler, ihre Haut unter zu viel Make-up verstecken zu wollen. Gerade das kann alles noch schlimmer machen. Halte die Dinge stattdessen **einfach und natürlich**. Versuche es mit schimmernden und reflektierenden Produkten, die deinem Gesicht einen gesunden Schimmer geben werden.
- Benutze einen **Concealer** für die Augen, um die dunklen Ränder zu verbergen, und reichlich Lipgloss. Ein Lippenstift würde deine dehydrierten Lippen nur weiter austrocknen.

  Falls die Zeit (und dein Chef!) es erlaubt, kannst du in der Mittagspause in einem nahe gelegenen Salon eine **Minigesichtskosmetik** machen lassen, um der Haut die ultimative Morgen-danach-Kur zu verpassen.

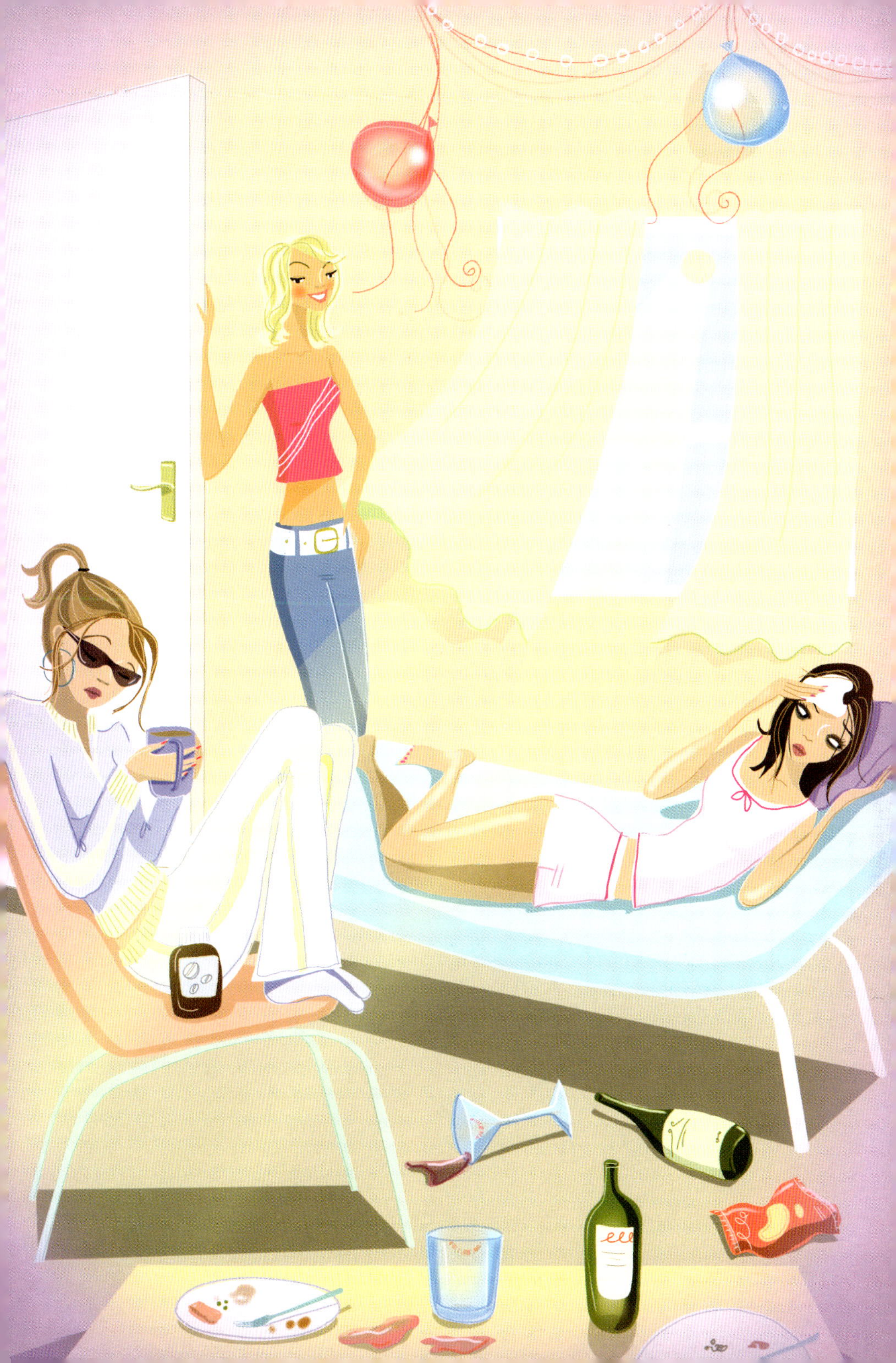

DEIN ALLERNÖTIGSTES MAKE-UP-SET

Wer es fast immer eilig hat, muss den Zeitaufwand für sein Make-up auf ein Minimum beschränken. Hier sind die einzigen **zehn Produkte**, die du je brauchen wirst, also reduziere den Inhalt deines Kosmetiktäschchens auf die Dinge, die dich in null Komma nichts fabelhaft aussehen lassen.

Grundierung

Nimm ein leicht abdeckendes Produkt, das zu deinem Hauttyp passt. Einige Kosmetikshops mischen dir sogar deinen **persönlichen Ton**. Das kostet zwar etwas mehr, ist aber sein Geld wirklich wert. Und denk daran, du musst die Grundierung nicht auf dein ganzes Gesicht auftragen und nicht jeden Tag. Verwende sie nur da, wo du sie brauchst. Falls deine Haut gut aussieht, kannst du dir die Zeit sparen und sie ganz ausfallen lassen.

Abdeckcreme/Concealer

Kauf eine Nuance **heller** als deine Haut. Benutze einen sauberen Lippenstiftpinsel, um dunkle Schatten, Flecken und andere Unreinheiten sekundenschnell zu verdecken.

Puder

Loser Puder ist am besten, weil er den **natürlichsten Glanz** verleiht und am einfachsten aufzutragen ist. Für das Frischmachen zwischendurch solltest auch einen kompakten Puder in deiner Handtasche haben.

Augenbrauenstift

Nimm einen mit der gleichen Farbe wie deine Brauen. Benutze ihn zum Füllen oder **Formen**, wo es nötig ist.

Eyeliner

Nimm einen **weichen** Stift, der einfach und schnell aufzutragen ist.

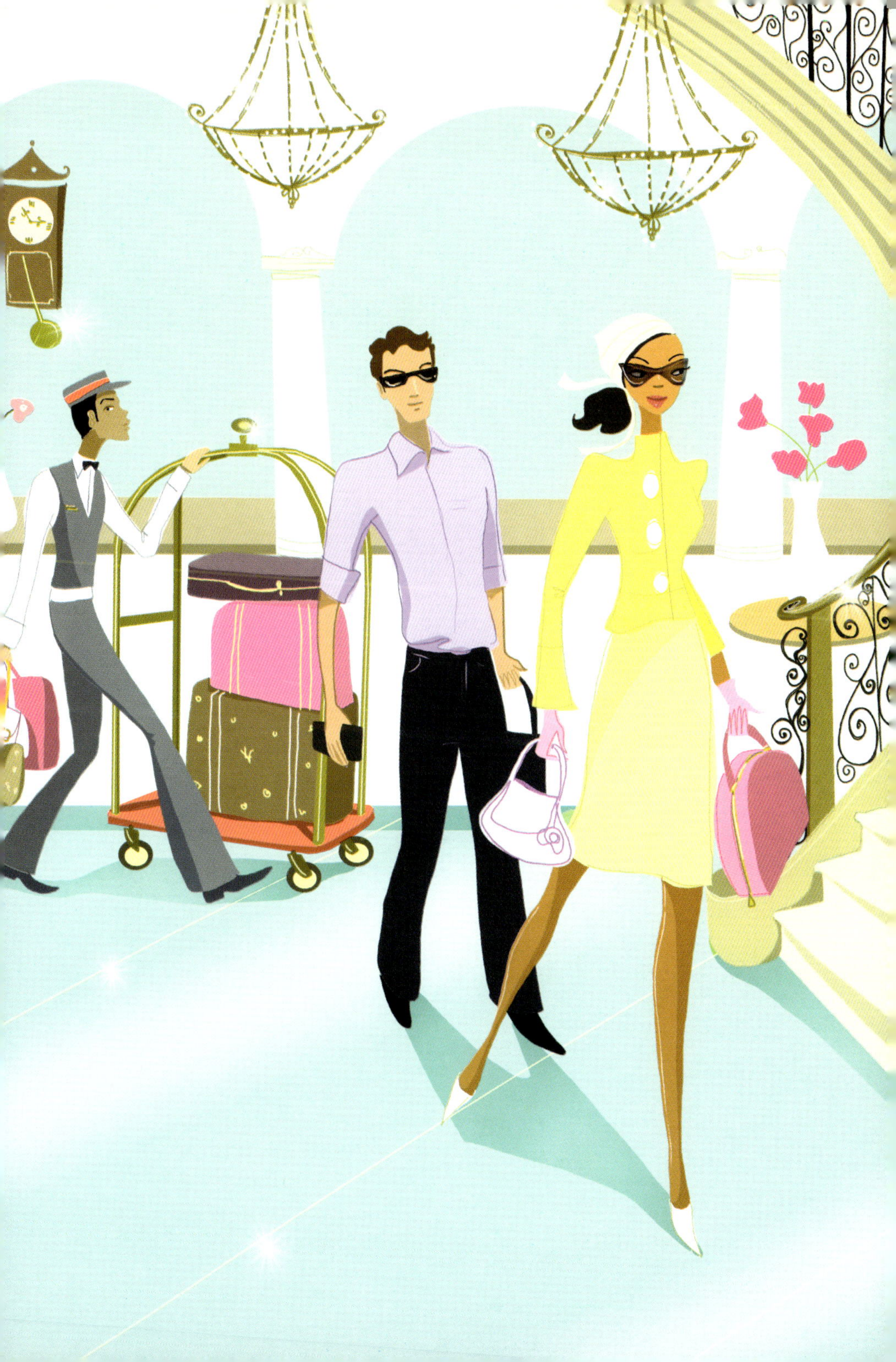

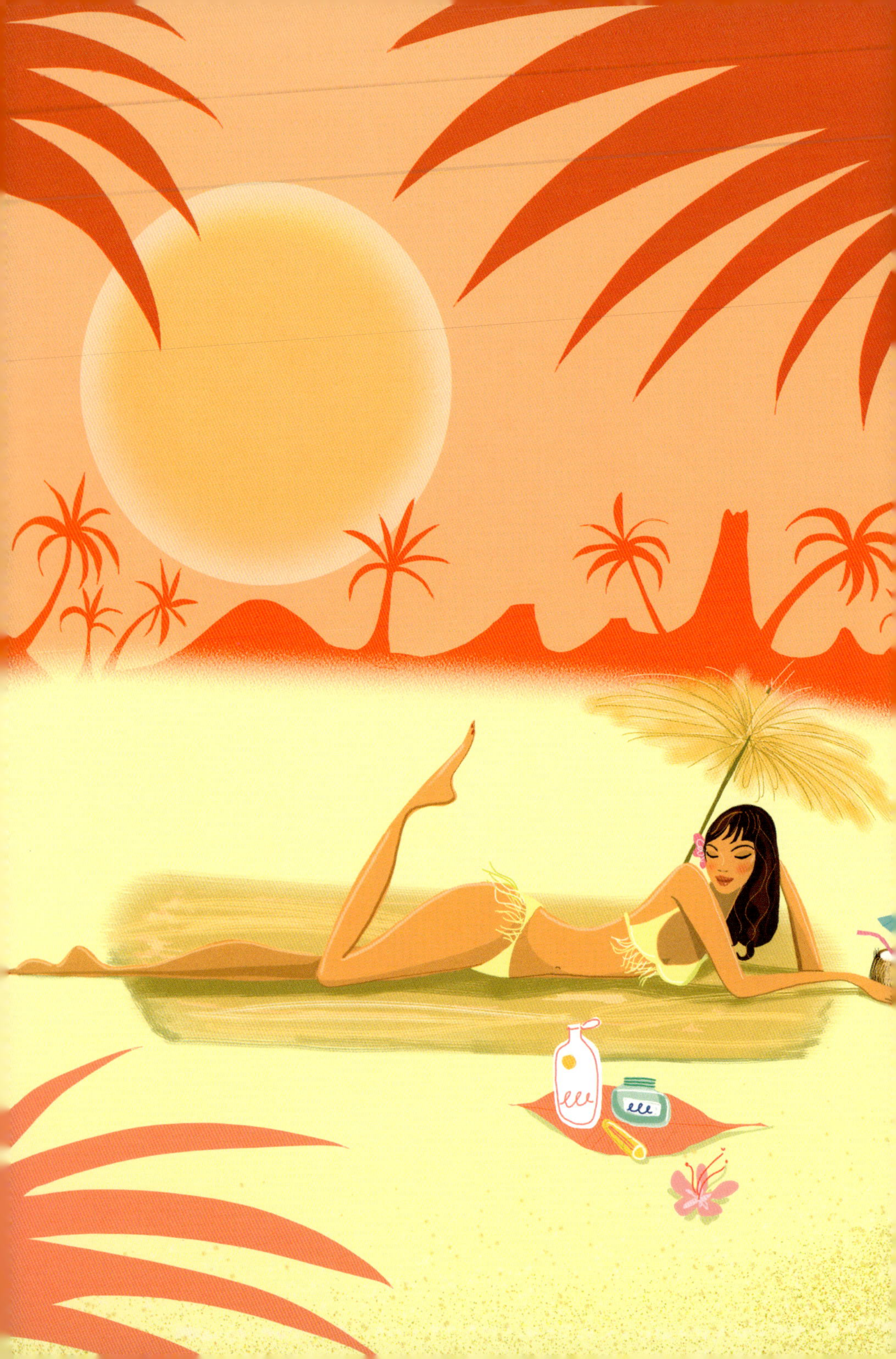

Lidschatten

Leg dir einen in deiner Alltagsfarbe zu und einen in einem schimmernden, außergewöhnlichen Ton für den Abend. Das Mischen verschiedener Farben sollte man am besten den Make-up-Profis überlassen, bleib also lieber bei einer oder zwei Farbkombinationen. Das erspart dir das Rumprobieren.

Rouge

Der richtige Farbton lässt dich **jünger** und **gesünder** aussehen. Creme- oder Gelrouge lässt sich am schnellsten und einfachsten auftragen.

Lippenkonturstift

Heb dir das für die **Abende** auf, wenn du ausgehst. Das Auftragen ist zu zeitintensiv für das tägliche Make-up.

Lippenstift

Vergiss das Pinselgefummel! Das Auftragen des Lippenstifts **direkt vom Stift** ist um so vieles einfacher und genauso effektiv. Sorg dafür, dass du einen eher neutralen Ton hast und eine gewagtere, sexy Ausgehfarbe.

Mascara

Solltest du jeden Tag auflegen, um die **Augen zu betonen** und die Wimpern zu verlängern. Nimm ein Wimpern verlängerndes Produkt, das auch wasserfest ist, dann brauchst du dir tagsüber wegen des Nachbesserns oder der Schmierränder unter den Augen keine Gedanken zu machen.

Oasen-Glamour

Was wären die drei Produkte, ohne die du nicht leben könntest mitten in der Ödnis? Wenn du siehst, was du alles ohne Kosmetika machen kannst, wird es dir helfen, Geld zu sparen, und aus dir eine wahren Survivalprofi machen.

DOUBLE-DUTY BEAUTY

Wenn du es eilig hast oder nicht viel Platz in deiner Handtasche, können Two-In-One- oder **Mehrfach-Produkte** die Rettung sein. Hier sind ein paar Tricks, die du probieren solltest:

- Mit Bronzepuder, **Vaseline** und ein bisschen Kreativität kann man ein ganzes Gesicht schminken. Verwende den trockenen Puder als Rouge oder Lidschatten, dann mischst du ihn mit etwas Vaseline, und schon hast du **Lipgloss**. Zum Schluss noch eine Spur Vaseline auf Wimpern und Brauen, und fertig ist ein gepflegter Look.
- Investiere in einige Three-In-One-Stifte, die als Lippenstift, Rouge und Lidschatten gedacht sind. So hast du blitzschnell ein farblich abgestimmtes Make-up.
- Ein braunes Mascara kann sowohl für die Brauen als auch die Wimpern verwendet werden, um **Akzente** zu setzen.
- Nimm ein Päckchen Three-In-One-Gesichtspflegetücher mit, die reinigen, tönen und Feuchtigkeit spenden, falls du einmal weder Zeit noch Energie für den Einsatz dreier verschiedener Produkte hast.

MAKE-UP COUNTDOWN

Du hast schon von »Malen nach Zahlen« gehört? Befolge diese Schritte, um dein Make-up im Minutenschnelle aufzulegen. Je weniger Zeit du hast, umso mehr Schritte kannst du überspringen.

10 **Reinigen**
Benutze Reinigungstücher für eine Schnellreinigung.

9 **Befeuchten**
Trage einen leichten Moisturizer auf und tupfe Überschüssiges nach zwei Minuten wieder ab.

8 **Grundieren**
Getönte Moisturizer sind leicht zu mischen und bringen sofort Farbe.

7 **Abdecken**
Eine Abdeckcreme mischt sich schnell und kann auch ohne Grundierung benutzt werden.

6 **Wangenfarbe**
Trage die Farbe nur auf die Mitte der Wangen auf, um frisch auszusehen.

5 **Auf die Augen schauen**
Verwende eine hellere Farbe auf dem Brauenbogen und eine dunklere zur Nase hin.

4 **Wimpern verbessern**
Wähle verlängerndes Mascara, um maximale Wirkung zu erzielen.

3 **Brauen pflegen**
Verwende einen speziellen Brauenkamm, um diese gepflegt aussehen zu lassen.

2 **Lippenfarbe hinzufügen**
Lippenstift und Gloss lassen sich in der Eile am leichtesten auftragen.

1 **Fertig – und los**
Beende dein Make-up mit einem Hauch Transparentpuder.

SCHNELLE BEAUTY FÜR DAS DATE

Er klingelt schon an der Türe, aber du bist noch Lichtjahre von einem vorzeigbaren Zustand entfernt. Und selbstbewusst, sexy und attraktiv fühlst du dich schon gar nicht. Zum Glück gibt es Methoden, diese Situation zu retten und sie rasch zu deinem Vorteil zu nutzen. Bleib ruhig und gewinne Oberwasser, indem du dir einige wenige Beauty-Grundlagen ins Gedächtnis rufst. Zunächst solltest du **frisch** und **sauber** aussehen – oder zumindest diesen Eindruck vermitteln. Jetzt der etwas schwierigere Teil: Du wirst ein paar **kluge Tricks** beherrschen müssen, die dich vor seinen Augen in eine **sexy Sirene verwandeln** – und du wirst es schnell tun müssen. Er ist nämlich hier, um Zeit mit dir zu verbringen, und will nicht rumhängen, während du dich im Bad eingeschlossen hast.

Achte besonders auf deine Haut – mit etwas Glück könnte später mehr davon zu sehen sein! Versorge alle rauen Stellen mit **Moisturizer**, auch die, die man sieht, wie etwa das Dekolleté, die Beine, Fersen (besonders, wenn du Slingpumps oder Riemchensandalen trägst) sowie die Hände. Als Nächstes widmest du dich rasch dem Gesicht. Trage eine **schimmernde** Grundierung auf, bedecke alle dunklen Ringe oder gerötete Stellen mit Concealer und mach dann mit den Augen, Wangen und Lippen weiter. Du wirst keine Zeit für Experimente haben, benutze deshalb einen Vielzweckstift (siehe Seite 270), bevor du mit dem Mascara zum Ende kommst. Wenn deine Haare nicht gerade triefend nass sind, und unbedingt geföhnt werden müssen, bürste sie einfach und raus aus dem Bad.

Verzweiflungstaten

1 **Vergiss die Dusche. Mach dich mit ein paar Babytüchern, einem Spritzer Deo und etwas Parfüm frisch.**

2 **Bürste ungewaschene Haare aus dem Gesicht. Du wirst dich sauber fühlen, auch wenn du es nicht bist.**

3 **Falls dein Nagellack abblättert, entferne ihn ganz und gehe ohne.**

4 **Falls du deine Zähne nicht putzen kannst, kau einen Kaugummi oder Minzbonbons, um frischen Atem zu bekommen.**

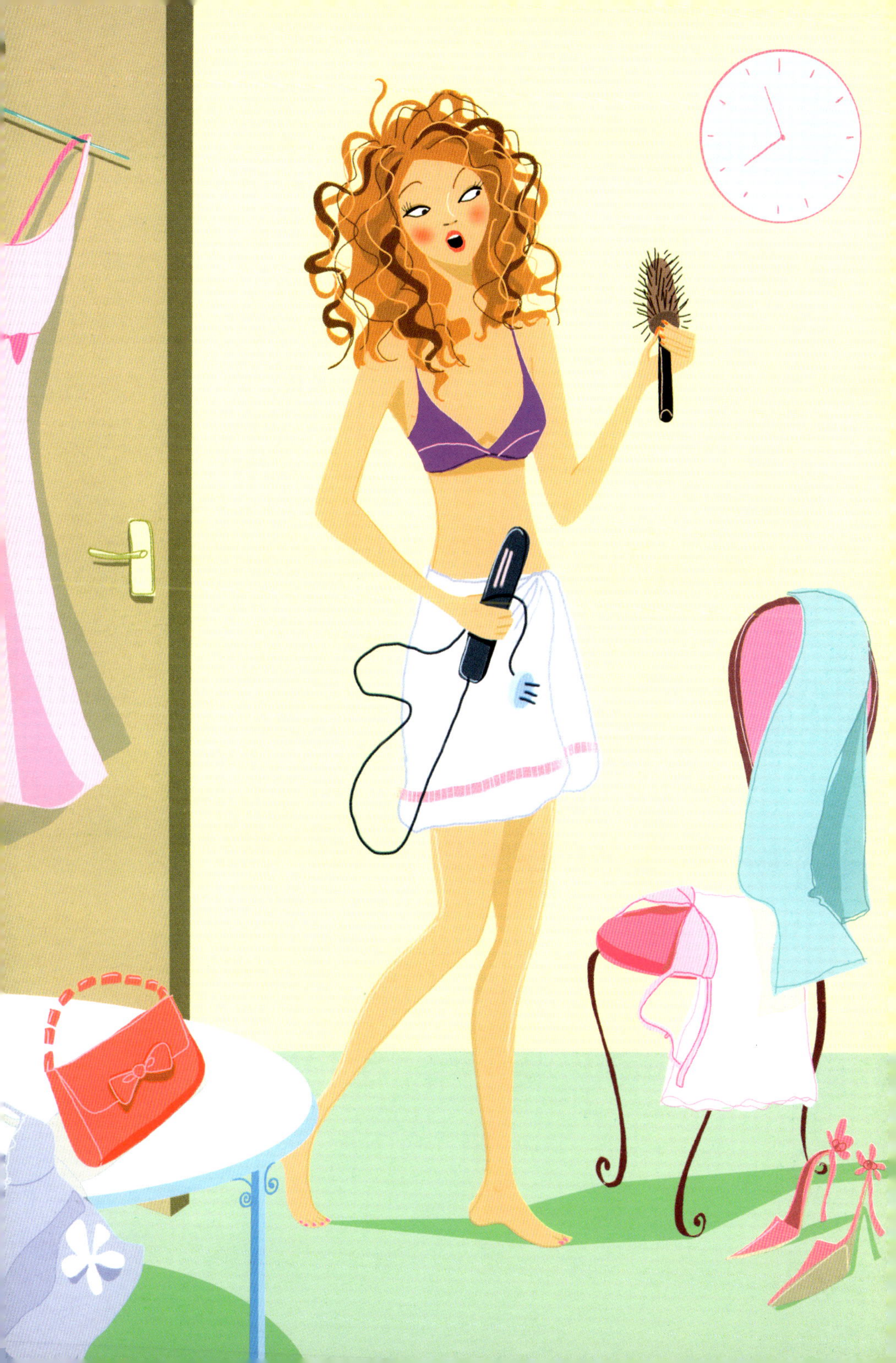

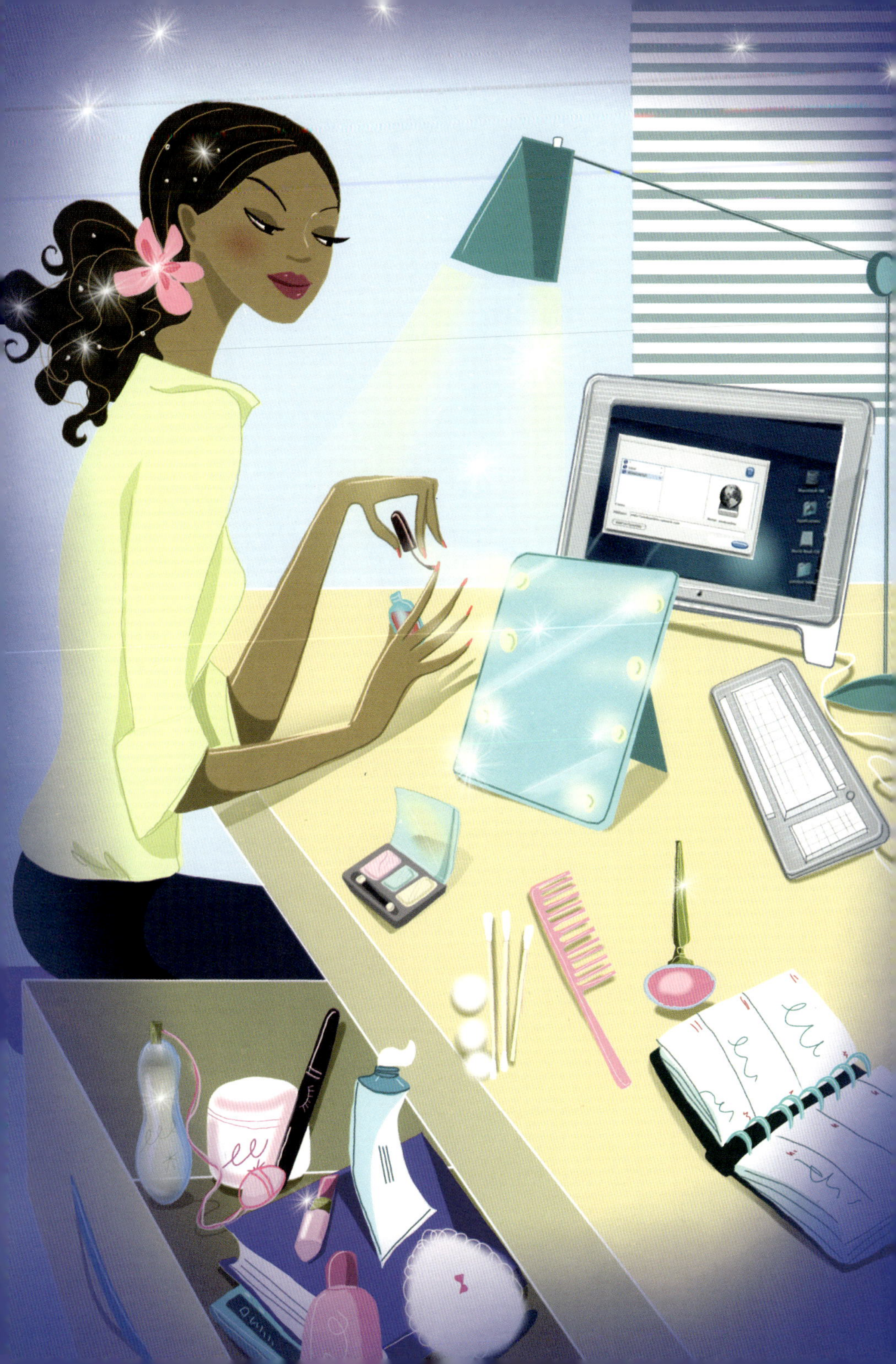

AFTERWORK-PARTY BEAUTY

Wir haben alle schon stundenlang vor der Bürotoilette Schlange gestanden, nur um ein Eckchen vom Spiegel zu ergattern, damit wir unser Make-up für eine Afterwork-Party oder -Veranstaltung auftragen konnten. Letztlich haben wir es dann eilig drauf geklatscht. Lies weiter, um zu erfahren, wie du deinen **Look** in nur zehn Minuten **veränderst** und es vermeidest, aufgelöst und ungepflegt anzukommen.

HAARE

- Nichts schlägt das »Hochstecken« bei der **Verwandlung** eines Tages- in einen Abendlook, sorge also dafür, dass du deine Haare am Morgen der Party wäschst. Im Gegensatz zur weit verbreiteten Meinung lässt sich frisch gewaschenes Haar leichter hochstecken, weil es mehr Volumen hat.
- Zum **raschen Stylen** fängst du am Scheitel an, nimmst einfach zufällige Haarsträhnen, toupierst sie leicht am Haaransatz, drehst sie ein und befestigst sie mit Klämmerchen. Du solltest nur etwa acht Strähnen für den ganzen Kopf bearbeiten. Das ergibt einen lockeren, modernen Look, also überlege nicht, ob es perfekt ist. Lass die Spitzen herausschauen, das Ergebnis sollte sexy und stylisch aussehen.
- Um der Frisur mehr Halt zu geben, **sprayst** du jede Strähne ein, bevor du sie befestigst. Nimm einen Glanzhaarlack, um dein Haar superglänzend aussehen zu lassen.
- Für einen sofortigen Party-**Glamour** kannst du ein wenig Strasshaarschmuck in dein Haar stecken. Verteile ihn so, dass er jedes Mal, wenn du den Kopf drehst, das Licht einfängt und funkelt.

MAKE-UP

- Die drei magischen Plätze zum Auftragen von **Puder** sind Stirn, Nase und Kinn. Das sind die Bereiche, in denen sich normalerweise das Licht fängt. Der Hauch eines getönten Puders erzeugt dort augenblicklich einen natürlich wirkenden Schimmer.
- Keine Panik, wenn die Zeit nicht reicht für einen perfekt gezogenen Strich mit dem Eyeliner. Versuche stattdessen folgenden Trick: Zeichne mehrere Punkte längs der Oberkante deines Lides, nahe der Wimpern, dann verwische sie mit einem Wattestäbchen oder deinem Finger zu einer durchgehenden Linie. Das Ergebnis: **glühende Party-Augen**!
- Für sexy Wimpern sind **Wimpern-Curler** ein Muss. Sie öffnen wirklich deine Augen und schaffen einen dramatischen Effekt, wenn sie mit den neuesten doppelseitigen Mascaras kombiniert werden. Lege erst Mascara auf, dann wirkt sie als Stabilisator für den Curler, und der Effekt hält länger.
- Lackierte Nägel lassen dich sofort gepflegter wirken, es kann aber Stunden dauern, bis sie getrocknet sind. Löse das Problem, indem du einen dieser **schnell trocknenden** Lacke verwendest, während du an deinem Computer sitzt.
- Und für die Pflege in letzter Minute nimmst du rasch einen Klecks **Vaseline**. Sie ist sehr vielseitig und kann zu fast allem eingesetzt werden – Augenbrauen in Form bringen oder Lippen glänzen lassen. Wenn du etwas davon entlang deiner Schlüsselbeine oder Waden streichst, wirkst du schlanker, wenn sich das Licht darin fängt.

★ **TIPP** Um peinliche »Lippenstift-auf-Zähnen«-Momente zu vermeiden, steckst du nach dem Auftragen des Lippenstiftes den Daumen in den Mund und ziehst ihn langsam heraus. Dadurch wird alle überschüssige Farbe entfernt.

Body Check

Sichere dich gegen »Heut-läuft-alles-schief«-Tage ab, indem du dich regelmäßig auf den Prüfstand stellst.

- ★ Lege einen bestimmten Abend in der Woche fest und inspiziere deinen Körper, dein Gesicht und die Haare. Je nach Ergebnis machst du die Verschönerungstermine aus. Überprüfe auch deine Beine, Bikinizone und andere Körperpartien, die enthaart werden müssen.
- ★ Schaue einmal in der Woche nach, ob du noch genügend Kosmetikprodukte hast, und ersetze sie sofort, damit du sie immer verfügbar hast.
- ★ Stelle dir ein Make-up-Basic-Kit für schnelle Rettungsmaßnahmen zusammen.

ENTSCHLACKE DEINE BEAUTY-UTENSILIEN

Wir alle horten Make-up – einiges davon jahrelang. Eine gute Aufräumaktion kann dir daher morgens bei der Suche nach bestimmten Produkten eine **Menge Zeit sparen**. Außerdem kann es verhindern, dass du in einer Kosmetikroutine endest und jeden Tag den gleichen Lippenstift und Lidschatten verwendest, nur weil sie obenauf liegen. Befolge diesen dreistufigen Plan, um ordnung zu schaffen.

ALLE LADENHÜTER RAUS

Die meisten Produkte sind etwa zwei Jahre **haltbar**, nur Mascara sollte alle drei bis sechs Monate ersetzt werden, um Augeninfektionen vorzubeugen. Wirf jede Foundation, jeden Moisturizer und Nagellack weg, bei dem sich die Bestandteile voneinander abgesetzt haben. Falls du dir nicht sicher bist, wie lange du ein bestimmtes Produkt schon hast, mach den Schnüffeltest. Wenn es nicht mehr gut riecht, hat es seine Haltbarkeitsdauer vermutlich überschritten.

HAU RAUS, WAS DICH NICHT UMHAUT

Schaffe dir alle Produkte vom Hals, die du im vergangenen Jahr nicht eingesetzt hast. Ein paar Sachen, wie glitzernden Lidschatten und knallroten Lippenstift, kannst du dir für besondere Anlässe aufheben, aber den ganzen Rest musst du **gnadenlos** ausmisten. Auch der Lippenstift muss raus, den du zu guter Letzt immer abwischst, weil er irgendwie wieder nicht ganz passt – egal, wie teuer er war.

ZURÜCK ZU DEN GRUNDLAGEN

Halte die Dinge einfach. Suche dir unter den Sachen, die du alltäglich **unbedingt** brauchst, die heraus, die gut bei dir aussehen, und bleib bei diesen. Aktualisiere diese Auswahl hin und wieder mit sehr gut ausgewählten neuen Produkten.

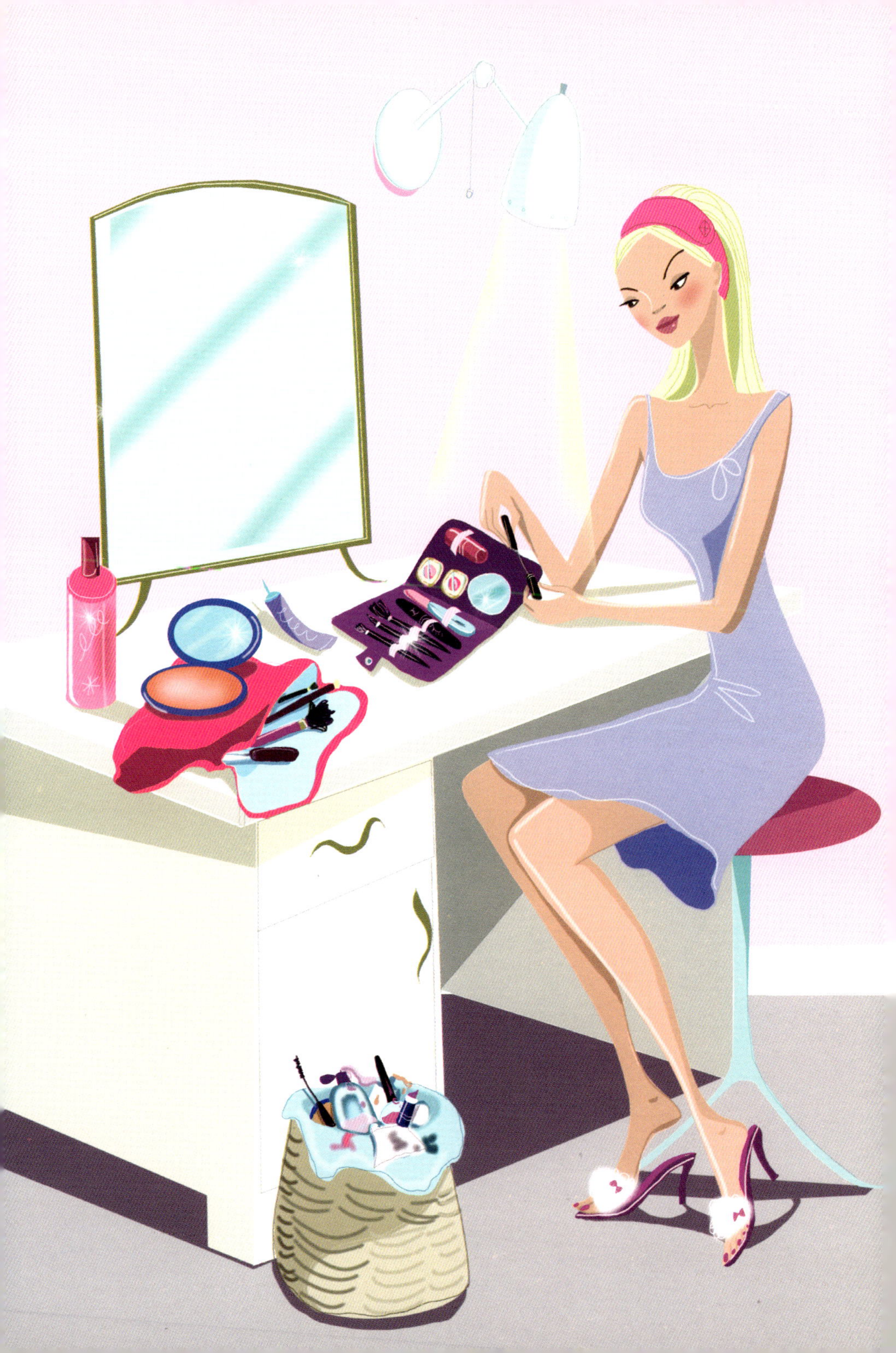

MAKE-UP-KATASTROPHEN: WIE MAN DIESE UNGLÜCKE IN LETZTER MINUTE BEHEBT

ZU DUNKLE GRUNDIERUNG

Falls du Zeit hast, entfernst du sie und beginnst von Neuem. Wenn das nicht geht, wische zum Aufhellen die Grundierung mit einem Kosmetiktuch teilweise weg, wobei du besonders auf die Bereiche an Kinn und Haaransatz achten musst, um keine verräterischen Spuren zu hinterlassen.

TROCKENER CONCEALER

Falls das Make-up eine Stelle trocken und schuppig aussehen lässt, wischst du es weg, hältst ein warmes, feuchtes Tuch auf die Stelle und reibst sanft. Entferne alle übrigen Partikel mit einer Pinzette und glätte den Bereich mit ölfreiem **Moisturizer**. Zum Schluss trägst du ein wenig Concealer mit einem Lippenstiftpinselchen auf und überdeckst das Ganze mit einem Hauch von Puder.

ZU VIEL ROUGE

Reibe in kreisenden Bewegungen sanft mit einem Wattebausch, den du in Puder getaucht hast. Dann wischst du mit einem **sauberen Puderquast** über deine Wangen, um die Intensität der Farbe weiter zu dämpfen.

MASCARA MIT SPINNENBEINEN

Trage nicht nach in der Hoffnung, dass es die Dinge richten wird. Es wird deine Wimpern nur noch mehr verkleben. Warte stattdessen, bis das Mascara trocken ist, und benutze einen **Wimpernkamm**, bis überschüssiges Mascara verschwunden ist.

VERSCHMIERTES MASCARA

Falls es nicht wasserfest ist, kannst du das Missgeschick mit einem **feuchten Wattetupfer wegwischen**. Für die wasserfeste Variante: Du tauchst den Wattetupfer in Augen-Make-up-Entferner und reibst es sanft weg.

VERWACKELTER FLÜSSIGER EYELINER

Falls du es eilig hast und ihn nicht entfernen und neu auftragen kannst, verwandelst du das Ganze in den **Smoky Eye Look**. Warte, bis er trocken ist, dann verteile den Eyeliner mit einem feuchten Lidschattenbürstchen, bis er eine weiche, verwischte Linie bildet.

UNGLEICHMÄSSIGE SELBSTBRÄUNUNG

Springe direkt unter die **Dusche** und versuche, so viel wie möglich von der künstlichen Bräune mit einem **Luffa**-Schwamm oder einem Salz- bzw. Zucker-Peeling loszuwerden. Danach verwendest du, falls nötig, ein abwaschbares, getöntes Body-Make-up, um an deinem Körper die Farbe auszugleichen, und einen getönten Moisturizer für dein Gesicht.

FÜNF GELEGENHEITEN FÜR EIN PERFEKTES GESICHT – ABER SCHNELL

DAS SZENARIO

Du möchtest im Büro wach aussehen für das Morgenmeeting

Wenn du knapp mit der Zeit bist, sollte deine oberste Priorität immer sein, deine Haut am vorteilhaftesten aussehen zu lassen. Verwende ein paar Minuten darauf, Foundation und/oder Concealer aufzutragen, um deinen Teint auszugleichen und Flecken oder dunkle Ringe zu verstecken. Überdecke alles mit einem Hauch von Puder. Falls du jetzt noch Zeit hast, trägst du eine Schicht Mascara auf und Lippenstift mit einem Naturton.

DAS SZENARIO

Du möchtest für ein Vorstellungsgespräch gut aussehen

Der Trick besteht darin, nicht nervös zu wirken – auch wenn du dich wie verrückt beeilt hast, um rechtzeitig dort zu sein. Halte es einfach, dann hast du mehr Zeit, die Details so zu perfektionieren, dass du einen gepflegten, professionellen Look präsentierst, etwa durch einen schnell trocknenden Nagellack oder durch perfekte Augenbrauen.

DAS SZENARIO

Du möchtest betörend aussehen für die After-Work-Party

Keine Zeit, dein Tages-Make-up zu entfernen und nochmal von vorn zu beginnen? Keine Panik, erfrische einfach deine Haut mit einer »Gesichtsdusche« (einem Gesichtswasser in einer Sprayflasche), trage erneut Concealer auf Tränensäcke und Flecken auf, und sorge unter deinen Augen mit einem in Augen-Make-up-Entferner getauchten Wattestäbchen für Ordnung. Dann intensivierst du das restliche Make-up, indem du noch eine Schicht Farbe auf deine Wangen, und – zum Schluss – reichlich Lipgloss auf deine Lippen aufträgst.

DAS **SZENARIO**

Du möchtest für ein romantisches Tête-à-tête sexy aussehen

Wenn du einen neuen Mann beeindrucken möchtest, dann ist es besonders wichtig, eine Balance zwischen Zurückhaltung und Glamour zu finden. Du möchtest gut aussehen, aber nicht so, als hättest du dich zu sehr bemüht. Sorge dafür, dass deine Haut gut mit Feuchtigkeit versorgt ist und makellos aussieht – nimm eine Licht reflektierende Foundation, um einen schmeichelnden Effekt zu erzielen. Konzentriere dich dann auf deine Augen und kombiniere dunkle Farben mit verwischtem Eyeliner und Wimpern mit Mascara für einen glühenden Look. Halte Lippen und Wangen rosig, aber nicht zu rot, und nimm nicht zu viel Lipgloss, wenn du noch geküsst werden mochtest!

DAS **SZENARIO**

Du möchtest für das Treffen mit seinen Eltern wie das frische, nette Mädchen von nebenan aussehen

Die goldene Regel lautet hier, dein Make-up natürlich aussehen zu lassen. Das Letzte, was Eltern sehen wollen, ist ihren Sohn zusammen mit einem »aufgedonnerten Flittchen«. Greife für ein gesundes Aussehen lieber nach einem getönten Moisturizer als nach schwerer Foundation. Nimm ein wenig Concealer für unter die Augen, damit du nicht aussiehst, als wärst du die ganze Nacht auf der Piste gewesen, selbst wenn du es warst. Der Hauch eines Cremerouge wird einen rosigen Glanz hinzufügen. Zum Abschluss trägst du eine Schicht Mascara auf und etwas getöntes Lipgloss.

★ TIPP Halte in deinen Kosmetikbeutel zu jeder Zeit einen Concealer und einen Lippenpinsel bereit, um Flecken und Tränensäcke zu überdecken, falls du auf dem Sprung bist und ohne jegliches Make-up erwischt wirst.

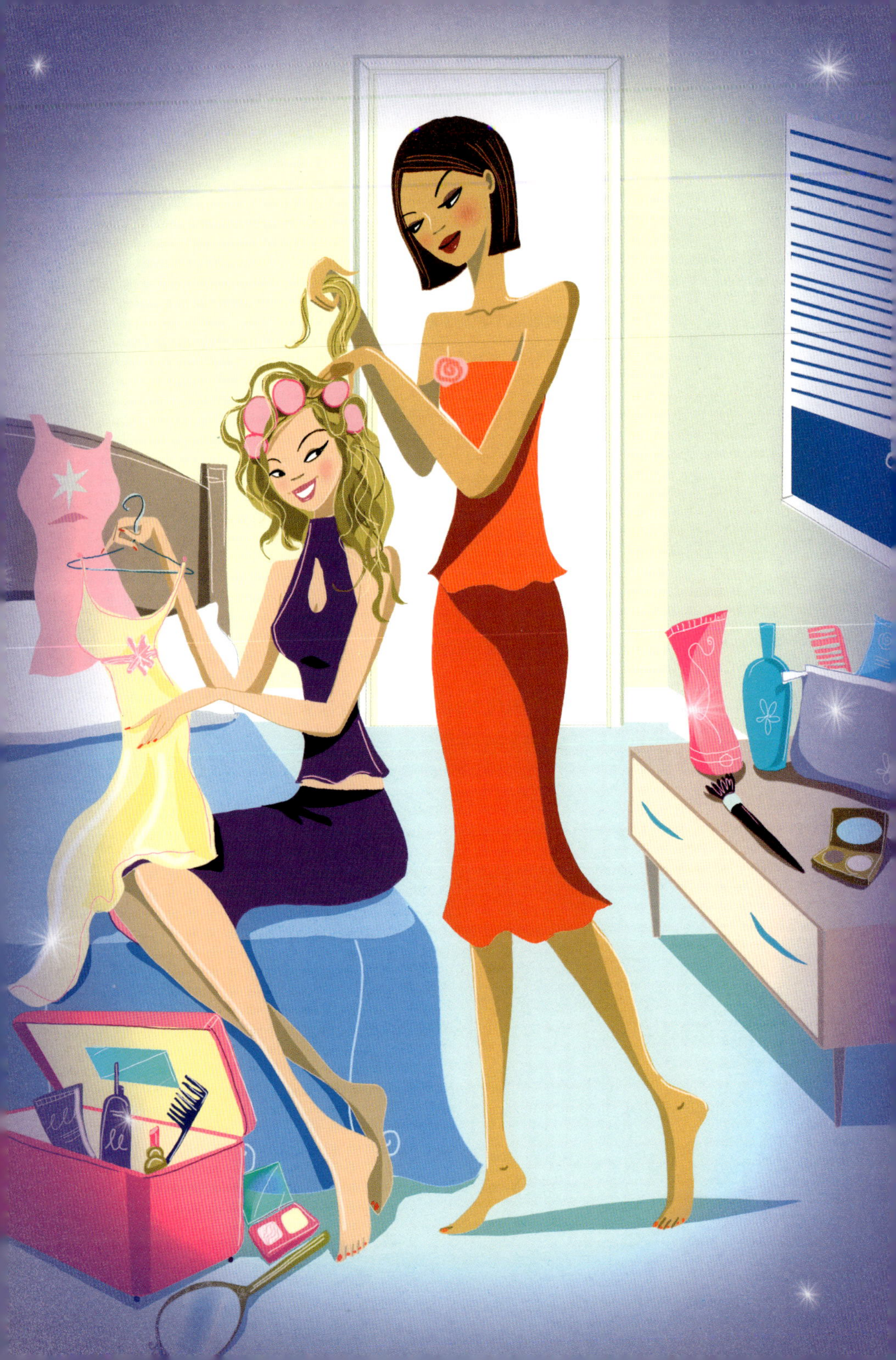

BESORGE DIR EINEN EIGENEN PERSONAL ASSISTANT

Für die besonderen Anlässe, bei denen du nicht allein klarkommst – sei es eine Party, bei der dein Ex und seine Neue auftauchen werden, oder eine Wohltätigkeitsveranstaltung mit Smokingzwang und vielen Promis –, bittest du deine beste Freundin, deine Stylistin zu sein. Sie kann dich bei deinem Look beraten, deine Nerven beruhigen und klare, objektive Entscheidungen treffen, wenn deine Entscheidungsfähigkeit und dein Magen längst Achterbahn fahren. Sie wird dich verlässlich in die richtige Richtung lenken und dich nicht vor die Tür lassen, wenn du nicht perfekt aussiehst. Hier ist ein Zeitplan, der dir hilft, die Zeit vor dem großen Ereignis in den Griff zu bekommen.

3 Tage vorher

Überlege dir dein Outfit, dein Make-up, deine Frisur. Kümmere dich darum, dass du alles Nötige verfügbar hast.

1 Tag vorher

Gehe zur Maniküre, Pediküre, Gesichtskosmetik oder Massage. Danach wirst du dich entspannt und verwöhnt fühlen und bereit sein für alles, was kommt.

3 Stunden vorher

Föhne deine Haare wie die Profis: Trage etwas Wachs oder Stylingcreme auf, teile sie in Strähnen und trockne Strähne für Strähne. Zum Schluss sprühst du etwas Hochglanzhaarlack für den überirdischen Glanz darüber.

2 Stunden vorher

Trage Bodylotion auf, konzentriere dich dabei auf die Problemzonen wie Knie und Ellenbogen. Nimm eine, die glitzernde, reflektierende Partikel enthält, falls man deine Haut sehen wird.

1 Stunde vorher

Jetzt der letzte Schritt – das Make-up. Fang an mit der Grundierung, dann die Augen, Lippen, und zum Schluss malst du dir den perfekten Mund und benutzt einen Lipstick Fixer für eine maximal brillante Farbe.

WIE DU ZUM **BEAUTY-REBELLEN** WIRST

Wenn es ums gute Aussehen geht, gibt es so viele Do's and Don'ts, so viele Must's und Lieberdochnichts – sie alle zu befolgen kann sehr zeitaufwendig sein und erst recht ermüdend! Aber Hand aufs Herz, einige **Regeln** sind **dafür gemacht, sie zu brechen!** Hier sind die, die du ruhig in die Tonne kicken kannst.

TRAGE INTESIVES AUGEN-MAKE-UP ODER INTENSIVEN LIPPENSTIFT, DOCH **NIE BEIDES** ZUSAMMEN

Es gibt keinen Grund, warum du nicht komplett geschminkt sein kannst, ohne übertrieben zu wirken. Wähle einfach **neutrale Farben** aus, die deinen natürlichen Teint durchscheinen lassen. Matter oder glänzender Lidschatten sind eine gute Wahl, ebenso ein Lipgloss. Das bringt einen Hauch Farbe, ohne zu heftig zu wirken.

BENUTZE IMMER **Puder ÜBER EINER GRUNDIERUNG**

Die Vorstellung, die Foundation mit dem Puder zu »fixieren«, gilt heute als absolut überholt und kann dich sogar viel älter aussehen lassen, als du wirklich bist. Die Grundierung ist dafür gedacht, deinen Teint auszugleichen, nicht ihn zu überdecken, deshalb ist ein **natürlicher** Ton **am besten**. Puder benutzt du sparsam, um eine glänzende T-Zone abzutupfen.

FINGERNÄGEL UND FUSSNÄGEL MÜSSEN IMMER **ZUSAMMENPASSEN**

Noch so eine überholte Tradition. Heutzutage ist es uncool, wenn es zu bemüht aussieht, also verwende statt der gleichen Farbe für Finger und Zehen **Farben, die korrespondieren**. Im Allgemeinen sehen helle Farben besser an den Fingern aus, während den Zehen die dunkleren, intensiveren Töne stehen.

VERWENDE **KONTURSTIFT**, UM DEINEN **LIPPENSTIFT** ZU UMRAHMEN

Ein natürlicher, sexy Mund hat keine harten Begrenzungen. Haltbare Lippenstifte sind heute so effektiv, dass es nicht notwendig ist, ein Verschmieren zu verhindern. Ein **knallroter** Lippenstift ist vielleicht der einzige Anlass, bei dem ein Konturstift nützlich sein kann, weil diese Farbe dazu neigt, in die feinen Fältchen um die Lippen hinein zu laufen.

NIE **MOISTURIZER AUF** DEIN **MAKE-UP**

Die neuesten ölfreien Moisturizer sind so leicht, dass sie dein Make-up nicht stören oder deine Poren verstopfen würden. Es besteht also keine Gefahr, wenn du während des Tages hier und da etwas Lotion für ein wenig **zusätzliche Feuchtigkeit** aufträgst.

LASS DEINE NÄGEL ATMEN UND LEGE **LACKFREIE** WOCHEN EIN

Nägel sind tot, sie können also nicht atmen! Wenn du sie lackiert lässt, gibst du ihnen sogar eine zusätzliche Schutzschicht gegen **Einreißen und Abbrechen**. Gönne deinen Nägeln aber eine kurze Inspektion, wenn du den Lack entfernst, und schaue nach Furchen oder weißen oder grünlichen Stellen, die auf eine Nagelmykose hindeuten. Falls sie nur ein wenig gelblich aussehen, wird das lediglich eine Verfärbung durch den Nagellack sein, trage also zuerst einen Unterlack auf, um das zu vermeiden.

FRAUEN SOLLTEN SICH DIE **HAARE KURZ SCHNEIDEN** LASSEN, **SOBALD SIE ÜBER DREISSIG SIND**

Wer bestimmt, welche Frisur jemand haben sollte, zumal die Dreißiger die neuen Zwanziger sind? Es ist eine verbreitete Ansicht, dass längere Haare schwer aussehen, ein Gesicht nach unten ziehen und dadurch altern lassen können. Wenn du aber einen **gestuften Formschnitt** mit reichlich Fülle wählst und dein Haar gut pflegst, wird niemand etwas gegen deine langen Haare sagen können, bis du 90 bist!

MAN DARF NIE DEN **HAARANSATZ ERKENNEN**

Dunkler Haaransatz oder dunkler gefärbtes Haar unter dem Deckhaar können ein Fashion Statement sein. Es **kann Tiefe verleihen** und, richtig angewandt, absolut natürlich aussehen – lockiges oder gestuftes Haar transportiert diesen Zwei-Ton-Effekt am besten. Was trotz allem niemals gut aussieht, ist Wasserstoffblond mit fünf Zentimeter nachgewachsenem dunkelbraunem Streifen.

REISS DIR NIE **GRAUE HAARE** AUS

Es ist eine Legende, dass jedes ausgerissene graue Haar durch **zehn neue** ersetzt wird. Die lästige graue Borste auszuzupfen ist harmlos, wenn es aber um mehr als einige wenige geht, solltest du sie besser mit einer Tönung verstecken!

FACELIFTING
IM VORÜBERGEHEN

Leider ist ein gewisser Alterungsprozess unvermeidlich, wir können aber einige Dinge tun, um den Schaden zu minimieren und die **Jahre** klug zu **überdecken**. Hier steht, wie du in zehn Minuten viele Jahre jünger aussehen kannst – ganz ohne Skalpell!

1

Trage etwas Highlighter mit Perlglanz auf deinen Brauenbogen, deine Wangenknochen und deinen inneren Augenwinkeln auf. Das wird dich **jünger** aussehen lassen und dir ein frischeres Gesicht verleihen.

2

Helle müde Augen auf. Gepflegte Augenbrauen, die sorgfältig gezupft sind, lassen deine **Lider geliftet erscheinen**. Außerdem lässt das Mehr an Haut am Brauenbogen das ganze Auge offener und jünger wirken.

3

Versuche es mit aufhellenden Gesichtscremes. Sie sind dafür gemacht, deinen Teint zu straffen und deine Haut gesünder und **strahlender** aussehen zu lassen und Jahre einfach abzuschütteln.

4

Lächle! Hör auf, dich wegen der Lachfalten zu sorgen. Weil unsere Haut beim Älterwerden Fett verliert und sich unsere Brauen senken, sehen wir eher ernst, unglücklich oder sogar böse aus. Wenn du lächelst, hebt sich dein Gesicht augenblicklich. Deine Wangen, die vielleicht etwas eingefallen waren, werden sofort runder und jugendlicher.

5

Mach **langsam mit dem Mascara**! Trage keinen auf die unteren Wimpern auf – es gibt nichts, was dich so sehr altern lässt wie dieser Spinnenbein-Effekt.

KURZE WEGE ZU JÜNGERER HAUT, EGAL WIE ALT DU BIST

MIT ZWANZIG

Deine Haut sollte nun stabiler sein als in deinen Teeniejahren. Probleme mit fettiger Haut oder Pickeln lassen hoffentlich nach, obwohl Erwachsenenakne, die mit einem hohen Stressniveau in Verbindung gebracht wird, zunimmt. Deine Lippen sind voll und ohne Fältchen am Rand. Auch um deine Augen findest du, wenn überhaupt, nur wenige Fältchen. Deine Haut funktioniert prima, braucht jedoch Schutz vor der Sonne, um die Schädigung von Zellen zu verhindern, die sich sonst später in deinem Leben zeigen wird. Jetzt solltest du gute Hautpflegegewohnheiten entwickeln.

Was du tun kannst

- Benutze täglich eine Hautcreme mit mindestens LSF 25.
- Verwende eine spezielle Augencreme, um mit dem Schutz der empfindlichen Augenregion zu beginnen.
- Du kannst praktisch jedes Make-up verwenden, aber denke daran, dass du wahrscheinlich am besten mit einem natürlichen Look aussiehst. Dazu nimmst du getönten Moisturizer, Lidschatten, Rouge und Lipgloss.

20

30

MIT DREISSIG

Deine Dreißiger sind die Zeit, wenn deine Haut anfängt, etwas von ihrer jugendlichen Blüte zu verlieren, weil sich die Zellerneuerung verlangsamt. Nikotin, Alkohol, Umweltschadstoffe und UV-Strahlen verursachen alle eine vorzeitige Alterung der Haut. Ein Übermaß von einem oder gar mehreren dieser Dinge während deiner Zwanziger wird nun seinen Tribut in Form von feinen Falten um Augen und Mund fordern. Das Kollagen und Elastin der Haut werden schwächer, und Fältchen werden allmählich Teil des Gesichtsausdrucks. Die Haut schimmert im Allgemeinen nicht mehr so wie zuvor und braucht eventuell länger, um sich von langen Nächten oder Stress zu erholen.

Was du tun kannst

- Verwende täglich LSF 25. Trage im Urlaub einen Hut oder bleibe im Schatten.
- Wechsle zu einem reicheren Moisturizer.
- Um die Haut aufzuhellen, kannst du die toten Zellen mit einem Alpha-Hydroxysäure-(AHA-)haltigen Produkt peelen.
- Trage keine schweren Make-ups. Nimm einen leichten Puderlidschatten, ein wenig Tönung für Lippen und Wangen sowie matte Lippenstifte.

40

MIT **VIERZIG**

Die Erneuerungsgeschwindigkeit deiner Haut wird sich in deiner fünften Lebensdekade deutlich verlangsamen. Jedes Zeichen von Müdigkeit wird sich nun sofort auf deinem Gesicht zeigen, und feine Äderchen können deutlich hervortreten. Deine Durchblutung und Lymphdrainage verlangsamen sich ebenfalls, was zu Schwellungen um die Augen führen kann. Während der Menopause spielen die Hormone die größte Rolle. Der Abfall des Östrogenspiegels kann die Haut dünner und trockener werden lassen.

Was du tun kannst

- Verwende LSF 25, um die Haut vor der Sonne zu schützen und um die zukünftige Entstehung von Zellschäden zu verhüten.
- Spendiere dir jeden Monat eine gesichtskosmetische Behandlung, um deine Haut in gutem Zustand zu erhalten.
- Verwende eine Creme, die Retinol enthält, um die Haut zu schälen und feine Fältchen zu reduzieren.
- Meide dunkles Augen- und Lippen-Make-up, weil dadurch Falten betont werden. Nimm statt dessen Pfirsich-, Pink- oder Beigetöne und versuche es mit einer reflektierenden Foundation.

MIT FÜNFZIG

Falls du deine Haut früher nicht geschützt hast, werden sich nun die Schädigungen durch die Sonne in Form von Falten, Couperose und Pigmentflecken zeigen. Du wirst eine auffällige Vergrößerung deiner Hautporen bemerken – sie sind aber nicht größer geworden, die Haut darum herum wurde einfach dicker, was sie nun stärker betont. Der abgesenkte Östrogenspiegel verringert die Talgproduktion, wodurch die Haut auch trockener wird.

Was du tun kannst

- Lass einen Hautspezialisten die Bedürfnisse deiner Haut bestimmen – sie werden sich jetzt sehr von den früheren unterscheiden.
- Trage einen reichen Moisturizer mit LSF 25 auf, da der Schutz vor Sonneneinwirkungen auch weiterhin zukünftige Schäden verhindern wird.
- Falls du wirklich beschließt, deine Falten mit Botox zu bekämpfen, solltest du dir einen erfahrenen Arzt suchen, denn als Nebeneffekt können unter anderem hängende Augenlider auftreten.
- Dein Make-up sollte deine Züge sanft unterstützen. Nimm eine lichtreflektierende Grundlage und blasse Farben für die Lippen. Vermeide Puderlidschatten, da sich der in den Falten rund ums Auge absetzt und diese akzentuiert.

DIE VIER MAGISCHEN ZUTATEN FÜR JÜNGER AUSSEHENDE HAUT

Die Kerze an beiden Seiten anzuzünden, also eine anstrengende Arbeit und ein hektisches Social Life zu haben, kann bedeuten, dass du deiner Haut etwas extra Pflege zukommen lassen musst. Achte auf folgende Zutaten bei deinen Pflegeprodukten, denn die Wissenschaft hat herausgefunden, dass sie dich bei deinem Kampf gegen das Altern unterstützen können. Falls du irgendeine Rötung oder Hautreizung bemerkst, setze das Produkt augenblicklich ab.

VITAMIN A

Es kann helfen, die Faltentiefe zu reduzieren, denn dank seiner anregenden Wirkung plustert sich die Haut auf, und die Falten erscheinen weniger tief.

VITAMIN C

Es hat einen aufhellenden Effekt, weil es die Durchblutung anregen und die Kollagenproduktion der Haut steigern kann.

ALPHA-HYDROXY-SÄUREN (AHAS ODER »FRUCHTSÄUREN«)

Sie verbessern das Hautbild, indem sie das Abstoßen abgestorbener Hautzellen beschleunigen. Dadurch kommt die frische, jünger aussehende Haut darunter zum Vorschein.

RETINOIDE

Diese chemischen Substanzen regen die Haut an, schneller neue Zellen zu produzieren, wodurch sie kompakter wird. Nach einem oder zwei Monaten der Anwendung wird die Haut **glatter**, die kleinen Fältchen werden weniger. Nach sechs Monaten tritt jedoch ein Stillstand ein, und deine Haut verbessert sich nicht weiter. Falls du nun das Produkt absetzt, wird sich die Haut in ihren ursprünglichen Zustand zurückentwickeln. Leider wird es auch keinen Effekt auf tiefere Falten haben.

EILIGE HAARPFLEGE

Gute Pflege und Styling-Tricks garantieren großartig aussehendes Haar. Beherrsche diese Techniken, und »Bad Hair Days« werden bald der Vergangenheit angehören – selbst wenn du in morgendlicher Hetze bist. Wenn du deinen Haaren etwas mehr Aufmerksamkeit widmest, wirst du auf lange Sicht Zeit sparen.

SHAMPOO

Du glaubst, du weißt, wie du deine Haare shampoonierst? Vielleicht kannst du es noch besser machen. Um das Beste aus deinem Shampoo herauszuholen, musst du es **gleichmäßig verteilen**. Pass auf, dass du das mit deinen Fingerkuppen machst, und nicht mit den Nägeln, um Kratzer auf der Kopfhaut zu verhindern. Was besonders wichtig ist: Shampooniere dein Haar nie im Badewasser. Für die Schluss-Spülung solltest du immer frisches Wasser verwenden. Du kannst dein Haar täglich waschen, sogar zweimal am Tag, solange du ein hochwertiges, mildes Shampoo verwendest.

CONDITIONER

Die Art des Conditioners, den du verwendest, wird von deinem Haartyp abhängen. Bei der Anwendung selbst solltest du dich aber nur auf den Bereich von der **Haarmitte bis zu den Spitzen** konzentrieren. Mache nicht den Fehler, den Conditioner wie dein Shampoo aufzutragen. Mit einem Kamm verteilst du ihn gleichmäßig im Haar. Danach achtest du darauf, dass du ihn sorgfältig ausspülst, denn jeder Rückstand lässt es stumpf aussehen.

EFFEKTE SETZEN

Das Auftragen von Wachs auf das noch feuchte Haar schließt die Feuchtigkeit ein und erzeugt ein glänzendes Aussehen. Verwende es bei trockenem Haar, und du wirst ein effektvolles Finish erreichen. Die besten Resultate erzielst du, wenn du jeweils nur eine kleine Menge Wachs nimmst, und **so lange weiter machst**, bis du das gewünschte Ergebnis erreicht hast. Denk daran, es ist schwieriger zu entfernen als aufzutragen; hier ist weniger also mehr.

KURZE HAARE STYLEN

Kurze Haare in Form bringen ist einfach, wenn du weißt, wie. Um dein Haar zu stylen, rubbelst du es mit deinen Fingern trocken. Nimm dann einzelne Strähnen, halte sie senkrecht, und besprühe sie zum Fixieren mit Haarspray. Fange mit weniger Spray an und nimm dann mehr, wenn du zusätzlichen Halt brauchst. Du kannst das Spray auch trockenföhnen, um deine Haare leichter zu fixieren. Das ist besonders gut bei Fransen.

FÜLLE GEBEN

Falls du deinen Look mit reichlich sexy Pep versehen willst, musst du bis zu den Wurzeln gehen. Trage Schaum auf, um die Haare auch im Wurzelbereich zu befeuchten, bevor du sie föhnst. Neige dabei deinen Kopf so nach vorne, dass du genau an die Stellen kommst, denen du Fülle geben willst.

BRING SPANNKRAFT INS HAAR

Lange Haare zu etwas anderem als zum schlichten Herabhängen zu bringen kann schwierig sein. Für reichlich Spannkraft sprühst du dein Haar mit Haarspray ein und kämmst es beim Föhnen mit den Fingern durch. Zum Schluss bürstest du dein Haar noch, um üppigen Schwung zu erreichen. Stelle deinen Föhn immer auf die schwächste Gebläse- und höchste Heizstufe, denn dies hilft, die natürliche Festigkeit zu erhalten.

SCHNELLE TIPPS FÜR GESUNDES HAAR

- **Regelmäßige Schnitte** sind ein Muss, um die Haare in einem erstklassigen Zustand zu erhalten. Versuche, alle sechs bis acht Wochen zum Friseur zu gehen, dann kannst du diese Zwischenstadien vermeiden, bei denen die Haare zottelig werden und die Form verlieren. Deine Friseurbesuche ersparen dir auf lange Sicht Zeit und Ärger, denn deine Haare lassen sich viel besser stylen, wenn du morgens in aller Eile fertig werden musst.
- Nimm ein **Wash-and-Go-**Produkt, das keine verrückten Trocknungstechniken oder Stylingwerkzeuge verlangt, um die Effizienz zu maximieren. Lange, gestufte Schnitte sind prima, denn sie können tagsüber schlicht gehalten, aber für den Abend aufgepeppt werden. Falls du lieber kurze Haare magst, solltest du einen ebenso vielseitigen Schnitt wählen. Wenn dir danach ist, Eindruck zu hinterlassen, kannst du dann mit Wachs oder Gel deinen Style funky gestalten.
- Einmal pro Woche solltest du eine **feuchtigkeitsspendende Packung** anwenden, um deinen Haaren Fülle und Schutz zu geben. Alle Haartypen profitieren davon, trockenes und gefärbtes Haar sollte aber häufiger behandelt werden.
- Falls du zu denen gehörst, die jeden Morgen Stunden damit verbringen, ihre Haare zu glätten, solltest du **thermisches Reconditioning** erwägen. Dieses Verfahren funktioniert umgekehrt wie eine Dauerwelle, es streckt und glättet die Haare dauerhaft. Anders als bei der konventionellen »entspannenden« Haarbehandlung, die Chemikalien einsetzt, wird hier Hitze verwandt, um das Haar zu strecken und den Glanz zu verstärken.
- Bitte deine Friseuse oder deinen Friseur, dir das **Trockenföhnen** beizubringen – viele Salons bieten das jetzt an. Sie oder er kann dir sicher einige Tricks aus der Praxis beibringen, sodass du später selbst professionell aussehende Frisuren gestalten kannst, ohne das Haus zu verlassen.

STYLE MANAGEMENT

Entscheidungen hinsichtlich deiner Haare zu treffen kann wochenlange Überlegungen und endlose Diskussionen mit deinen Freundinnen erfordern. Das Umsetzen kann dann noch mehr **Anstrengungen** bedeuten. Als viel beschäftigte junge Frau fehlt dir einfach die Zeit, lange zu experimentieren. Hier sind ein paar Möglichkeiten, drei Problempunkte beim Hairstyling in den Griff zu bekommen.

FRAGE NACH EINER VERLÄNGERUNG

Haarverlängerungen sind in den letzten Jahren durch etliche Promis so populär geworden, dass sie in den meisten Salons angeboten werden. Obwohl es keine schnelle Haarbehandlung ist, bieten Extensions doch die ideale Möglichkeit zu sehen, wie du mit längeren Haaren aussehen würdest. Du wirst auch in dem schwierigen Zwischenstadien des Haarewachsens besser aussehen.

STECKE SIE AUF PERFEKTE WEISE HOCH

Wenn deine Haare nicht gewaschen oder einfach widerborstig sind, ist das Hochstecken eine narrensichere Alternative. Der größte Fehler, den du machen kannst, ist der Versuch, alles auf einmal zu bewältigen. Das Geheimnis ist, die Haare in Strähnen zu teilen, und mehr als eine Haarklammer zu verwenden. Das glättende Vorbehandeln macht das Gestalten einfacher und verhindert, dass es sich nach dem Hochstecken kräuselt. Um einen Knoten oder Pferdeschwanz up to date wirken zu lassen, solltest du sie locker fixieren und dir keine Sorgen um einzelne verirrte Locken machen. Verteile einfach etwas Wachs darüber, damit sie finished wirken und nicht zerzaust.

STEIG AUF DEN BLONDINEN-EXPRESS

Express-Strähnchen: Diese clevere Idee bedeutet die Beschäftigung **zweier Haar-Coloristen**, die dir zur selben Zeit Strähnchen machen. Letztlich wirst du so den Salon mit deinen neuen Farben in etwa der **Hälfte der üblichen Zeit** verlassen können. Manche Salons bieten auch Expressbehandlungen für Gesichtskosmetik, Massagen, Maniküren und Pediküren an. Erkundige dich, welcher Friseursalon solche Kombinationen anbietet, um so eine superschnelle Komplettbehandlung zu bekommen.

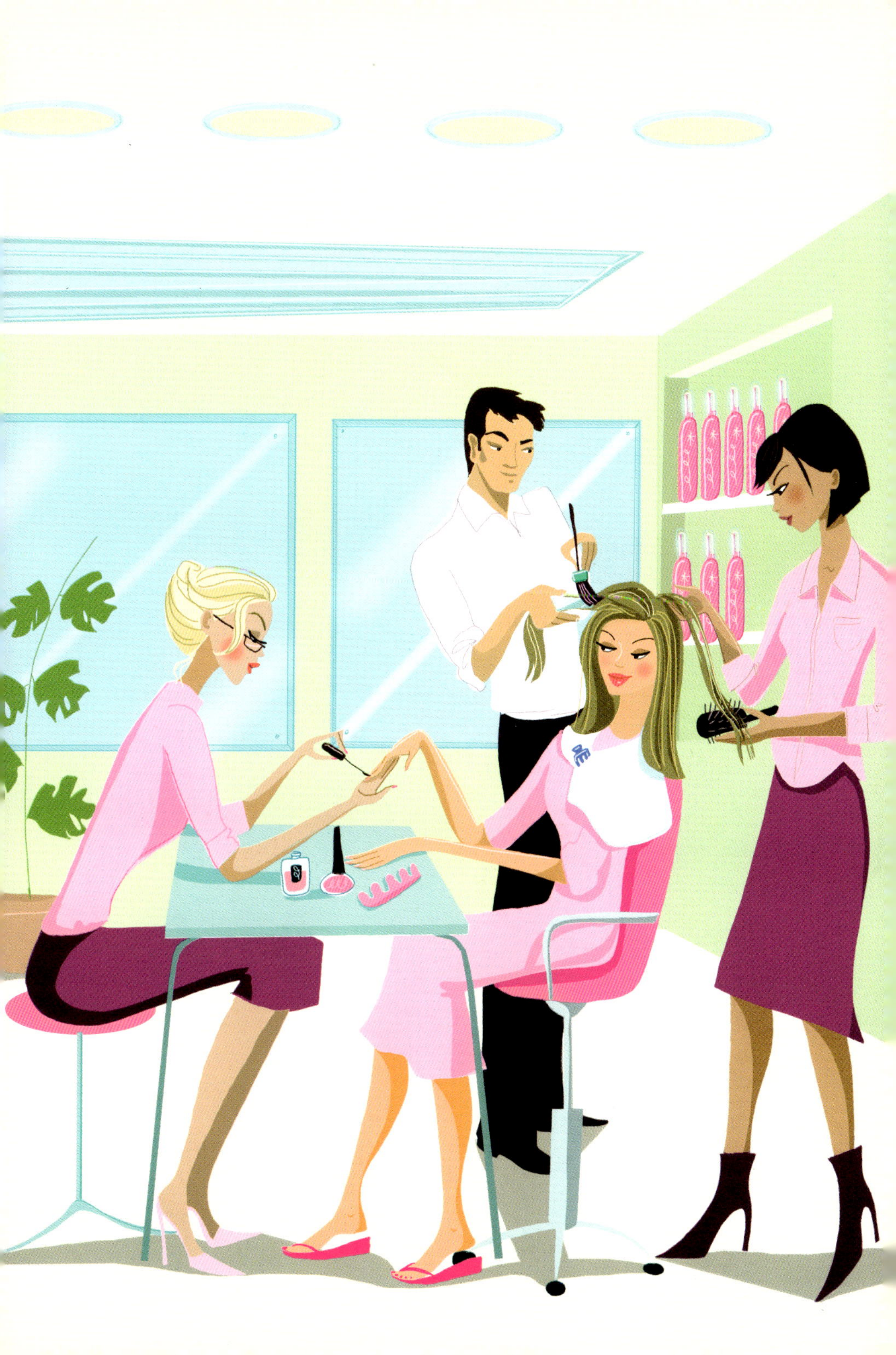

»BAD HAIR DAYS« SCHNELL GERETTET

Wenn du am Morgen das Haus in der Gewissheit verlässt, dass deine Haare gut aussehen, bist du voller Selbstvertrauen und Selbstsicherheit. Ein Bad Hair Day kann andererseits der schlechtest mögliche Start für dich sein. Hier sind ein **paar Tricks**, damit dein Haar dich nie hängen lässt.

PROBLEME UND LÖSUNGEN

Problem

Struppiges Haar.

Lösung

Nicht bürsten. Verreibe stattdessen eine kleine Menge eines **glättenden Mittels** zwischen deinen Handflächen und arbeite es Strähne für Strähne ein. Falls du lockiges Haar hast, drehst du mit deinen Fingern kleine Strähnchen zu engen Ringellöckchen, an denen du dann leicht ziehst, sodass sie locker herabhängen. Falls du deine Haare föhnst, solltest du 15 Minuten warten, bevor du die Locken mit dem Diffuser trocknest; das heizt die Haare auf, ohne sie aufzuplustern und aufzurauen.

Problem

Plattes Haar.

Lösung

Falls dein Haar nach dem Aufwachen platt und leblos aussieht, besprühst du es mit Wasser, um es leicht zu befeuchten. Dann **beugst** du dich **vornüber** und »zerknüllst« es mit deinen Händen bis zum haaransatz. Wirf deinen Kopf beim Aufrichten zurück, und schon wird es mehr Fülle und Volumen haben. Falls du kurze Haare hast, kannst du etwas **Stylingschaum** einreiben, danach durchrubbeln und es ein paar Sekunden mit dem Haartrockner auf der heißesten Stufe durchpusten. Bevor du deine Haare schließlich in die gewünschte Form bringst, lässt du sie erst abkühlen.

Problem
Fettiges Haar.

Lösung
Wenn du nicht die Zeit zum Waschen hast, versuche es mit einem **Trockenshampoo**. Streue es großzügig über deine Haare, vor allem an den Haaransatz, und arbeite es mit den Fingern durch. Lass es ein paar Minuten einwirken, bevor du es ausbürstest. Trockenshampoos enthalten eine Art Talkum, das überschüssiges Fett absorbiert, wodurch das Haar einfacher zu handhaben ist. Falls es immer noch wie eine Ölpest aussieht, bindest du es nach hinten oder – wenn du kurze Locken hast – kämmst es mit Hilfe von Gel aus deinem Gesicht.

Problem
Stumpfes Haar.

Lösung
Falls du keine Zeit zum Haarewaschen hast, sprühst du einen feinen Nebel aus **Glanzspray** darüber, lass aber den Ansatz dabei aus. Falls du mehr Zeit hast, wäschst du dein Haar mit einem Shampoo gegen stumpfes Haar – es wurde dafür entwickelt, Rückstände aus Haarpflegeprodukten und Talg zu entfernen. Beim Föhnen benutzt du eine Düse und hältst den Trockner so, dass die heiße Luft entlang der Haare nach unten streichen kann, statt direkt gegen die Haare zu föhnen. Dadurch werden die Haarschüppchen geglättet, wodurch der Glanz entsteht. Möglicherweise lohnt die Anschaffung eines **ionisierenden Haartrockners**, der angeblich mehr die natürliche Feuchtigkeit des Haares bewahrt und dadurch den Glanz verstärkt.

RASCHE FARBBEHANDLUNG ZUM RETUSCHIEREN DES HAARANSATZES

- Falls du dunkles Haar hast, solltest du deine Coloristen bitten, dir eine auswaschbare **Farbe** zum Mitnehmen zu mischen, die du bis zum nächsten Termin als Notbehelf zu Hause anwenden kannst.
- Falls du ausgehen möchtest, du aber Befürchtungen wegen deines Haaransatzes hast und dir die Zeit zum Nachfärben fehlt, kannst du beim nächstbesten Salon reinplatzen für eine **schnelle pflanzliche Spülung** mit Föhnen. Das wird den Haaren Glanz geben und für den Abend auf der Piste den Ansatz verstecken helfen.
- Falls dir nicht genug Zeit bleibt für zumindest einen halben Kopf voller Strähnchen, kannst du deine Friseuse stattdessen um eine »T-Section« bitten. Diese besteht drin, einige wenige Strähnchen rund ums Gesicht und entlang deines Scheitels zu färben, was kaum mehr als eine Stunde dauert – also etwa die halbe Zeit einer normalen Colorierung.
- Falls dich ein paar graue Haare völlig aus der Fassung bringen, kannst du dich mit ein wenig **Mascara**, passend zu deiner Haarfarbe, retten. Der ist dann dein handlicher SOS-Abdeckstift.

★ **TIPP Falls alle Stricke reißen, wird ein Hut oder ein Kopftuch deine Ansätze verbergen, und du wirst schick und stylisch aussehen.**

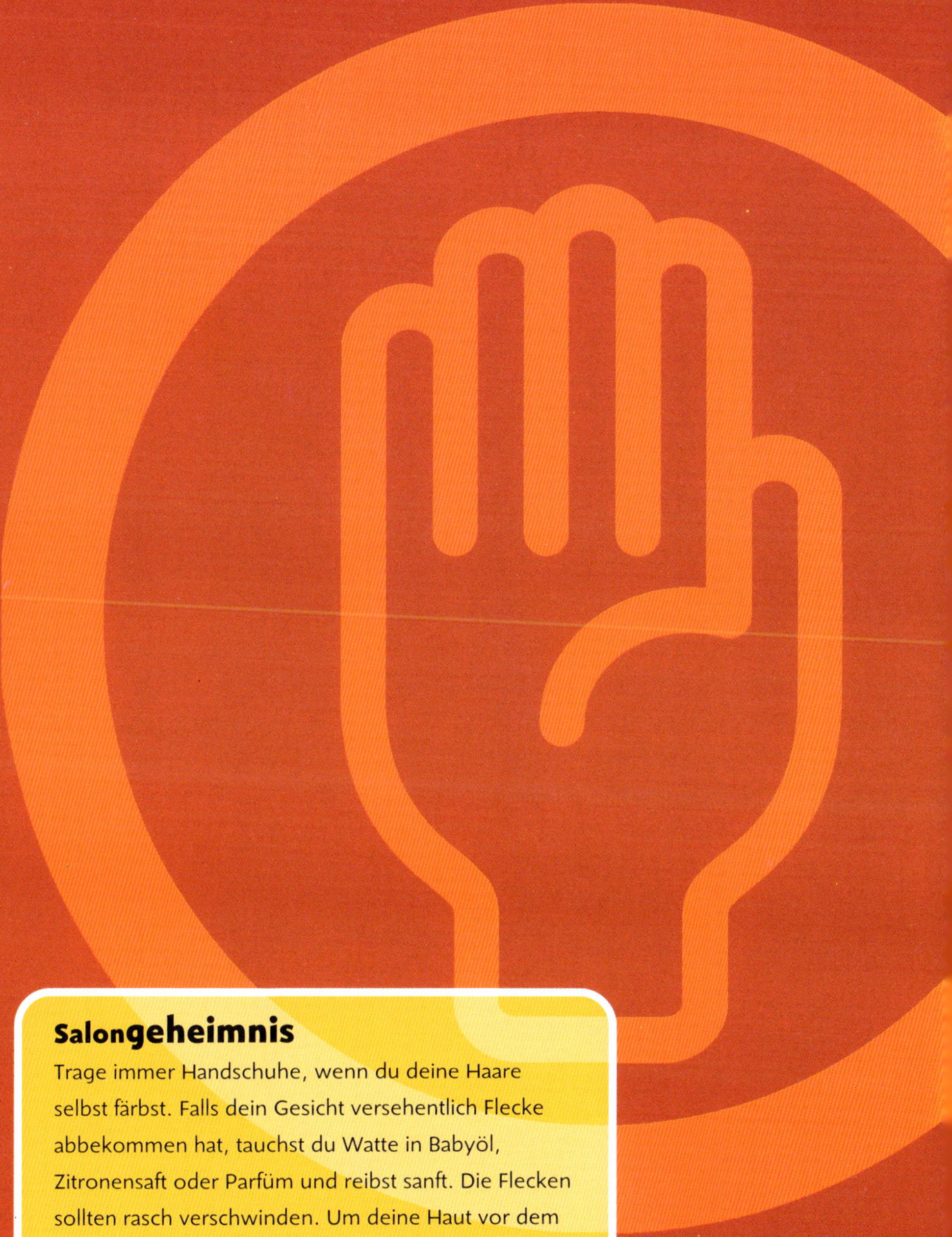

Salongeheimnis

Trage immer Handschuhe, wenn du deine Haare selbst färbst. Falls dein Gesicht versehentlich Flecke abbekommen hat, tauchst du Watte in Babyöl, Zitronensaft oder Parfüm und reibst sanft. Die Flecken sollten rasch verschwinden. Um deine Haut vor dem Kontakt mit der Colorierung zu schützen, solltest du zukünftig einen Streifen Vaseline rund um deinen Haaransatz auftragen, bevor du anfängst.

DIE FÜNF GEHEIMNISSE ZUR PFLEGE GEFÄRBTER HAARE

Befolge diese Tipps und deine Haarfarbe wird länger leuchtend bleiben. Du kannst also Zeit und Geld sparen, wenn du weniger oft Friseurbesuche machen musst.

1

Je häufiger du deine Haare wäschst, umso schneller wird die Farbe verblassen. Falls du es gewöhnt bist, täglich deine Haare zu **shampoonieren,** und zu lange Abstände zwischen den Haarwäschen nicht magst, solltest du versuchen, statt immer Shampoo zu nehmen, einen Tag einzufügen, an dem du nur mit warmem Wasser spülst.

Verwende immer **Conditioner**, auch wenn das vor dem Färben deiner Haare nicht nötig war. Das **Färben schädigt das Haar**, macht es porös und steigert seinen Bedarf an Feuchtigkeit, damit es weiter gesund und glänzend aussieht. Trage den Conditioner unmittelbar an der Wurzel beginnend auf, und massiere ihn längs der Haare ein, besonders an den Spitzen. Spüle immer sorgfältig aus.

Benutze nicht zu häufig **Stylingschaum**, Gel oder Haarspray, weil sie alle farblösenden Alkohol enthalten.

Meide die Sonne. Sonnenlicht spaltet die Haarfarbstoffe, was zum Ausbleichen führt. Um das zu vermeiden, solltest du am Strand oder bei Spaziergängen bei Sonnenschein ein **Kopftuch** oder einen Hut tragen. Alternativ kannst du ein schützendes Produkt auftragen, das UV-Filter enthält.

Falls deine Farbe schon etwas blass oder matt aussieht, kannst du ihre Lebensdauer mit einem **farbverstärkenden Shampoo** verlängern. Das wird dein Haar wieder leuchten lassen.

Buche voraus um Enttäuschungen zu vermeiden

Buche deinen nächsten Färbetermin bereits, während du den aktuellen Friseurtermin gerade bezahlst. Dann musst nicht verzweifelt einem Termin hinterhertelefonieren, wenn die Ansätze bereits zu sehen sind. Vergiss nicht, ihn sofort in deinen Kalender einzutragen. Es ist erstaunlich, wie viele Friseurtermine platzen!

BLITZ-MANIKÜRE
DIE 5-MINUTEN-MANIKÜRE

Es ist wunderschön, wenn deine Nägel im Salon gemacht werden, wenn du aber knapp mit Zeit oder Geld bist, ist die Heimmaniküre die Lösung. Lass deine Maniküre professionell aussehen, indem du die folgenden drei einfachen Schritte zum perfekten Lack befolgst.

VORBEREITUNG

Als Erstes entfernst du den alten Lack mit einem guten Nagellackentferner – acetonfreie Produkte sind am sanftesten zu deinen Nägeln. Als Nächstes weichst du deine Nägel in einer Schale mit warmem Wasser ein, das flüssigen Nagelhautentferner enthält. Weiche sie drei Minuten ein, dann schiebst du die Nagelhäutchen mit einem dünnen, trockenen Flanelltuch zurück, das du um deinen Daumen gewickelt hast.

FEILEN UND POLIEREN

Zum Formen deiner Nägel nimmst du eine Nagelfeile, die sich nicht zu rau anfühlt. Feile an den Seiten und der Spitze des Nagels entlang. Feile immer nur in eine Richtung, nie mit sägenden Vor- und Zurückbewegungen, weil das die Nägel angreift und anfälliger macht fürs Einreißen. Forme die Nägel nie spitz auslaufend, denn das macht ein Abbrechen wahrscheinlicher. Handpflegeprofis meinen, dass die beste Form eines Nagels die ist, die die Form der Nagelhaut spiegelt. Wenn also deine Nagelhaut gerundet ist, sollten es die Spitzen deiner Nägel auch sein. Als Nächstes polierst du die Nägel. Polieren glättet die Oberfläche, stimuliert das Wachstum und entfernt alle verbliebenen Lackreste. Fange an mit der rauesten Seite, gefolgt von der mittleren, und ende mit der glattesten Seite, um die Nägel glasglatt zu bekommen.

LACKIEREN

Trage Nagelhautöl auf und massiere Handcreme ein. Dann wischst du mit einem nagellackentfernergetränkten Wattepad über die Nägel, um das Fett zu entfernen, sonst haftet der neue Lack nicht. Nun trägst du einen Unterlack auf, danach zwei dünne Lackschichten, wobei du jeder Schicht einige Minuten Zeit zum Trocknen geben solltest. Zum Schluss pinselst du einen Überlack darüber, der deine Nägel schützt. Deine Maniküre hält länger, wenn du jeden Tag eine Schicht schnell trocknenden Überlack aufträgst.

ZEITSPARENDE NAGELPFLEGEPRODUKTE

1 Mini-Nagelfeilen für Notfallreparaturen finden selbst in der winzigsten Handtasche Platz.

2 Nagellack, der in 60 Sekunden trocknet – für bezaubernde Nägel, ohne zu warten.

3 Schnell trocknender Überlack oder Spray, damit du nicht aus lauter Furcht vor ruinierten Nägeln stundenlang stillsitzen musst.

4 Ein Töpfchen mit Wattepads, die bereits mit Entferner getränkt sind, um abgeplatzten Lack gleich im Zug, im Bus oder an deinem Schreibtisch entfernen zu können.

5 Ein Korrekturstift, um Makel noch in letzter Minute beheben zu können, bevor du das Haus verlässt.

Tipps für eingerissene Nägel

- **Hab stets eine Feile und durchsichtigen Nagellack dabei, und halte Nagelkleber griffbereit, um diese Risse bis ins Nagelbett zu reparieren.**
- **Falls ein Nagel sehr weit einreißt und du selbst nichts mehr tun kannst, musst du in ein Nagelstudio. Dort können sie einen Seidenverband anbringen oder ihn mit Acryl abdecken und ihn so vor dem Kürzen bewahren.**

TOLLE BRÄUNE

SELBSTBRÄUNERSPRAY – BRAUN SEIN IN DREI MINUTEN

Einige Schönheitssalons führen inzwischen Kabinen für Selbstbräunerspray. Du gehst einfach hinein und stehst still, während eine **automatische** Düse das **Selbstbräunerspray** gleichmäßig über deinen ganzen Körper und dein Gesicht verteilt. Bei ziemlich natürlichem Farbton und Glanz hält das Ergebnis bis zu einer Woche.

TOLLE ZÄHNE

POWER-BLEACHING – EIN HOLLYWOODLÄCHELN IN WENIGER ALS EINER STUNDE

Falls du rauchst oder Kaffee trinkst, können deine Zähne in der Regel eine **Aufhellung** brauchen, selbst wenn du sie dreimal täglich putzt. Die Lösung? Versuche es mit einer Behandlung, bei der die Zähne gebleicht werden, um ihre Grundfarbe aufzuhellen und Flecken zu entfernen. Du kannst das Ganze in weniger als einer Stunde hinter dich bringen und deine Zähne dabei um etliche Nuancen weißer machen.

TOLLES HAAR

SCHNELLTROCKNEN – FÜNFZEHN MINUTEN ZU LOCKEN MIT SPANNKRAFT

Eine prima Idee, falls du mit schmutzigen Haaren, deren Styling eine Auffrischung nötig hätten, im Büro sitzt und eine unerwartete Einladung für den Abend bekommst. Springe einfach in den nächstgelegenen Salon und bitte um ein **superschnelles Haarewaschen und Föhnen**, und du bist, fabelhaft aussehend, ruckzuck zurück im Büro.

TOLLE NÄGEL

DIE FÜNF-MINUTEN-**MANIKÜRE** – DER SCHNELLE WEG ZU PERFEKTEN NÄGELN

Eine Maniküre muss keine halbe Stunde dauern. Die meisten Salons bieten inzwischen eine Kurzversion an, die ein schnelles **Formen und Polieren** der Nägel umfasst. Falls der Salon eine Auswahl an schnell trocknenden Nagellacken hat, kannst du nach fünf Minuten mit tollen Nägeln aus der Tür sein. Dein Chef wird nicht einmal merken, dass du deinen Schreibtisch verlassen hast.

TOLLER BODY

ALL-IN-ONE-**PAKETE AUS DEM SALON**

Mach einen Termin für eine »Pause«, die dir eine Kopf-bis-Fuß-Behandlung in nur einer Stunde bietet, statt der üblichen Drei-Stunden- oder Ganztagesbehandlungen. Falls du eine machst, die eine Komplettmassage sowie ein Gesichts- und Hautpolish umfasst, hast du in kürzester Zeit eine strahlende und zarte Haut; außerdem ist dies der perfekte, verschönernde Stressabbau vor einem kurzen Urlaub im Süden oder einem großen Social Event.

ZEITSPARENDE BEAUTY-TIPPS DER ZUKUNFT

Es zeichnen sich neue Durchbrüche in der Welt der Schönheitspflege ab. Hier sind ein paar in den Startlöchern, auf die zu warten sich lohnt.

DIE FALTEN-PFLASTER

In den letzten Jahren wurden Pflaster der Renner. Wir haben bereits Nikotin-Pflaster und Pflaster für verschreibungspflichtige Medikamente wie der Pille, die alle nach dem Prinzip des **transdermalen Dosierungssystems** funktionieren, bei dem ein dünnes Pflaster zeitverzögert Wirkstoffe abgibt. Experten stimmen darin überein, dass dies ein **effizienterer** Weg ist, in die Haut einzudringen, als mit Cremes, die abgewischt werden können, noch bevor der Wirkstoff **absorbiert** wurde. Forscher in den USA testen zur Zeit ein Anti-Ageing-Pflaster, das nachts im Gesicht getragen werden muss und das die Falten mit Zutaten wie Vitamin C, Collagen und grünem Tee bekämpft. Bislang bestätigen die Berichte eine festere, vollere Haut nach dem Einsatz in nur einer Nacht.

DAS SHAMPOO, DAS DIR JAHRE AUS DEN HAAREN SPÜLT

Die Hersteller von Haarpflegeprodukten versuchen zur Zeit, einen Shampoo-Conditioner zu entwickeln, der deinem Haar die **jugendliche Spannkraft** wiedergeben kann, die du als Teenager hattest. Was hat es für einen Sinn, deine Haut mit den neuesten Anti-Ageing-Produkten voll zu stopfen, wenn dein Haar dein wahres Alter verrät? Wenn du die dreißig überschritten hast, verliert es an Farbe, außerdem werden die Follikel schwächer, und du verlierst mehr Haare, als nachwachsen. Nun gibt es Pläne, die Haarpracht jugendlich aussehen zu lassen, indem man Haarpflegemitteln Zutaten wie grünen Tee und Collagen beifügt, die bisher für Hautcremes reserviert schienen.

DAS ENDE DER HAARENTFERNUNG

Stell dir vor, du müsstest nie mehr deine Beine oder deine Bikinizone epilieren oder rasieren – einfach paradiesisch! Obwohl dauerhafte Haarentfernung auch heute schon möglich ist, kann man sie nur in Salons bekommen und muss ein Vermögen dafür zahlen. Wissenschaftler haben nun ein laserähnliches Gerät entwickelt, das nicht die Welt kostet und das du in den **eigenen vier Wänden** benutzen kannst. Das mit Licht arbeitende Gerät funktioniert ähnlich wie ein professioneller Laser, ist aber bei weitem nicht so stark. Damit werden die Haarfollikel ohne Schmerzen oder Hautschäden so erhitzt, dass sie ihr Wachstum verlangsamen. Auf diese Weise gehören Stoppel und Aufschreie der Vergangenheit an.

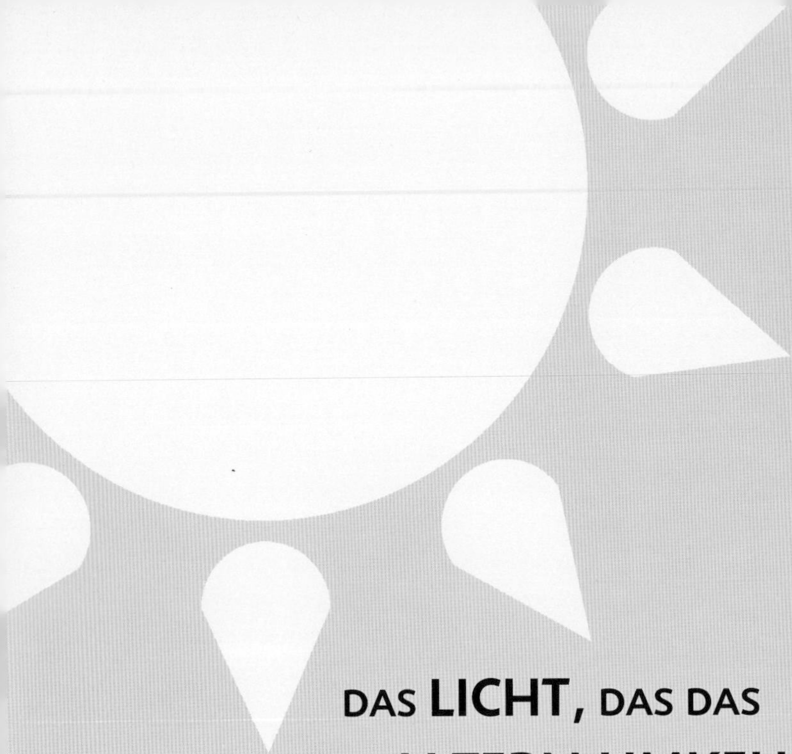

DAS LICHT, DAS DAS ALTERN UMKEHRT

In einigen Ländern ist bereits eine Behandlungsmethode mit Leuchtdioden (LEDs) – genau, die Lichtchen an der Hi-Fi-Anlage – erhältlich, die, auch bekannt als »**Photo Modulation**«, die Uhr einfach anhalten soll. Forschungen haben ergeben, dass die schwachen Energiestöße des LED-Lichtes die Spannung der Haut verbessern, UV-Schäden umkehren, und Fältchen weicher machen. Es scheint dies durch Stimulation der Zellen zu erreichen, die Collagen und Elastin produzieren, beides wesentliche Faktoren für jugendliche Haut.

Im Gegensatz zu anderen Lichtbehandlungen, zum Beispiel Laser, erhitzt oder schädigt diese neuartige Methode nicht das Gewebe, es entstehen also keine Rötungen. Eine Firma arbeitet bereits an der Entwicklung von **Heimgeräten**, die diese Technik einsetzen. Man hofft, Geräte in den nächsten Jahren anbieten zu können – zu erschwinglichen Preisen.